GRUNDRISS

DER PATHOLOGIE UND THERAPIE

DER

VENERISCHEN KRANKHEITEN.

GRUNDRISS

DER PATHOLOGIE UND THERAPIE

DER

VENERISCHEN KRANKHEITEN

FÜR PRAKTISCHE ÄRZTE UND STUDIRENDE.

VON

DR. FRIEDRICH WILHELM MÜLLER.

MIT DREI LITHOGRAPHIRTEN TAFELN.

LEIPZIG,

VERLAG VON VEIT & COMP.

1884.

Druck von Metzger & Wittig in Leipzig.

Vorwort.

Wie es der Titel ausdrücken will, bietet sich hier ein Leitfaden dar, welcher in möglichster Kürze und mit thunlichster Fernhaltung von dem, was in das Gebiet reiner Hypothesen oder unfruchtbarer Controversen gehört, die venerischen Krankheiten und deren Folgezustände zu erörtern sucht.

Ihre Existenzberechtigung glaubt die Schrift einerseits in der Form und dem Umfange der Darstellung, andererseits in den ihr zu Grunde liegenden Erfahrungen zu finden.

Die letzteren bestimmten dazu, mitunter von modernen Anschauungen abzuweichen und lieber den eigenen Beobachtungen zu folgen, als im Widerspruche mit diesen stricte *in verba magistri* zu schwören. Neben vielem Alten und Bekannten, welchem sich schlechterdings eine neue Seite nicht abgewinnen lässt, mangeln demgemäss nicht solche Parthien, welche auf Ursprünglichkeit Anspruch erheben. Sie sind das Ergebniss reiflicher und unbefangener Prüfung.

Mit Rücksicht auf das praktische Interesse wurde den therapeutischen Abschnitten grössere Ausführlichkeit zugewendet. Auch hier gelangte kein positives oder negatives Urtheil zur Aussprache, für welches nicht persönliche Wahrnehmung vorliegt.

Das Buch dürfte nach seiner ganzen Anlage und Fassung als das Gegentheil einer compilatorischen Arbeit erscheinen und wird eine competente Kritik um so weniger zu fürchten haben, je mehr dessen Verfasser überhaupt dem Grundsatze huldigt: *„Non mihi res, sed me rebus subjicere conor."*

München, im August 1883.

Der Verfasser.

Inhalt.

Sechstes Kapitel. Anhang.

Literatur.

So reichlich ist die Literatur über die Geschichte, Nosologie und Therapie der venerischen Krankheiten, dass die blosse Notirung aller einschlägigen Publicationen den Umfang dieses Buches weit überschreiten würde. Es kann daher hier nur auf diesbezügliche Sammelwerke und sonstige Quellen hingewiesen werden.

In dieser Hinsicht ist zunächst hervorzuheben das eminente Werk von JEAN ASTRUC (1684—1766) „*De morbis venereis libri novem, Editio altera, Lutetiae Parisiorum 1740, Guillelmus Cavelier.*“[1] Im Tomus II. registrirt derselbe von pag. 537 bis 1130 den Titel, sowie den hauptsächlichen Inhalt von 500 Schriften, welche bis zum Jahre 1740 über die venerischen Krankheiten gedruckt worden waren. Ihre chronologische Aufzählung bildet die alleinige Materie des *liber V* bis *IX* und trägt die Ueberschrift: „*Index chronologicus auctorum, qui de lue venerea vel luis venereae remediis scripserunt ab ingressu morbi ad hanc usque diem, cum brevi plerorumque operum analysi et epicrisi.*“ Unter „*ingressus morbi*“ versteht ASTRUC, welcher den amerikanischen Ursprung der Syphilis vertheidigt, das letzte Decennium des 15. Jahrhunderts.

Diese werthvolle Sammlung wurde mit nicht minderem Fleisse von CHRISTOPH GIRTANNER (1760—1800) theils vervollständigt, theils weitergeführt bis zum Jahre 1793, indem derselbe im 2. und 3. Bande seiner „Abhandlung über die venerische Krankheit“ (Göttingen, 1788—1789, DIETERICH) eine überaus sorgfältige „Literaturgeschichte der venerischen Krankheiten“ überlieferte. Es werden dort 1802 Schriften (mit kritischer Skizzirung ihres Inhaltes)

---

[1] Die erste Edition war im Jahr 1736 erschienen und enthielt bloss *libri sex*.

angeführt, welche zwischen 1493 bis einschliesslich 1789 editirt worden waren. In einer zweiten und dritten Auflage wurde die „Literaturgeschichte" dann bis zum Jahre 1793 inclusive fortgesetzt.[1]

Als drittes, ganz nach dem Beispiel von ASTRUC und GIRTANNER abgefasstes Sammelwerk sind die beiden Bücher von HACKER zu verzeichnen, welche sich auf den Zeitraum von 1794 bis einschliesslich 1838 beziehen:

H. AUGUST HACKER, Literatur der syphilitischen Krankheiten vom Jahre 1794 bis mit 1829, als Fortsetzung der GIRTANNER'schen Literatur zu betrachten, welche im 2. und 3. Bande seines Werkes „Abhandlung über die venerischen Krankheiten" enthalten ist und bis zum Jahre 1794 reicht. Leipzig 1830, BROCKHAUS.

H. AUGUST HACKER, Neueste Literatur der venerischen Krankheiten, von 1830 bis 1838, nebst Nachträgen zu früheren Jahrgängen. Leipzig 1839, O. WIGAND.

Vom Jahre 1839 an bis zur Gegenwart existirt keine specielle Literatursammlung mehr. Wollte man sich der wahrhaft grossen Mühe unterziehen, eine Fortsetzung der HACKER'schen Collection zu bewerkstelligen, so wären vornehmlich folgende vier Literaturwerke zu benützen, in welchen fast alle der in Deutschland seit dem obengenannten Jahre publicirten desfallsigen Schriften zu finden sein dürften:

1. *Bibliotheca medico-chirurgica et anatomico-physiologica.* Alphabetisches Verzeichniss der medicinischen, chirurgischen, geburtshilflichen, anatomischen und physiologischen Bücher, welche vom Jahre 1750 bis Ende des Jahres 1847 in Deutschland erschienen sind. Herausgegeben von WILHELM ENGELMANN. Mit einem vollständigen Materien-Register. Sechste, gänzlich umgearbeitete Auflage der *Bibliotheca medico-chirurgica* von ENSLIN. Leipzig 1848, W. ENGELMANN (pag. 734).

2. *Bibliotheca medico-chirurgica* etc. von WILH. ENGELMANN. Supplementheft, enthaltend die Literatur vom Jahre 1848 bis Ende des Jahres 1867. Mit einem vollständigen Materien-Register. Leipzig 1868, W. ENGELMANN (p. 350).

3. Monatlicher Anzeiger über Novitäten und Antiquaria aus dem Gebiete der Medicin und Naturwissenschaft. Herausgegeben

[1] Eine 4. Auflage wurde nach dem Tode GIRTANNER's durch L. W. CAPPEL besorgt (Göttingen, 1803).

von der AUGUST HIRSCHWALD'schen Buchhandlung in Berlin. Jahrgang 1848 bis 1883.[1]

4. *Bibliotheca medico-chirurgica, pharmaceutico-chemica et veterinaria* oder geordnete Uebersicht aller in Deutschland und im Ausland neu erschienenen medicinisch-chirurgisch-geburtshilflichen, pharmaceutisch-chemischen und veterinär-wissenschaftlichen Bücher. Herausgegeben von CARL RUPRECHT. Göttingen 1847 bis 1882 (36 Jahrgänge), VANDENHOECK und RUPRECHT.[2]

Eine bemerkenswerthe Literatur-Angabe findet sich ferner in nachstehenden theils älteren, theils neueren Werken:

BERTRANDI, AMBROSIUS (1723—1765), Abhandlung von den venerischen Krankheiten, übersetzt von H. SPOHR. 2 Bände. Nürnberg 1790. 1791.

PERENOTTI DI CIGLIANO, P. A., Von der Lustseuche, übersetzt von KURT SPRENGEL. Leipzig 1791.

EISENMANN, Der Tripper in allen seinen Formen und in allen seinen Folgen. 2 Bde. Erlangen 1830.

AUSPITZ, HEINRICH, Die Lehre vom syphilitischen Contagium und ihre thatsächliche Begründung. Wien 1866, W. BRAUMÜLLER.

LANCEREAUX, E., *Traité historique et pratique de la Syphilis. Paris 1866. 2 édition 1873.*

TARNOWSKY, B., Vorträge über venerische Krankheiten. Berlin 1872, HIRSCHWALD.

KAPOSI, MORITZ, Die Syphilis der Haut und der angrenzenden Schleimhäute. Mit 76 Tafeln chromolithographischer Abbildungen. Wien 1873. 1881. BRAUMÜLLER.

BÄUMLER, Die Syphilis. In v. ZIEMSSEN's Handbuch der speciellen Pathologie und Therapie, [3. Band. Leipzig 1874, F. W. VOGEL. 2. Aufl. 1876.

Endlich sollen hier noch zwei Collectivwerke Erwähnung finden, welche in historischer Hinsicht von Interesse sind, insofern das eine sich auf den literarischen Nachlass der vorzüglicheren Aerzte des Alterthums bezieht, das andere auf die im 15. und 16. Jahr-

[1] In diesen Monatsblättern werden nicht bloss die in deutscher Sprache verfassten, sondern auch die meisten der in Frankreich, England und Italien erscheinenden Schriften (mit Notirung ihres Preises) in alphabetischer Reihenfolge angeführt.

[2] Diese in Semestral-Heften zur Ausgabe gelangende Zusammenstellung zeichnet sich vortheilhaft aus durch eine sehr zweckdienliche Eintheilung.

hundert über den „*Morbus gallicus*“ producirten medicinischen Schriften:

Medicae artis principes post Hippocratem et Galenum (Aretaeus, Alexander Trallianus, Paulus Aegineta, Oribasius, Sextus, Aëtius, Actuarius, Nicolaus Myrepsus, Aurelius Cornelius Celsus, Scribonius Largus, Marcellus Empiricus etc.) . . . . Excudebat H. STEPHANUS 1567 *(sine loco)*. ALBERT v. HALLER (1708—1777) beabsichtigte eine completirte Ausgabe der vorstehenden Collection. Das unvollendet gebliebene Werk umfasst 11 Bände und führt den Titel: *Artis medicae principes, Hippocrates, Aretaeus, Alexander, Aurelianus, Celsus, Rhazis.* Recensuit, praefatus est ALB. DE HALLER. Lausannae 1769—74. F. GRASSET. Editio altera, ibidem 1784—87.

Das Quellenwerk über den *Morbus gallicus* betitelt sich: *Aphrodisiacus sive de lue venerea, in duos tomos bipartitus, continens omnia quaecunque de hac re sunt ab omnibus medicis conscripta . . . ab Aloysio Luisino Uttinensi . . . novissime collectum . . . Lugduni Batavorum 1728.* Dieser umfangreiche Foliant besitzt eine *Praefatio* von HERMANN BOERHAAVE, welcher im Jahre 1728 zu Leyden die neue Edition des Sammelwerkes veranlasst hatte. Ursprünglich war nämlich dasselbe von LUDWIG LOVISINI in zwei Foliobänden, der erste 1566, der zweite 1567 zu Venedig bei JORDAN ZILETTO verlegt worden und hiervon 1599 ebendort ein Nachdruck mit neuem Titelblatt erschienen.

Einleitung.

Definition der venerischen Krankheiten. Unter der Bezeichnung „venerische Krankheiten“ begreift man mehrere, unter sich ganz verschiedene Erkrankungsformen, welche — als originäres Product der Prostitution — mit dem geschlechtlichen Verkehr in causalem Zusammenhang stehen, eigenartige, fixe Ansteckungsstoffe besitzen und demzufolge nur *per contagionem,* d. h. durch Uebertragung des fixen Contagiums, ihre Weiterverbreitung finden. Diese Affectionen, welche die Entstehung und Fortpflanzung *„ex usu Veneris“* mit einander gemein haben, sind in der Weise contagiöser Natur, dass durch die Uebertragung, respective directe Einwirkung ihrer Absonderungen auf ansteckbare Stellen eines gesunden Organismus, an diesem letzteren die gleichen krankhaften Erscheinungen mit gleicher weiterer Ansteckungsfähigkeit hervorgebracht zu werden pflegen.

Eintheilung. Sie scheiden sich: 1) in blennorrhoische, 2) in helcotische (ulceröse) und 3) in syphilitische Krankheitsformen (Tripper, Schanker, Syphilis). Der ersten Gattung ist als Appendix einestheils das spitze Condylom, anderntheils die Entzündung des Nebenhodens, der Harnblase, der Prostata oder der Cowper'schen Drüsen anzureihen und ebenso der zweiten Gattung die entzündliche Schwellung benachbarter Lymphdrüsen *(Bubo, Adenitis inguinalis)* beizurechnen, während das breite Condylom und die ausgebreitete, nicht-entzündliche Drüsen-Schwellung *(Bubo indolens, multiplex)* ein wichtiges Attribut der dritten Gattung ausmachen.

Characteristik. Der Tripper characterisirt sich als eine acute oder chronische Schleimhaut-Entzündung mit ansteckbarer, schleimig-eiteriger Absonderung; er hat seinen Sitz an den Schleimhäuten der Genitalien — besonders Harnröhre und Scheide — und ist nur auf diese übertragbar.

Der Schanker ist ein contagiöser Geschwürs-Process, ein specifischer Gewebs-Zerfall, welcher an jeder Stelle des Körpers, sowohl auf Schleimhäuten wie auch auf der Cutis seinen Sitz haben kann und häufig auf die benachbarten Lymphdrüsen mehr oder weniger einen entzündlichen Reiz ausübt.

Die Syphilis ist eine constitutionelle Erkrankung, d. h. eine Erkrankung des Blutes, welche den ganzen Organismus ergreift und in allen Organen und Geweben des Körpers Krankheits-Erscheinungen hervorzubringen vermag. Des acut-entzündlichen Characters — im Gegensatz zum Tripper und Schanker — ermangelnd, tendirt sie zu chronischen Exsudationen und Hyperplasien. Nach einem Incubationsstadium von $2^1/_2$ bis 4 Wochen seit dem Termine der Uebertragung, resp. Aufnahme des syphilitischen Giftes manifestirt sie sich zuerst durch eine Gewebsverhärtung an der Ansteckungsstelle (sogen. Induration), erzeugt dann eine analoge Erkrankung der oberflächlichen Lymphdrüsen *(Bubones indolentes, Adenopathia universalis)* sowie verschiedengradige Krankheitsformen auf den Schleimhäuten und auf der Haut, bald über grössere Flächen ausgedehnt, bald auf einzelne Bezirke concentrirt. Im weiteren Verlaufe producirt sie späterhin, wenn keine erfolgreiche Behandlung sich vollzog, ausser wiederholten höheren, destructiven Haut- und Schleimhaut-Affectionen eine Erkrankung der Beinhaut, der Knochen und verschiedener innerer Organe.

Zwischen den syphilitischen Krankheitsformen und den anderen venerischen Affectionen besteht somit der wesentliche Unterschied, dass diese sich nur als locale Gewebserkrankungen darstellen, jene hingegen als Producte und Reflexe einer constitutionellen Erkrankung. Während diese immer auf denjenigen Körpertheil, wo die Uebertragung des Ansteckungsstoffes stattfand, sich in ihrer Wirkung beschränken, insofern sie — ausser einer (keineswegs häufig erfolgenden) entzündlichen Mitleidenschaft benachbarter Organe (Nebenhode, Blase, Lymphgefässe, Lymphdrüsen etc.) — weder weitere Störungen nach sich zu ziehen, noch eine Blut-Erkrankung zu bedingen vermögen, äussert sich die Syphilis nicht bloss an der Aufnahmsstelle des Contagiums, sondern zumal an anderen, entfernten Körperparthien, und zwar mit einer Ausbreitung und chronischen Inhärenz, wie sie nur einer Blut-Erkrankung eigen sein können. Sie bildet nicht eine blosse äusserliche Krankheit, nicht eine Affection eines einzelnen Organes, sondern vielmehr eine Erkrankung des Gesammt-Organismus, welche auf die ganze individuelle Constitution in solchem Maasse influirt, dass sie auch *per generationem* auf die Descendenten übermittelt werden kann und darum sowohl für die physische Zuständlichkeit des betreffenden Individuums als auch für dessen Umgebung, sowie dessen Nachkommenschaft von grosser Wichtigkeit ist. Die Syphilis zählt somit zu den vererbbaren Krankheiten, indem sie auf dem Wege der Zeugung sich auf die Leibesfrucht fortpflanzen lässt.[1]

Contagion. Die Krankheitsübertragung geschieht meistens an den Genitalien *per commixtionem sexualem,* mithin durch directe, äussere Ansteckung; verhältnissmässig selten an anderen Körperstellen durch anderweitigen Contact (z. B. an den Lippen durch Küssen etc.), ganz selten durch indirecte äussere Mittheilung, nämlich durch Zwischenträger, d. h. durch solche Gegenstände, welche mit dem Ansteckungsstoff besudelt sind (z. B. Trinkgeschirre, Cigarrenspitzen etc.). Von einer inneren Ansteckung spricht man dann, wenn die Krankheit hereditär von einer syphilitischen Mutter oder durch Zeugung von einem syphilitischen Vater übertragen wurde *(Syphilis congenita).*

Der Ansteckungsstoff wird beim Coitus nicht auf die Genitalschleimhaut deponirt, sondern er wird hineingerieben; und darum kann man ihn niemals durch irgend welche Waschungen oder Bäder entfernen, resp. unwirksam machen. Ferner bedarf es zur Absorption des Contagiums auf einer Schleimhaut durchaus keiner wunden Stelle

[1] In Rücksicht dessen muss es als ein perfecter Pleonasmus erscheinen, wenn man von „constitutioneller Syphilis" spricht; denn es gibt nur eine Art der Syphilis und diese ist ihrer Natur nach eine constitutionelle Erkrankung. Aus demselben Grunde kommt es einem inneren Widerspruch gleich, wenn man alle *ex usu Veneris* resultirenden contagiösen Genital-Affectionen und deren Folgezustände unter dem Namen Syphilis subsumirt — ein Name, der weder eine bestimmte Doctrin, noch irgend eine gemeinsame Beziehung ausspricht. Man sollte daher das Prädicat „venerisch" (welches so präcis auf die Provenienz der fraglichen Krankheiten hinweist) immerhin als die generelle Bezeichnung festhalten gegenüber dem Ausdruck „Syphilis" oder „syphilitisch", der die specielle Signatur für die ganze Symptomen-Reihe jenes Krankheitsprocesses bildet, welcher (zufolge der gewöhnlichen Uebertragungsweise *per coitum*) zwar auch zunächst die Genitalien zu betreffen, d. h. an ihnen mit dem Primäraffect der specifischen Gewebsverhärtung (Induration) zu beginnen pflegt, dann aber an anderen, von der Ansteckungsstelle entfernten Körperparthien sich durch mannigfache und verschiedengradige Eruptionen manifestirt, demgemäss nicht in einer localen Gewebserkrankung sich erschöpft, sondern conträr ein Ergriffensein des ganzen Organismus involvirt.

(Einriss oder Erosion). Eine solche begünstigt wohl dessen Aufnahme in vorzüglichem Grade, aber es kann sich dieselbe auch ohne Epithels-Verletzung vollziehen; es kann das Contagium auch ohne Läsion der Oberhaut unschwer in die zarte Schleimhaut der Genitalien etc. eindringen. Wollte man annehmen, dass die Ansteckung immer nur mittels einer wunden Stelle erfolgen könne, resp. diese zur nothwendigen Voraussetzung haben müsste, so bliebe die nicht seltene Entstehung von Geschwüren aus einem primären Bläschen ebenso unerklärlich wie die überwiegende Mehrzahl jener Fälle, wo die Krankheitsmittheilung unbestreitbar durch Küssen oder Saugen zu Stande kam.[1]

Abgesehen von einer Transmission durch Heredität oder durch Zwischenträger etc. scheinen in Hinsicht auf die Verbreitung der Syphilis folgende zwei Momente von specieller Bedeutung zu sein: nämlich einestheils der Same von Männern, welche mit vorgerückter florider oder latenter Syphilis behaftet sind, anderntheils das Vorhandensein von syphilitischen Producten an der Vaginalportion *(Cervix uteri, Orificium uteri externum)*. Im letzteren Fall wird dann die Ansteckung nicht allein durch unmittelbaren Contact bewirkt, sondern auch durch die immer mit der Erkrankung der Vaginalportion verbundene blennorrhoische Absonderung.

Es lässt sich aber auch nicht bezweifeln, dass der Same eines syphilitischen Mannes unter Umständen als solcher, d. h. für sich allein, eine Uebertragung der Syphilis verursachen könne, wenn er in den Genitalien eines nicht-syphilitischen Weibes zur Absorption gelangt. Ist das Blut Träger des syphilitischen Contagiums, so muss dies ebenfalls in Bezug auf den Samen des Mannes gelten.

Es gibt keinen syphilitischen Tripper, aber es gibt Personen, welche zu gleicher Zeit an Tripper und Syphilis leiden; erfahrungsgemäss begegnet die Verbindung von Blennorrhoe und Syphilis sehr häufig beim Weibe. Beide Krankheiten können dann zugleich *per coitum* übertragen werden; ja, es steht nichts im Wege, dass eventuell durch einen einzigen Coitus blennorrhoische Entzündung, Geschwüre und Syphilis acquirirt werden. In diesem Fall entwickelt sich nothwendigerweise allemal jene Affection später, welcher ein

[1] Man kann sich in diesem Betreff nicht auf den Vorgang bei der Impfung (Inoculation) beziehen, wo mittels der Lancet-Spitze eine winzige Hautpunction vollzogen wird. Die künstliche und die natürliche Contagion lassen sich um so weniger identificiren, je mehr sie factisch von einander verschieden sind.

längeres Incubationsstadium, resp. eine später erfolgende Manifestation der Contagiums-Wirkung eigen ist. Die Incubations- oder Latenzzeit der Syphilis schwankt, wie gesagt, zwischen $2^1/_2$ und 4 Wochen *a dato* der Ansteckung; bezüglich des Schankers und des Trippers kann aber von einer solchen überhaupt keine Rede sein, weil dieselben schon innerhalb 12 bis 48 Stunden nach dem ansteckenden Beischlaf sich zu entfalten pflegen.

Contagium. Die Natur des Contagiums der Syphilis sowie der anderen venerischen Krankheiten ist noch nicht näher erforscht; wir kennen bislang noch nicht das Element, welches ihnen zu Grunde liegt. Es ist nicht wahrscheinlich, dass es sich hier um eine specifische Pilzbildung handle; der Syphilis kommt wohl ein Pilz ebensowenig als essentielle Ursache zu, wie z. B. der Krebskrankheit. Kurz, hierüber sind die Acten noch lange nicht geschlossen und dermalen wissen wir nur soviel gewiss, dass die Contagien einen sehr verschiedenen Intensitätsgrad besitzen können und dass sowohl hierdurch als wie besonders auch durch die Verschiedenheit der individuellen Gesammtzuständlichkeit sich jene erheblichen Differenzen bedingen, welche in zeitlicher und symptomatisch-gradueller Hinsicht bezüglich der Entwickelung sowie des Verlaufes der venerischen Krankheiten sich darbieten.

Entstehung der venerischen Erkrankungen. Es ist zwar noch nicht gelungen, strictest die Präexistenz der Syphilis im Alterthum zu beweisen; aber es spricht gleichwohl die höchste Wahrscheinlichkeit dafür, dass letztere nicht erst seit vier Jahrhunderten der Menschheit beschieden sei, sondern vielmehr schon in den ältesten Zeiten vorhanden war.[1] Je mehr es sozusagen auf flacher Hand liegt, dass die venerischen Krankheiten auch in der Vorzeit

[1] Der Ausdruck „*Syphilis*" trifft sich zuerst in einem im Jahre 1530 veröffentlichten (aus lateinischen Hexametern bestehenden) Gedichte des italienischen Arztes Hieronymo Fracastoro (1483—1553). Hier fabelt derselbe davon, dass eines Tages ein Hirt, welcher „*Syphilus*" hiess, von einer neuen Krankheit befallen worden sei, welche man nach ihm „*Syphilis*" genannt habe („*Syphilidemque ab eo labem dixere coloni*", cf. Luisinus (1728) pag. 197). Der Hirten-Name Syphilus stammt offenbar von σῦς und φίλος (cf. Fallopia, bei Luisinus, vol. II, p. 763).

J. Bethencourt und J. Fernelius (1485—1558) bezeichneten die Krankheit als „*Lues venerea*"; die übrigen (älteren) Autoren nannten sie gewöhnlich „*Morbus gallicus*", mitunter auch Malum de Francia oder Pudendagra.

Das Wort „*venereus*" findet sich schon bei Caelius Aurelianus, Scribonius Largus, Marcellus Empiricus, Aëtius (cf. bei Stephanus (1567) pag. 816 etc.).

ebenso ein Erzeugniss der *Venus vulgivaga* sein mussten, wie sie es heute überall sind und fernerhin sein werden, um so weniger könnte es zweifelhaft erscheinen, dass dieselben nicht viel minder alt seien als wie die Prostitution selbst, weil diese die unversiegliche Quelle ihrer Entstehung und Weiterverbreitung repräsentirt.

So gewiss es ist, dass sie männlicherseits nie spontan, sondern immer bloss als Product einer stattgehabten Contagion sich entwickeln, für geradeso gewiss darf man annehmen, dass die weiblichen Sexualorgane — unter der Voraussetzung der Prostitution — den *Focus* ihrer autochthonen, genuinen Entstehung bilden. Der weibliche Organismus — *in toto* verschieden von dem männlichen — kann unter diesem Einfluss ebenso zum Herd der genuinen Entstehung der venerischen Krankheiten werden, wie er der Herd ihrer gewöhnlichen Fortpflanzung *per coitum* ist. Das Weib gibt viel Dutzendemal eher eine Ansteckung, bis dass es seinerseits eine solche empfängt, weil (zufolge der anatomischen Differenzen der beiderseitigen Organe) der mit einer namhaften Genital-Affection behaftete Mann sich sehr wenig zur Ausübung des Coitus stimulirt oder disponirt fühlt, während das Weib unter den gleichen und noch weit höheren Erkrankungsverhältnissen hieran nicht behindert wird. Es erträgt dasselbe überhaupt alle venerischen Krankheitsformen immer viel leichter als wie der Mann; es kann das Weib an seinen Genitalien die grössten Zerstörungen bergen und dennoch ein gesundes, blühendes Aussehen besitzen — dennoch bezüglich der Bethätigung des geschlechtlichen Verkehrs durchaus nicht gehemmt sein. In letzterer Hinsicht lässt sich ohnedies die Leistungsfähigkeit des Weibes wahrhaft in gar keinen Vergleich bringen mit jener des Mannes.

Erstes Kapitel. **Tripper.**

§. 1. Der Tripper beim Manne.

Definition. Der vulgäre Ausdruck „Tripper" bezeichnet jenen acuten oder chronischen, entzündlich-katarrhalischen Zustand an Genital-Schleimhäuten, welcher sich durch Schwellung und Röthung des afficirten Theiles, insbesondere aber durch eine mehr oder weniger reichliche, contagiöse, schleimig-eitrige (pyo-blennorrhoische) Absonderung characterisirt.

Nomenclatur. Indem letztere das hauptsächlichste, ja bei der chronischen Form das einzige Krankheits-Symptom bildet, gründet sich hierauf die Benennung *Blennorrhoe* (d. h. Schleimfluss) oder Tripper. Dieser hat nämlich seinen Namen von Trippen = Tropfen oder Tröpfeln, wie die Krätze ihren Namen vom Kratzen hat.[1]

Determination. Die besagte schleimig-eitrige Absonderung besitzt die Fähigkeit der Ansteckung, d. h. sie besitzt die Fähigkeit, auf eine gesunde Genital-Schleimhaut den gleichen krankhaften Vorgang durch unmittelbaren Contact zu übertragen. Es könnte nicht von einem Tripper an der Schleimhaut der Nase oder des äusseren Gehörganges oder des Mastdarmes die Rede sein, weil diese Theile für das Trippersecret nicht empfänglich sind. Wohl treffen sich auch hier Entzündungen, gleichwie an allen Körperstellen, wo Schleimhäute sind, katarrhalische Zustände vorkommen; allein sie entstehen auf verschiedene Weise und sie liefern eine verschieden zusammen-

---

[1] cf. Oertel, Wörterbuch der deutschen Sprache. München 1834. Fleischmann, Bd. 2, pag. 123.

In der ältesten Zeit wurde der Tripper als Gonorrhoe (*γονόρροια*) bezeichnet, weil man die krankhafte Absonderung nicht als Schleim (*βλέννος* oder *βλέννα*) oder Eiter (*πῦον, πῦος*), sondern irrthümlich als Samen (*γόνος* oder *γονή*) betrachtete.

gesetzte Absonderung, welcher nicht eine solche eigenthümliche Uebertragungsfähigkeit zukommt wie dem Secrete des Trippers, der — gemäss seiner Entstehung *ex usu Veneris* und seiner Weiterverbreitung durch Ansteckung *per coitum* — sich als eine venerische Erkrankung darstellt. Gerade mit Rücksicht hierauf ist beim Manne die Bezeichnung Tripper nur für die Entzündung der Harnröhren-Schleimhaut *(Urethritis)* zulässig, nicht für jene der Eichel und des Präputiums *(Balano-Posthitis)*, welche mit Unrecht „Eicheltripper" genannt wird.[1] Letztere kann nicht zu den venerischen Affectionen gezählt werden, weil sie nicht als eine contagiöse und durch Contagion entstandene Schleimhaut-Entzündung sich auffassen lässt, sondern vielmehr als eine genuine Entzündung, bedingt durch die Zersetzung jenes Talgdrüsen-Secretes *(Smegma praeputii)*, welches bei mangelnder Reinlichkeit sich unter einer langen, engen, feuchten Vorhaut anzusammeln pflegt. Der sogenannte Eicheltripper findet darum seinen Platz im §. 19, während hier nur vom Harnröhrentripper, *Urethritis* oder *Blennorrhoae urethrae*, die Rede sein kann.

Causalität der Urethritis. Beim Manne kommt sonach der Tripper bloss in der Form der Harnröhren-Blennorrhoe vor; er bietet sich stets stricte als Urethritis, d. h. als ein lokaler Entzündungs-Process der Harnröhrenschleimhaut, welcher auf Ansteckung beruht, indem er durch die Uebertragung eines eigenthümlichen Ansteckungsstoffes bedingt ist. Letzterer ist zur Zeit noch nicht näher erforscht; es lässt sich über ihn nur soviel sagen, dass er vom Contagium der Syphilis wesentlich verschieden ist und dass er aus einer Zersetzung des Secretes der weiblichen Genitalschleimhäute hervorzugehen scheint. Niemals spontan entstehend, sondern allemal das Product einer stattgehabten Ansteckung *per coitum* bildend erscheint die Urethritis gewöhnlich als die Folge des geschlechtlichen Verkehres mit einem Weibe, welches mit einer Vaginal- oder Uterin-Blennorrhoe (sogen. weisser Fluss, *Leucorrhoe, Fluvius albus, Fleurs blanches*) behaftet ist. Es ist aber auch die Absonderung der blennorrhoisch-afficirten Schleimhaut der weiblichen Harnröhre oder der äusseren Genitalien im Stande, bei der Berührung mit der sehr empfindlichen männlichen Harnröhre, diese in eine blennorrhoische Entzündung zu versetzen und so dem beiwohnenden Manne einen Tripper zu erzeugen. Kurz, es kann jeder blennorrhoische Zustand an einer Parthie der weiblichen Genital-

[1] ἡ βάλανος die Eichel; τὸ πόσθιον die Vorhaut.

schleimhäute — ohne Unterschied auf seinen Entstehungsgrund — männlicherseits eine Urethritis veranlassen, es kann die *Blennorrhoea gravidarum aut puerperarum* oder die *Leucorrhoe* eines chlorotischen Mädchens den gleichen Effect bedingen, wie der Scheiden-Katarrh einer Prostituirten; ja, es scheint sogar das Menstrualsecret mitunter nicht ungefährlich zu sein.

Uebrigens muss auch hier die individuelle Disposition in Betracht gezogen und berücksichtigt werden, dass das, was sein kann und auch wirklich oftmals der Fall ist, nicht stets unbedingt der Fall sein müsse. Es trifft sich in der That, dass das blennorrhoische Secret einer weiblichen Genitalschleimhaut nicht für jeden Mann als ein Contagium wirkt; es kommt vor, dass von zwei oder mehreren Männern, welche an demselben Tag mit demselben Weib geschlechtlichen Verkehr hatten, der Eine einen Tripper acquirirt, der Andere ganz intact bleibt. Abgesehen von mancherlei möglichen Zufälligkeiten, scheinen *caeteris paribus* Diejenigen minder gefährdet zu sein, welche eine weniger zarte Urethral-Schleimhaut, eine kleine, weniger weite Harnröhren-Mündung und ein kurzes Glied besitzen, so dass sie mit demselben nicht weit in die Scheide einzudringen oder gar der Vaginalportion nahezukommen vermögen. Das erstgenannte Moment wird um so mehr zu betonen sein, als die Krankheitsübertragung *per coitum* nicht anders zu Stande kommen kann als wie durch den unmittelbaren Contact des weiblicherseits vorhandenen blennorrhoischen Schleimhautsecretes mit der Mündung der männlichen Harnröhre.[1] Dass letztere eine besondere Susceptibilität besitzt, beweist der Umstand, dass gegebenen Falls immer nur die Urethral-Schleimhaut in blennorrhoische Entzündung versetzt

[1] Es klingt überaus sonderbar, wenn behauptet wird, dass beim Coitus durch das Eindringen des Gliedes und den auf die Eichel ausgeübten Druck ein Ectropium der Urethralschleimhaut, ein Klaffen der Harnröhrenmündung entstehe (cf. Vierteljahrsschrift für Dermatologie und Syphilis, 1876, pag. 628). Ist es doch klar genug, dass die Falten der Urethralschleimhaut sich vom Anfange bis zum Ende vollständig berühren und nur dann auseinander weichen, wenn die Lippen der Harnröhrenmündung auseinander gezogen werden oder wenn durch Einführung eines Instrumentes oder durch Entleerung von Excreten ein Auseinanderdrängen derselben bewirkt wird! Das liegt wahrlich auf flacher Hand, dass die *causa proxima* der Urethritis sich durch eine Inunction des blennorrhoischen Secretes auf die äussere Mündung der Urethra vollziehe, nicht aber durch ein unerweisbares Klaffen derselben und ein dadurch veranlasstes Eindringen von Tripperstoff in die vermeintlich hervorgestülpten Schleimhautfalten.

wird, nicht aber auch die Schleimhaut der Eichel und der Vorhaut, die doch nothwendigerweise mit dem Ansteckungsstoff, resp. dem anomalen Secret, ebensosehr allemal in Berührung kommt wie das *Orificium urethrae externum.* An letzterem vollzieht sich stets die Ansteckung; hier beginnt stets die Urethritis und von hier aus pflanzt sie sich ziemlich rasch weiter.

Fragliche Incubation. Die Entwickelung derselben erfolgt sehr schnell; sie macht sich oft schon in drei oder vier Stunden, immer innerhalb 12 bis 24 Stunden nach dem ansteckenden Coitus fühlbar. Es kann daher von einem Incubationsstadium des Trippers füglicher Weise keine Rede sein, oder man müsste beifügen, dass dieses, indem es nicht tage- sondern bloss stundenlang dauert, das kürzeste wäre, welches wir kennen. Die ersten Zeichen der Affection können indess oft so sub-acut, schleichend und undeutlich sein, dass die Patienten deren Beginn nicht bemerken und hierdurch über die Anfangszeit der Krankheit sich grossen Täuschungen hingeben, resp. mitunter ganz unglaubliche Angaben machen.

Diagnose. Der stricte Nachweis einer Urethritis ergibt sich aus dem Vorhandensein einer anomalen Secretion, d. h. einer aus der Harnröhre — spontan oder bei Druck auf dieselbe — hervorkommenden schleimigen, dünnen, weisslichen Absonderung, während Röthung und Schwellung der Harnröhrenmündung sich keineswegs immer gegeben finden. Es kann die Affection zuweilen mit sehr geringen objectiven und subjectiven Symptomen beginnen; und diese Fälle sind es dann, wo die Patienten zu der irrthümlichen Meinung gelangen, es wäre die Krankheit erst mehrere Tage *post coitum* entstanden. Der zum Erstenmal acquirirte Tripper ist häufig mit heftigen Entzündungs-Erscheinungen verbunden, während dies bei einem zweiten oder dritten Tripper seltener der Fall ist.

Eintheilung. Diese Verschiedenheit des Beginnes ist übrigens zu unwesentlich, als dass sie einen Eintheilungsgrund bilden könnte; es lässt sich vielmehr der Tripper männlicher- wie weiblicherseits nur in eine acute und in eine chronische Form scheiden.

I. Acuter Tripper.

Characteristik des acuten Trippers. Der Beginn der Urethritis äussert sich theils durch ein Gefühl von Wärme und Jucken in der vordersten Parthie der Harnröhre, theils durch eine eigenthümliche, belästigende Empfindung sowohl im Anfang als wie zumal am Ende der Harn-Entleerung. Letztere abnorme Sensation verschärft sich bald zu einem brennenden Schmerz, der bis zur völligen Evolution des Trippers sich häufig in dem Maasse geltend macht, dass dadurch das Uriniren höchst unangenehm wird. Er mindert sich mit der reichlichen Profluenz der characteristischen Secretion aus der Harnröhre und verschwindet meistens dann, wenn jene eine dicke, grün-gelbe, purulente Beschaffenheit erlangt hat. Das Trippersecret erscheint zuerst als ein schleimiges Nässen am *Orificium urethrae,* als eine anfänglich spärliche, dünne, weiss-graue, in Kurzem milchig-weisse, resp. milchrahm-ähnliche Absonderung, welche die Harnröhrenmündung leicht verklebt und mitunter dort zu kleinen Krusten vertrocknet. Sodann steigert sich dasselbe zu einer dicklichen, gelben, eiterförmigen Ausscheidung, welche tropfenweise aus der Urethra hervorquillt und nun nicht mehr dünne, schwach-gelbe, sondern dicke, steife, grün-gelbe Flecken im Hemde zurücklässt. Diese Condensirung des Trippersecretes bedingt sich sowohl durch vermehrte Zellenproliferation als wie durch vermehrte Bildung von Eiterkörperchen. Zugleich wird dasselbe auch copiöser, so dass vom fünften oder siebenten Tage an eine reichliche mucopurulente Absonderung, ein förmlicher Ausfluss *(Pyoblennorrhoe)* stattfindet und fortwährend an der Harnröhrenmündung ein dicker Tropfen klebt.

Dieser Status trifft sich beiläufig bis zur Mitte oder bis zum Ende der dritten Woche. Sodann vollzieht sich die Involution des Trippers, d. h. eine entschiedene, allmälige Abnahme des Secretes in Bezug auf Quantität und Qualität, indem es nicht bloss quantitativ geringer, sondern auch weniger purulent, dünnflüssig und endlich wieder milch-weiss, weiss-grau, klebrig wird. Gegen den Schluss der Affection erlangt somit dasselbe wieder die nämliche Beschaffenheit wie bei ihrem Beginn; die Urethritis endigt ebenso, wie sie anfänglich sich zeigt, nämlich als eine geringe Schleim-Secretion.

Entzündlicher, phlegmonöser Tripper. Treten die vorgenannten Anfangs-Phänomene mit besonderer Heftigkeit auf, d. h. ist das juckende Wärmegefühl in der Harnröhre, sowie zumal der brennende Schmerz beim Uriniren hochgradig, so dass die Harn-Entleerung wahrhaft beschwerlich ist und überdies ein widerlicher Harndrang besteht; ist zugleich eine heftige sexuelle Aufregung, resp. Neigung zu häufigen, unfreiwilligen Erectionen und schmerzhaften nächtlichen Pollutionen vorhanden; zeigt sich nebstdem nicht bloss die Harnröhren-Mündung stark geröthet und aufgequollen, sondern der ganze Penis im Zustande bedeutender Hyperämisirung, Intumescenz und erhöhter Temperatur: so nennt man dies einen entzündlichen oder phlegmonösen Tripper. Hiebei kann natürlich auch das Gesammtbefinden gestört sein: es kann Mattigkeit, Appetitverminderung, Obstipation, ja sogar abendliche Fieberbewegung und in Folge dessen Gemüthsverstimmung, allgemeine Indisposition, schlechtes, krankhaftes Aussehen etc. obwalten. Dieses prononcirte Entzündungsstadium dauert bei entsprechendem Verhalten circa fünf Tage; dann erfolgt eine befriedigende Remission aller Erscheinungen, mit Ausnahme der blennorrhoischen Absonderung, welche jetzt erst ihr Recht geltend macht. Es ist ein constantes Vorkommniss, dass dieselbe anfänglich um so geringer ist und erst später in Fluss kommt, je heftiger die Entzündung ist.

Es wird vornehmlich dem Intensitätsgrad des jeweiligen Ansteckungsstoffes zuzuschreiben sein, warum die Urethritis in einzelnen Fällen mit so markirten Entzündungserscheinungen beginnt, während dies sonst gewöhnlich nicht der Fall ist, indem zwar eine Zeit lang ein mässiger Brennschmerz beim Uriniren besteht, aber keine eigentlichen Harnbeschwerden und kein Harndrang, fast keine oder nur eine mässige Schwellung und Röthung der Harnröhren-Lippen, keine bedeutende geschlechtliche Reizung und keine so prägnante Rückwirkung auf das Allgemeinbefinden. Es gibt Tripper, welche so mild beginnen und verlaufen, dass sie mit einem chronischen Tripper grosse Aehnlichkeit haben. Indess könnte es nicht opportun sein, solche Fälle, bei welchen das acute, inflammatorische Stadium sozusagen ganz ausblieb, als eine besondere Form zu unterscheiden und als sub-acute, indolente Tripper zu bezeichnen.

Dauer und Verlauf der Urethritis. Die graduelle Differenz der Anfangs-Phänomene hat keinen constanten effectiven Einfluss auf Verlauf und Dauer der Affection. Es kann auch eine solche subacute, indolente Urethritis durch irgend welche Ursachen zu einer acuten Steigerung gelangen und dann sich mit Entzündung eines Nachbar-Organes (zumal Nebenhode oder Harnblase) compliciren (cf. §. 2). Die Krankheits-Dauer steht durchaus in keiner constanten Relation zur Heftigkeit der Symptome, aber sie ist nicht ausser Zusammenhang mit der sanitären Gesammtzuständlichkeit der betr. Individuen, mit ihrem zweckmässigen oder unzweckmässigen Verhalten und zum Theil auch mit der Behandlungsweise. Mit Rücksicht auf diese Punkte sowie auf die Verschiedenheit der Intensität des Contagiums kann aus der Zeitdauer eines vorhergegangenen Trippers niemals eine Folgerung auf die Dauer eines bestehenden

Trippers abgeleitet werden. Ja, es lässt sich überhaupt niemals eine zuverlässige Prognose aussprechen, weil es nicht den mindesten Anhaltspunkt gibt, der einen sicheren Schluss auf die Dauer der Affection gestatten würde. Es lässt sich nur soviel sagen, dass eine vorhandene Syphilis immer ohne merkliche Influenz auf den Verlauf sowie auf die Dauer der Urethritis bleibt und dass innerhalb der ersten 2 $^1/_2$ Wochen ein *Stadium incrementi*, innerhalb der nächstfolgenden 2 $^1/_2$ Wochen ein *Stadium decrementi* obzuwalten scheint, insofern zwischen dem sechsten und sechzehnten Tage der Ausfluss am stärksten zu sein und dann gegen das Ende der dritten Woche die Involution des Trippers zu beginnen pflegt. Im Allgemeinen wäre sonach — abgesehen von inzwischentretenden Störungen (Complicationen) — seine Dauer auf fünf oder sechs Wochen zu beziffern, mit dem Bemerken, dass er vor Ablauf der vierten Woche niemals zur definitiven Heilung gelangt. Noch immer ist es also um die Therapie dieser Affection wahrhaft schlecht bestellt, wenn auch — wie aus dem Nachstehenden erhellt — der diesbezügliche medicamentöse Apparat ein ziemlich reichlicher ist.

Behandlung des acuten Trippers. Bei Behandlung des acuten Trippers ist zunächst der vorhandene Entzündungs-Grad zu berücksichtigen und thunlichst zu bekämpfen durch körperliche Ruhe sowie fleissige Application von kalten Ueberschlägen um das Glied oder kalten Glied-Bädern (indem man alle zwei bis drei Stunden den Penis 10—20 Minuten lang in ein Gefäss mit frischem Brunnen-Wasser hineinhängt), oder kalten Sitz-Bädern, zumal Morgens und Abends. Zur Sommerszeit bilden kalte Fluss- oder See-Bäder ein schätzbares antiphlogistisches Hilfsmittel, das zu jeder Zeit eines bestehenden Trippers nicht genug empfohlen werden kann. Eis-Ueberschläge werden von Vielen nicht gut ertragen und wirken überhaupt zu energisch, als dass sie rathsam sein könnten. Ferner sollte unter Tags stetig ein sogenanntes Suspensorium benutzt werden, damit durch einen solchen Tragbeutel der Hodensack fest hinaufgebunden und immobilisirt sei. Noch wichtiger ist dies, dass während der ganzen Dauer eines Trippers alles Fahren — sowohl in einer Chaise als wie in der Eisenbahn — möglichst ferngehalten werde, insofern dasselbe auf den acuten und auch auf den chronischen Tripper einen eigenthümlichen, ungünstigen Einfluss äussert. Ausserdem muss man allemal den Patienten den Gebrauch von warmen Bädern widerrathen und ihnen ausdrücklich sagen, dass sie sich eine heftige Augen-Entzündung zuziehen würden, wenn sie ihre Augen mit einem durch Trippersecret beschmutzten Finger oder Schwamm etc. in Berührung brächten.

Gegen den unangenehmen sexuellen Reiz-Zustand (Erectionen und Pollutionen) ist ausser der eifrigen Anwendung der Kälte und dem Gebrauche eines Purgirmittels (z. B. am Morgen eine entsprechende Quantität Bitterwasser oder Senna, Karlsbader Salz etc.) insbesondere der Campher zweckdienlich. Man nimmt ihn unter Tags und zumal Abends in einer geringen Dosis entweder pur (indem man ein Stückchen Campher-Crystall auf die Zunge legt und mit einem Schluck Wasser schnell hinunterspült) oder in Pulverform mittels Oblate oder *Capsulae amylaceae.*[1] Es scheint auch die Einathmung einer Campher-Atmosphäre wirksam zu sein, so dass es mitunter genügt, wenn man Campher-Pulver in das Bett einstreut oder Campher-Stücke frei im Zimmer liegen lässt.[1] Nicht opportun ist es, ihn mit Opium zu verbinden und in der Form von Pillen oder Suppositorien (mit Morphium und Butyrum Cacao) zu verabreichen. Wenn der Campher bei einzelnen Individuen seine beruhigende Wirkung versagt, müsste man zum Lupulin, Bromkalium, Bromnatrium oder Chlorkali greifen; doch ist das Lupulinum (in Pulverform mit Saccharum lactis, zu 0,5 *per diem*) unzuverlässig und jeder von den anderen drei Stoffen nur in grosser Dosis wirksam.[2] Nebstdem ist es von Belang, dass man nicht auf gepolsterten Stühlen oder auf einem Kanapee sitze; dass man Nachts auf einer harten Matratze oder auf einem Strohsacke schlafe und nur leicht — nicht mit einem Plumeau — zugedeckt sei; dass man alle aufregenden Eindrücke (Theater, Damen-Gesellschaften, picante Lectüre etc.) vermeide. Unter diesem Verfahren mässigen sich, wie gesagt, in vier bis fünf Tagen alle entzündlichen Erscheinungen in ganz befriedigender Weise, wenn zugleich auch ein geeignetes diätetisches Regime beobachtet wird.

In letzterer Hinsicht ist eine mässige, einfache, reizlose Nahrung geboten, mit Vermeidung stark gesalzener oder saurer oder gewürzter Speisen (besonders Häringe, Sardellen, Pökelfleisch, Sauerkraut,

[1] *Kali nitricum 0,5*
Camphora 0,1
M. f. pulvis. Dentur tales doses decem in chartis ceratis et ad scatulam.
S. Zwei- bis dreimal täglich 1 Pulver in Oblate zu nehmen.

[2] *Natrium bromatum 1,5*
M. f. pulvis. Dentur tales doses decem.
S. Zweimal täglich 1 Pulver in je sechs Löffeln Wasser oder Zuckerwasser zu nehmen.

[1] Daher der alte Spruch: *Camphora per nares, castrat odore mares.*

Salat, Rettig, Senf etc.), sowie solcher Stoffe, welche auf die Geschlechts- und Harn-Organe einwirken (Spargel, Sellerie, Petersilie, Zwiebel, Eier, Fische, Austern, Caviar, Trüffel, Anguilotti, Vanille etc.). Das rathsamste Getränk wäre die Milch; allein sie passt nicht jedem Magen und sie ist nicht überall in guter Qualität zu haben. Diejenigen, welche gewohnt sind, täglich braunes Bier zu trinken, sollen dasselbe nicht gänzlich sistiren, sondern nur dessen Quantität etwas mindern oder höchstens — während eines heftigen Entzündungs-Stadiums — einige Tage lang Weissbier geniessen. Empfehlenswerth sind ferner Limonade sowie weisser Wein oder leichter Rothwein, allemal vermischt mit Wasser oder Syphon oder Selterswasser; hingegen sind gänzlich zu vermeiden die schweren Getränke: Bockbier, Flaschenbier, englisches Bier (Porter), alle starken Weine (bes. Bordeaux und Champagner), dann Meth, Punsch, Glühwein etc. Gut ist ein reichlicher Consum von frischem Quellwasser (pur oder mit Fruchtsäften), weil es — trotz vorhandener Beschwerlichkeit des Urinirens — entsprechender ist, öfters einen sehr verdünnten Harn zu entleeren als wie in längeren Zwischenräumen einen sehr concentrirten. Doch soll man am Abend nicht viel trinken, um nicht den Harn-Apparat zu belasten; man sollte sich auch mit einem bescheidenen Abend-Essen begnügen und erst zwei bis drei Stunden nach demselben zu Bette gehen, damit während des Schlafes die Verdauungsorgane nicht molestirt sind.

Zur Minderung der Harnbeschwerden resp. des Harndranges, sowie des brennenden, schneidenden Schmerzes beim Uriniren, sind seit alten Zeiten emollirende Tisanen (ölig-schleimige Getränke) üblich: das Decoct der Bärentrauben-Blätter (*folia Uvae ursi* 20,0 : 200,0), der kalt bereitete Leinsamen-Thee (*semen Lini* 20,0 : 200,0, bereitet durch Angiessen mit kaltem Wasser, Umrühren und schliessliches Filtriren), die Hanfsamen-Milch (*Emulsio cannabina*, bereitet durch Zerstossen der gewaschenen Samenkörner und Beimischung von Wasser, 30,0 zu $^1/_2$ Liter oder 50,0 zu 1 Litre) etc.[3] Diese Stoffe sind nicht ohne gute Wirkung, aber andererseits dem Magen so wenig zusagend, dass sie jedenfalls nicht zu lange fortgesetzt werden dürfen. Rathsamer erscheint insofern gegen den *ardor urinae* das

[3] *Fructus Cannabis sativae 50,0*
fiat terendo Emulsio 1000,0
colaturae adde
Sacchari albi oder *Syrupus simplex 30,0*
S. Tassenweise zum Getränk.

Trinken von vieler guter Kuh-Milch oder von Selters- oder Wildunger-Wasser nebst gleichzeitigem Gebrauch von *Tinctura Cannabis indicae* [4] oder *Tinctura seminis Cynosbati.* [5]

Gegen die Harnbeschwerden vermögen weder die Cubeben, noch der Copaiva-Balsam oder ähnliche Stoffe eine günstige Wirkung zu äussern, und es ist überhaupt deren Anwendung gleich im Anfange eines acuten Trippers unbedingt verwerflich. Es muss der Grundsatz festgehalten werden, dass, so lange evidente Entzündungs-Phänomene, sexuelle Erregungen und Harnbeschwerden obwalten, noch nicht der rechte Moment sei, um gegen den Tripper in entschiedener Weise mit äusserlichen oder innerlichen Mitteln vorzugehen, und dass man mit deren Gebrauch immer maassvoll und vorsichtig zu Werke gehen müsse. Nur in einem solchen Fall, wo sehr geringe Entzündungs-Erscheinungen vorhanden sind, kann man sofort gegen die Urethritis selbst einschreiten, während umgekehrten Falls zunächst ein antiphlogistisches Verfahren erforderlich ist und zwar in dem Grade, in welchem die Entzündung sich geltend macht.

Jeder Versuch, die Affection rascher zu beheben resp. gewaltsam zu unterdrücken oder im Keime zu ersticken, ist ein frivoles Wagniss, mit welchem man nichts anderes erzielt als wie Uebles. Es gibt keine Abortiv-Kur des Trippers und kann keine solche geben, weil durch dieselbe (d. h. durch grosse Dosen von Cubeben oder Copaiva sowie reizende, caustische Einspritzungen mit *Argentum nitricum* 0,3 : 20,0 oder *Acetum Plumbi* 5,0 : 50,0 etc.) nichts geheilt, sondern vielmehr der krankhafte Zustand intensiv gesteigert oder an Stelle der einen Entzündung eine andere, noch grössere und schmerzhaftere, nämlich eine acute Entzündung des Nebenhodens oder der Prostata oder der Harnblase verursacht wird. Man muss daher unbedingt von dem Gedanken abstehen, die Urethritis durch sofortige energische Behandlung schnell beheben zu können. Der Tripper muss trippen, d. h. man muss ihm eine Zeit lang seinen Lauf lassen; man darf nicht glauben, ihn abortiv heilen zu können oder ihn so schnell wie möglich heilen zu müssen, um dadurch der Entwicklung von Complicationen und Folgezuständen (§. 2) vorzubeugen. Diese Absicht lässt sich mit allen unseren heutigen Mitteln und Methoden nicht nur nicht erreichen, sondern es bringt vielmehr

[4] *Tinct. Cannabis indicae 5,0*
S. Dreimal tägl. 10—15 Tropfen z. n.

[5] *Tinct. sem. Cynosbati 20,0*
S. Viermal täglich 20 Tropfen z. n.

gerade der ungestüme Versuch einer schleunigen, brüsquen Unterdrückung desselben ganz besonders die Gefahr einer Entstehung jener misslichen Zufälle mit sich, welche man hierdurch verhüten will.

Gebrauch von Injectionen beim acuten Tripper. Demzufolge kann man nur dann und erst dann zu medicamentösen Einspritzungen übergehen, wenn die entzündliche Periode vorüber ist, wenn die schmerzhaften Erectionen, die Schwellung und Röthung, sowie zumal das Schneiden und Brennen beim Uriniren ganz beträchtlich nachgelassen haben. Ausser dem richtigen Zeitpunkte zu ihrer Vornahme kommt noch die Wahl der Injectionsstoffe und — wenn man so sagen darf — die Technik des Verfahrens in Betracht. Indem man auch das Injiciren lernen muss, ist es passend, anfänglich hierzu nur kaltes Wasser zu benützen. Die damit gefüllte Spritze führt man in stehender Stellung in die Harnröhrenmündung des senkrecht gehaltenen Gliedes ein, drückt dann jene mit der linken Hand so gegen den eingeführten Theil der Spritze, dass kein Zwischenraum zum Austritt der Flüssigkeit bleibt, spritzt nun mit Hilfe der rechten Hand langsam und sachte die ganze Ladung in die Harnröhre hinein und entfernt die Spritze erst nach einer oder zwei Minuten, so dass die Flüssigkeit so lange mit der Schleimhaut der Urethra in Berührung bleibt. Vor Bethätigung einer Einspritzung muss jedesmal urinirt werden, damit durch den Harnstrahl das angesammelte krankhafte Secret weggespült wird. Oefters als dreimal im Tage soll man nicht injiciren, weil die Einführung der Spritze unvermeidlich auf den Anfangstheil der Harnröhre einen Reiz ausübt, der es nicht gestattet, diese Manipulation so oft zu wiederholen, wie dies eigentlich im Verhältniss zur Copiosität der Absonderung wünschenswerth wäre. Was die Beschaffenheit der Spritze anbelangt, so muss diese natürlich alle Luft gut ausschliessen, muss leicht zu handhaben sein und mittels eines breit-conischen Endstückes bequem in die Harnröhrenmündung eingepasst werden können. Am geeignetsten sind die aus Metall oder Hartkautschuk bestehenden Spritzen; ungeeignet sind jene aus Gummi sowie diejenigen, welche ohne conische Abrundung ein langes Ansatzröhrchen besitzen oder ein zu geringes Flüssigkeits-Quantum (4 bis 5 Gramm) fassen. Das Kaliber der Spritze muss allemal in Verhältniss stehen zur Capacität der Harnröhre, welche bei der Verschiedenheit ihres Breiten- und zumal ihres Längen-Maasses keine constante sein kann. Im Allgemeinen entspricht dem gewöhnlichen Volumen der Urethra eine Flüssigkeits-Quantität von 8 bis 10 Gramm.

Von der grossen Zahl der zu Injectionen benützten Arzneikörper sind nur *Liquor Plumbi subacetici*, *Natron benzoicum*, *Kali chloricum*, *Zincum sulfuricum*, *Zincum aceticum*, *Alumen*, *Acidum tannicum* und *Vinum gallico-rubrum* hervorzuheben. Unwirksam oder unbrauchbar sind: *Acidum boricum* (4 %), *Acidum carbolicum* (1—1½ %), *Acidum salicylicum*, *Amylum*, *Aqua Calcariae*, *Argentum nitricum*, *Bismuthum subnitricum* (2—3 % unlöslich), *Cadmium sulfuricum*, *Chloralum hydratum* (1 %), *Cuprum aceticum*, *Cuprum sulfuricum*, *Ferrum jodatum*, *Ferrum sulfur.*, *Glycerinum*, *Hydrargyrum bichloratum corrosivum*, *Tinct. Jodi*, *Tartarus ferratus*, *Matico*, *Natron boracicum*, *Natron carbolicum*, *Plumbum nitricum*, *Resorcinum*, *Vinum aromaticum*, *Zincum sulfo-carbolicum* etc. etc.

Als das mildeste Injectionsmittel ist das Bleiwasser (*Aqua Plumbi*, eine Mischung von 2,0 Blei-Essig und 100,0 Wasser), das Wasserstoff-Superoxyd (*Hydrogenium hyperoxydatum*), sowie eine schwache Lösung von Zinksulfat (0,5 : 150,0) zu bezeichnen und speciell zu bemerken, dass es erfahrungsgemäss besser ist, mit den Injectionsstoffen stets zu wechseln, statt den nämlichen Stoff in verstärkter Dosis zu repetiren. Innerhalb der ersten 2½ bis 3 Wochen können bloss antiphlogistische, purificirende, desinficirende und schwach-adstringirende Substanzen am Platze sein; kräftig-adstringirende Solutionen sind für gewöhnlich nicht vor Ablauf der dritten Woche indicirt; vom Gebrauche des Höllensteins (*Argentum nitricum*) sollte man gänzlich Umgang nehmen. Alle scharfen Mittel sind bei einem acuten Tripper sorglich zu vermeiden, weil sie den vorhandenen Reizzustand steigern und die Absonderung vermehren. Oft verzögert sich der Eintritt des gewünschten Erfolges nur dadurch, dass man Injectionen gebraucht, welche für den betreffenden Patienten zu stark sind; ja, es begegnet zuweilen, dass der Tripper erst dann aufhört, wenn man mit den Injectionen aufhört oder bloss ganz leichte Mittel, resp. geringere Dosen gebraucht. Jede Einspritzung, welche eine unangenehme, brennende Empfindung erregt, ist nicht nützlich, sondern schädlich und darum nicht passend. Es ist also hierbei die individuelle Sensibilität vollkommen zu würdigen und die Regel einzuhalten, dass eine Einspritzung, welche Schmerz verursacht, ohne weiteres durch Verdünnung mit frischem Wasser (im Verhältniss von 1 : 1 oder 2 : 1, indem man vor jedesmaligem Gebrauch 2 Löffel der betr. Injectionsflüssigkeit mit 2 oder 1 Löffel Wasser vermischt) entsprechend gemildert werden muss.

Wie es unstatthaft ist, die Einspritzungen unnöthig lange fortzusetzen, so wäre es nicht minder fehlerhaft, dieselben vorzeitig abzubrechen. Der richtige Moment, wo man damit sistiren soll, ist dann erst als gegeben zu erachten, wenn nicht nur während einiger Tage keine Flecken von Trippersecret im Hemde wahrgenommen werden konnten, sondern wenn auch am Morgen die Harnröhre sich nicht verklebt zeigt und wenn bei Druck auf die Eichel keine Absonderung mehr aus derselben zum Vorschein kommt. [6—15]

Gebrauch von innerlichen Mitteln beim acuten Tripper. Die Anwendung innerlicher Mittel ist von ziemlich geringer Bedeutung. Man bedarf derselben nicht und man kann es sich nicht verhehlen, dass die Belästigung, welche sie mehrentheils den Verdauungs-Organen bereiten, in keinem conformen Verhältniss zu ihrer Wirkung auf den blennorrhoischen Zustand steht. Es ist daher ein recht unliebsames Vorkommniss, wenn man keine örtliche Behandlung des Trippers vornehmen kann, sondern auf innerliche Mittel sich beschränken muss, sei es nun, dass der betr. Patient absolut keine Injectionen oder Bougies anwenden will oder — wegen angeborener organischer Missbildung der Harnröhre oder wegen eines am *Orificium urethrae externum* befindlichen Geschwüres — absolut nicht anwenden kann. In einem solchen Fall erkennt man erst recht den grossen Werth der Einspritzungen, resp. der äusserlichen Mittel und die Unerbringlichkeit eines äquivalenten Surrogates.

Ausser den schon genannten Stoffen (*Camphora, tinct. Cynosbati, tinct. Cannabis ind., folia Uvae ursi, fructus Cannabis sativae, semen Lini* etc.) und ähnlichen, welche vornehmlich für die Entzündungs-Erscheinungen und Harnbeschwerden passen, sieht man sich auf

[6] *Liquor Plumbi subacetici 6,0—8,0*
Aqua communis 200,0
S. Aeusserlich, zu Einspritzungen.

[7] *Kali chloricum 4,0—6,0*
Aqua destillata 200,0
S. Ebenso.

[8] *Natron benzoicum 6,0—8,0*
Aqua fervida 200,0

[9] *Zincum sulfuricum 0,5—1,0*
Aqua destillata 200,0

[10] *Zincum sulfuricum 1,0*
Alumen 0,5
Aqua destillata 200,0

[11] *Zincum sulfuricum*
Plumbum aceticum āā 0,5
Aqua destillata 200,0
(Vor dem Gebrauche jedesmal stark zu schütteln.)

[12] *Zincum aceticum 1,0*
Aqua destillata 200,0

[13] *Zincum aceticum 1,0—0,3*
Aqua destill. 200,0—120,0
Alumen 0,5

[14] *Zincum sulfuricum 0,3*
Vinum gallico-rubrum 20,0
Aqua destillata 100,0

[15] *Vinum gallico-rubrum 30,0*
Aqua communis 90,0

den *Balsamum Copairae* und den *Piper Cubebarum* beschränkt. Denn die übrigen einschlägigen Substanzen: *Oleum Terebinthinae, bals. de Tolu, bals. de Gedda, ol. Gurjun, ol. Santali, ol. Matico, ol.* oder *tinct. Eucalypti* etc. wirken so ungünstig auf den Magen, dass man sich ein Bedenken machen muss, ob man sie verordnen dürfe. Will man den (vielleicht am meisten wirksamen) Terpenthin geben, so geschieht dies besser mittels *Capsulae amylaceae* oder in Pillen als wie in der Form einer Emulsion oder pur in Rothwein etc.

Auch der Copaiva-Balsam hat seine schweren Nachtheile: er verursacht meistens Aufstossen, Leibschmerz, Diarrhoe und übt bei längerem Gebrauch oder grösseren Dosen — ebenso wie der Terpenthin — eine reizende Wirkung auf die Nieren aus *(Nephritis)*; überdies erzeugt er bei manchen Individuen (zuweilen überraschend bald) ein juckendes Flecken-Exanthem *(Roseola balsamica, Erythema balsamicum)*, welches natürlich dessen Weitergebrauch verbietet und dann auch rasch wieder verschwindet. Man gibt ihn besser in Pillen oder Kapseln (dreimal täglich 2 bis 4 Stück) oder pur (nämlich auf Zuckerstaub oder Oblate oder gemischt mit ein Paar Löffel voll Sherry oder Rothwein etc. dreimal täglich 20 Tropfen) als wie in der Form von Emulsion, Bolus oder Electuarium. [16—19]

Am wenigsten unangenehm und übelwirkend erweist sich das frisch bereitete Pulver der Cubeben, zu 1,0 bis 1,5 *pro dosi*, zwei- bis dreimal täglich in Oblate genommen. Das theure *Extractum Cubebarum aethereum* ist nicht zu empfehlen, weil es offenbar nicht die volle Wirkung des Cubebenpulvers besitzt; das Cubebin taugt gar nichts. [20—21]

[16] *Oleum Terebinthinae 4,0—6,0*
Pulvis Cubebarum recenter tusus quantum satis, ut fiant pilulae ponderis 0,15.
Conspergantur cum pulvere seminis Lycopodii.
S. 3 mal täglich 2 bis 3 Pillen z. n.

[17] *Balsamum Copairae 8,0—10,0*
Pulvis Cubebarum recenter tusus qu. s., ut f. cum mucilagine Gummi arabici pilulae ponderis 0,18. Conspergt.
S. 3 mal täglich 3 Pillen z. n.

[18] *Balsamum Copairae 30,0*
Tinctura Ferri acetici aetherea 15,0.
S. Umgeschüttelt 3 mal täglich 1 Caffelöffel voll z. n.

[19] *Balsamum Copairae 10,0—15,0*
Pulvis Cubebarum rec. tusus 20,0—30,0 Syrupus Cinnamomi quantum satis, ut fiat Electuarium.
S. 3- bis 4 mal täglich 1 Caffelöffel voll z. n.

[20] *Extractum Cubebarum aethereum 6,0*
Pulvis Cubebarum recenter tusus qu. s., ut f. pilulae ponderis 0,18. Conspg.
S. 3 mal täglich 3 Stück z. n.

[21] *Pulvis Cubebarum rec. tusus 25,0*
Detur ad scatulam.
S. In einer Woche zu verbrauchen nach Bericht.

II. Chronischer Tripper.

Characteristik des chronischen Trippers. Chronisch heisst man den Tripper, wenn bis in sechs Wochen nicht sein Aufhören erzielt wurde, sondern auch dann noch — obwohl in quantitativ viel geringerem Grade — sich fortan eine muco-purulente Secretion geltend macht. Er characterisirt sich daher als ein förmliches Stehenbleiben des Trippers auf seiner Involutionsstufe, verbunden mit fortwährenden Schwankungen von Besserung und recidivirender Verschlechterung.

Causalität. Zu frühes Aussetzen der Einspritzungen, sowie umgekehrt ungestümer Fortgebrauch von zu starken, reizenden Injectionen, reichlicher Genuss von Spirituosen, sexuelle Rencontres, kurz ungeeignete Lebensweise, zumal in Verbindung mit vielem Fahren, resp. längerem, berufsmässigem Reisen scheint häufig als Ursache des persistirenden blennorrhoischen Zustandes erachtet werden zu dürfen, während in anderen Fällen sich theils gar keine Ursache ermitteln lässt, theils eine vorhandene krankhafte Gewebsveränderung der Urethralschleimhaut dessen Grundlage bildet. Besteht eine Blennorrhoe seit 12 Wochen oder noch länger, ohne dass das Verhalten des Patienten und die Behandlungsweise als ungeeignet anzuschuldigen wären, so darf man — zumal dann, wenn an einer Stelle im Verlaufe der Harnröhre eine anomale Empfindung wahrgenommen wird, die bei Druck von aussen oder bei Einführung des Katheters sich zu einem stechenden, brennenden Schmerz steigert — allemal argwöhnen, dass an der Urethralschleimhaut besondere Veränderungen vorhanden sind, welche den Heilungsprocess verzögern.

Nachtripper. Mit einer solchen Textur-Erkrankung steht häufig jener hartnäckige und geringfügige blennorrhoische Zustand in Zusammenhang, welchen man volksthümlich als „Nachtripper" oder *„Goutte militaire"* zu bezeichnen pflegt. Derselbe manifestirt sich als eine geringe, weiss-graue oder schwach-gelbliche, schleimige, klebrige Absonderung, welche entweder ein beständiges Nässen und Verklebtsein der Harnröhrenmündung bewirkt oder in sehr spärlicher Quantität unter Tags bloss dann zum Vorschein kommt, wenn längs der Harnröhre ein streifender Druck von rückwärts nach vorn bethätigt wird, hingegen immer Morgens (als sogenannte „einsame Thräne") sich bemerklich macht. Dass gewöhnlich nur am Morgen ein einziger Tropfen am *Orificium urethrae* ersichtlich ist oder aus der verklebten Harnröhre erst bei Druck auf die Eichel hervorkommt, ist dem Umstande zuzuschreiben, dass während des Schlafes keine Harn-Ausscheidung stattfand und überdies die Bettwärme auf die Secretion anregend wirkte. Der am Morgen excernirte Urin enthält mehr oder weniger schleimige Gerinsel, Fäden und Flocken, welchen indess keine besondere Wichtigkeit beizumessen ist. Ausser der pathognomonischen Schleimsecretion bieten sich meistens keine anderweitigen Erscheinungen oder Beschwerden, insbesondere keine Entzündung, Schwellung oder Röthung am *Orificium urethrae*, dessen Schleimhaut manchmal sogar auffällig blass (anämisch) sich zeigt. Eigenthümlich ist die Neigung zu langwieriger Persistenz sowie zu steten Oscillationen zwischen Minderung, ja scheinbarem Aufhören und erneuerter Recrudescenz der Secretion. Diese Wechselhaftigkeit und hartnäckige Chronicität der Affection übt auf das Gemüth der Patienten häufig einen deprimirenden Einfluss aus, der sich mitunter zu einer hypochondrischen oder melancholischen Verstimmung verschärft, so dass dieselben sich für unheilbar erachten oder an Samenfluss zu leiden glauben.

Strictur. Der Nachtripper beruht nicht sehr selten auf einer Strictur, und es kann diese lange Zeit in einem solchen Maasse vorhanden sein, dass dadurch die Harn-Entleerung noch keine auffällige Störung erfährt. Man versteht unter Strictur (oder Stenose) jenen Folgezustand der Urethritis, wobei die Harnröhre an einer oder mehreren Stellen durch Textur-Veränderungen (circumscripte, glatte Auflagerung, Verdickung und Wucherung der Schleimhaut oder des submucosen Bindegewebes, laterale oder ringförmige Wülste oder unregelmässige Narben-Constringenz) in ihrem Permeabilitäts-Grade mehr oder weniger beeinträchtigt, resp. in ihrem Durchmesser verengert ist. Zu reizende, ätzende Einspritzungen, zumal jene mit *Argentum nitricum*, scheinen von Einfluss zu sein auf das Zustandekommen einer Strictur; doch vermag man meistens in ätiologischer Hinsicht keinerlei sichere Anhaltspunkte zu gewinnen. Dem Vorbemerkten gemäss können die Stricturen natürlich von ziemlich verschiedener Dignität und Influenz sein, insoferne sie bezüglich ihres Sitzes und ihrer Form, ihres Umfanges und Consistenzverhältnisses sehr erheblich differiren. Hat dieselbe einen gewissen Grad erreicht, so macht sie sich durch Beschwerniss der Harn-Ausscheidung (*Dysurie*) mehr und mehr bemerklich: Stauung im Beginne des Urinirens, schwächerer Harnstrahl, langsames, weniger leichtes Harnen, unwillkürliches Nachträufeln einiger Tropfen am Schlusse des Urinirens *(Pisse sous les souliers)*, Schmerzempfindung an der Stelle der Verengerung (besonders beim Einführen von Kathetern oder Bougies), endlich unvollkommene Entleerung der Harnblase und im Zusammenhang hiermit öfterer Drang zum Uriniren. Ueber das Bestehen, den Sitz und die Grösse einer Strictur kann nur die Untersuchung mit Katheter oder Bougie (von verschiedenem Kaliber) Aufschluss geben. Um eine mässige Verengerung zu constatiren, bedient man sich nicht einer gleichmässig dicken, sondern einer geknöpften, olivenförmig-endenden Bougie (sogen. *Sonde à boule*). Nur mittels einer solchen lässt sich beim langsamen Herausziehen der bis zum *Orificium urethrae internum* eingeführten Sonde eine Stauung an der betreffenden Stelle wahrnehmen. Mit Rücksicht auf die Beziehungen zwischen Blennorrhoe und Strictur ist es daher in diagnostisch-ätiologischer Hinsicht geboten, bei einem Nachtripper sich durch eine solche instrumentelle Untersuchung über die Permeabilitätsverhältnisse der Urethra zu vergewissern und, wenn es der Durchmesser der letzteren gestattet, eventuell auch eine Inspection mittels des Harnröhren-Speculums (sogen. Endoscop) vorzunehmen.

Behandlung des chronischen Trippers. Bei der Behandlung des chronischen Trippers kann nicht mehr von innerlichen Mitteln die Rede sein, sondern nur von äusserlichen: und zwar zunächst von kräftigen, adstringirenden Einspritzungen. [22—27.] Der Gebrauch von unlöslichen, suspendirten Arzneistoffen: wie *Bismuthum subnitricum, Zincum tannicum* etc., hat keinen Werth; und selbstverständlich darf auch hier die Injection, welche etwas länger in der Harnröhre zurückgehalten werden soll, nicht zu scharf sein. Verursacht dieselbe einen intensiven Schmerz und eher eine Zunahme als wie eine Abnahme der Secretion, so ist sie für den jeweiligen Fall zu stark oder überhaupt nicht passend. Es gibt sensible Individuen, welche auch beim chronischen Tripper bloss geringe Dosen vertragen und von allen gegentheiligen Compositionen nur eine ungünstige

[22] *Zincum sulfuricum 0,3*
Extr. Aloës 2,0
Aqua destillata 120,0
Filtra. S. Aeusserlich, zu Einspritzungen.

[23] *Kali hypermanganicum 0,3*
Aqua destillata 200,0

[24] *Acidum tannicum 0,3*
Vinum gallico-rubrum 30,0
Aqua destillata 150,0

[25] *Terra Catechu 10,0*
fiat Infusum ad colaturam 200,0
Lapis divinus 0,3—0,5

[26] *Pulvis Gallarum 20,0*
macera cum Aqua destillata 200,0
per horas duodecim, tunc filtra.

[27] *Liquor Ferri sesquichlorati guttas X*
Aqua destillata 200,0

Wirkung verspüren. Die Vorsicht macht es wünschenswerth, dass unter Tags ein Suspensorium getragen werde, wennschon dessen Nutzen ein ziemlich problematischer ist.

Noch mehr als wie durch Injectionen kann man auf die Harnröhren-Schleimhaut einwirken durch Einführung von elastischen Bougies, welche mit einem medicamentösen Stoff in Salben- oder Pasta-Form bestrichen sind. Man benützt hierzu eine Tannin-Glycerin-Pasta oder Jodoformsalbe oder *Ungt. Zinci sulfurici* (0,5 : 4,0), *Ungt. praecipitati rubri* etc. [28—32.] Letztere beiden wirken indess so heftig, dass sie nur für solche Fälle sich eignen, wo man eben eine sehr reizende Influenz vollziehen will. Und es kann zuweilen am Platze sein, eine ernstliche Irritation auszuüben, um so auf die im Zustande chronischer Laxität befindliche, in ihrer Vitalität alterirte, Schleimhaut umstimmend einzuwirken, beziehungsweise die chronische Blennorrhoe in eine acute zu verwandeln.

Der Gebrauch solcher armirter Bougies, die man gleich nach der Schmelzung des medicamentösen Beleges wieder herauszieht, ist der Application von löslichen Urethral-Suppositorien (*Bacilli* aus Tannin-Glycerin, Jodoform, *Extr. Ratanhae* etc.) vorzuziehen. Denn diese können nicht so gut dem jeweiligen Kaliber der Harnröhre angepasst und in die Tiefe eingeführt werden; es liegt aber offenbar Alles daran, dass das Medicament präcis mit den kranken Schleimhaut-Stellen in Contact komme.

Wo es sich um eine Verengerung, resp. Permeabilitätsbeeinträchtigung der Harnröhre handelt, ist natürlich vor Allem diese selbst in Angriff zu nehmen und zwar mittels fortgesetzter, consequenter, methodischer Einlegung von entsprechend dicken Bougies. Die Strictur, mag sie wie immer beschaffen und gelagert sein, kann nur durch allmälige, behutsame, mechanische Erweiterung mittels gutgewählter Sonden behoben werden. Jene Bougie, mit welcher man die Strictur passiren konnte, wird nun täglich eingebracht (nachdem

[28] *Acidum tannicum 4,0—5,0*
Glycerinum guttas XX

[29] *Acidum tannicum 10,0*
Pulvis Opii 0,2
Glycerinum quantum satis (guttas 26—30), ut fiat Pasta.

[30] *Emplastrum Lithargyri simplex*
Vaselinum āā 3,0
Misce, fiat Unguentum.

[31] *Jodoformium 2,0*
Axungia porci 4,0
Detur ad ollam cum epistoma ligneo occlusam.

[32] *Hydrargyrum oxydatum rubrum 0,2—0,3*
Axungia porci 4,0—8,0

sie zuvor mit Glycerin oder Bleiweiss-Salbe bestrichen wurde) und 10 bis 20, ja 30 Minuten lang liegen gelassen. Sodann geht man gradatim zu Bougies von stärkerem Kaliber (Nr. 5 bis 8) über. Die Bougies-Kur verursacht allerdings anfänglich eine Reizung und in Folge dessen eine vermehrte Secretion der Urethral-Schleimhaut, welche man hinwiederum durch kalte Ueberschläge, kalte Sitzbäder und Injectionen von frischem kaltem Wasser oder *Aqua Plumbi* oder einer schwachen Lösung von Zinksulfat (0,5 : 150,0) bekämpfen muss. Mit der Behebung der Strictur wird dann auch der von ihr bedingte, resp. unterhaltene Nachtripper beseitigt.

---

§. 2. Complicationen des Trippers beim Manne.

Specification. Als Complicationen des männlichen Trippers bezeichnet man jene intercurrirenden Entzündungen, welche während dessen Verlaufes sich an den Nachbar-Organen der Harnröhre (Samenstrang, Hode, Harnblase, Prostata, Cowper'sche Drüsen) entwickeln können und mit demselben in causalem Zusammenhang stehen. In weiterem Sinne rechnet man noch hierher das Zustandekommen von kleinen Abscessen in der Umgebung der Harnröhre *(Periurethritis)* oder von Infiltrationen im Gewebe der Schwellkörper *(Chorda)*, dann die entzündliche Mitleidenschaft der Lymphgefässe oder Lymphdrüsen, sowie der Nieren *(Nephritis, Pyelitis)*. Es fragt sich indessen, ob die *Pyelitis*, welche sich als die allerseltenste Complication darstellt und nur bei Männern nach mehrwöchentlichem Bestehen des Trippers beobachtet wird, durch diesen selbst veranlasst werde oder vielmehr durch den innerlichen Gebrauch von reizenden Stoffen. Noch weniger kann von einer consensuellen Drüsen-Affection die Rede sein, insoferne eine solche nicht durch den Tripper bedingt wird, sondern durch ein gleichzeitig vorhandenes Geschwür. Im Gegensatz zum Schanker führt jener niemals zu einer perfecten Entzündung einer nächstgelegenen Lymphdrüse (*Bubo*). Eine entzündliche Reizung der Lymphgefässe (*Lymphangitis*) am Penis findet sich höchst selten im Anfange eines sehr heftigen, sogenannten phlegmonösen Trippers und zwar zumal bei Vorhandensein einer sehr langen, engen Vorhaut (*Phimosis congenita*). Die *Lymphangitis* und die *Chorda* gehören noch mehr zu den extremen

Vorkommnissen als wie die *Periurethritis.* Letztere Affection beruht auf einer circumscripten Entzündung des peri-urethralen Bindegewebes und dadurch veranlasster Bildung eines kleinen Abscesses, durch welchen an einer Stelle der Harnröhre eine Ausbuchtung bedingt und bis zu dessen (in die Urethra erfolgendem) Aufbruch eine schmerzhafte Erschwerung der Harn-Excretion verursacht wird. Von den eigentlichen Complicationen der Urethritis sind die Erkrankungen des Nebenhodens und der Blase am meisten erwähnenswerth, weil sie keine sehr seltene Erscheinung bilden.

1. Nebenhoden-Entzündung. *Epidydimitis.*

Frequenz und Causalität. Als die häufigste Complication trifft sich die Entzündung des Nebenhodens, jedoch nie vor Ablauf der zweiten Woche seit dem Bestehen des Trippers. Man kann hierfür keine Erklärung geben, sondern bloss die Thatsache constatiren, dass man in den ersten 14 Tagen einer wie immer beschaffenen Urethritis niemals dieser Affection begegnet.

Ihre Entstehungsursache ist ebensowenig bekannt, wie z. B. jene der spitzen Condylome beim Weibe; diese stehen zwar nicht ausser Beziehung zur Blennorrhoe, aber mindestens neun Zehntel jener weiblichen Wesen, welche jahrelang damit behaftet sind, wissen dennoch nichts von spitzen Warzen. In ähnlicher Weise fehlt aller Anhaltspunkt, um zu erweisen, warum in dem einen Falle eine Nebenhoden-Entzündung eintritt und warum sie unter den gleichen Verhältnissen in vierzig oder fünfzig anderen Fällen nicht erfolgt. Es scheint wohl manchmal vieles Fahren oder unzeitiger Gebrauch von scharfen Einspritzungen als Gelegenheitsursache angenommen werden zu dürfen; allein gewöhnlich ermangelt eine solche so sehr, dass man glauben möchte, immerhin eine gewisse individuelle Disposition zur Entwicklung dieser Complication supponiren zu müssen. Jedenfalls steht sie in keinem Verhältniss zur Intensität der blennorrhoischen Entzündung und jedenfalls ist auch das Tragen eines Suspensoriums kein absolutes Schutzmittel dagegen.

Man betrachtet sie als die Folge einer directen Fortsetzung der Entzündung auf die *Ductus ejaculatorii* und das *Vas deferens.* Dieser Auffassung wird man (solange kein plausiblerer Erklärungsgrund sich finden lässt) beistimmen müssen, wenn es auch dabei vollkommen fraglich bleibt, wodurch denn diese Fortpflanzung der Entzündung sich bedingt und warum die Samenbläschen davon nicht berührt werden.

Symptome. In der That ereignet sich meistens vor dem Ergriffenwerden des Nebenhodens eine schmerzhafte Anschwellung des Samenstranges, so dass letztere sich als primäre, die Intumescenz des Nebenhodens als secundäre Erscheinung darstellt. Diese vorausgehende Entzündung des Samenstranges ist von einem lästigen ziehenden oder bohrenden Schmerz begleitet, der sich zumal beim Stehen und Gehen fühlbar macht, während der *Funiculus spermaticus* in Folge der entzündlichen Schwellung sich als ein derber, harter, bedeutend verdickter Strang bietet, welcher in seinem ganzen Verlauf (besonders aber dort, wo er in den Leistenkanal eindringt und wo er in den Nebenhoden übergeht) gegen Druck sehr empfindlich ist.

In anderen Fällen beginnt die Affection gleich mit einem eigenthümlichen dumpfen Schmerz — einem Gefühl von Druck und Schwere — am Hoden selbst. Der betreffende Hode zeigt sich dann an der hinteren, unteren Seite mehr oder weniger schmerzhaft angeschwollen in der Form eines kleinen, harten Hügels, der nichts Anderes ist als die krankhafte Vergrösserung des Nebenhodens, während der Samenstrang noch wenig oder gar nicht in Mitleidenschaft gezogen ist. Wie schon diese empfindliche Volumszunahme der Epidydimis das Gehen erschwert, so ist dies in noch höherem Maasse der Fall, sobald durch eine seröse Exsudation in die *Tunica vaginalis* (acute Hydrocele) die bezügliche Hodensacks-Hälfte in eine circa apfel- bis faustgrosse Anschwellung versetzt wird. Der Umfang dieser prallen, bei Druck sehr schmerzhaften Geschwulst (mit gespannter, faltenloser, glänzend-erythematöser und durch Zellgewebs-Oedem verdickter Haut) bedingt sich je nach dem Grade der besagten Exsudation und ist nicht ohne Einfluss auf die Intensität der Schmerzhaftigkeit, sowie der (allemal vorhandenen und oft sehr frühzeitig eintretenden) Störung des Gesammtbefindens (schlechtes Aussehen, Kopfschmerz, Mattigkeit, Appetitverminderung, Fieberbewegung). Allein trotz der acuten Hydrocele, welche eine so bedeutende unilaterale Volumsvergrösserung des Hodensackes veranlassen kann, dass das Gehen unmöglich wird, ist der Hode selbst erstaunlich wenig dabei betheiligt; der Testis selbst wird durch den Druck des Exsudates in der Regel nicht in Mitleidenschaft gezogen; die Affection beschränkt sich fast immer auf den Samenstrang sowie den Nebenhoden, und dieser bildet den eigentlichen Sitz der Krankheit.

Dauer und Verlauf. Die geschilderten unangenehmen Erscheinungen der Epidydimitis, besonders der Schmerz, der gastrische

Zustand und das abendliche Fieber, dauern ungefähr 5 bis 8 Tage lang, während welcher der Patient absolut nicht im Stande ist, das Zimmer zu verlassen. Sodann wird auch die mit heisser, stark gerötheter Haut verbundene derbe Hydrocele-Geschwulst allmälig elastischer und mindert sich bis zum Ablauf der zweiten Woche in dem Grade, dass der Umfang ein geringerer wird, die Scrotalhaut weich, faltig, weniger roth erscheint und die Nebenhodengeschwulst wieder durchgefühlt, resp. abgegrenzt werden kann. Letztere bleibt noch längere Zeit als ein harter, beiläufig haselnussgrosser Knoten bestehen, ohne aber gerade zu schmerzen. Die Rückbildung der Epidydimis-Geschwulst erfolgt immer sehr langsam und zuweilen unvollständig, so dass dann an der unteren, hinteren Seite des Hodens ein kleiner, nicht weiters genirender Tumor (plastische Induration) dauernd zurückbleibt.

Die Epidydimitis bildet stets eine missliche, schmerzhafte Erkrankung, welche mindestens während zweier Wochen die Patienten an der Erfüllung ihrer Berufsgeschäfte verhindert. Ihre Dauer ist mithin im Allgemeinen auf drei Wochen zu beziffern. Es kann die Affection auch von der einen Seite auf die andere übergehen; doch muss das Vorkommen einer gleichzeitigen Erkrankung beider Nebenhoden in Zweifel gezogen, resp. als ungenaue Beobachtung betrachtet werden.

Einfluss auf den Tripper. Es ist nicht wahr, dass eine Person, welche einmal eine Epidydimitis überstand, bei einem folgenden Tripper besonders der Gefahr eines neuerlichen Auftretens derselben ausgesetzt sei; im Gegentheil gehört eine Wiederkehr dieser Affection zu den grössten Seltenheiten. Desgleichen ist es nicht wahr, dass mit dem Eintritte dieser Complication ohne weiteres der Tripper verschwinde; es ist dies vielmehr nur scheinbar der Fall, indem sich die blennorrhoische Absonderung gleich mit dem Beginn der Nebenhoden-Entzündung wohl ganz überraschend vermindert, aber weder gänzlich noch dauernd cessirt. Man wird keiner Epidydimitis begegnen, bei welcher man nicht den Tripper nachweisen könnte, weil jene niemals eine Ableitung der Blennorrhoe bewirkt.

Behandlung. Bei Behandlung dieser Complication ist es das Erste, alle Einspritzungen oder innerlichen Mittel zu sistiren, den Hodensack durch einen gut passenden Tragbeutel (adaptirbares, sogen. Kautschuk-Suspensorium) hinaufzubinden, dann in horizontaler Lage möglichst der Ruhe zu pflegen und mit frischem Brunnenwasser oder *Aqua Plumbi* Ueberschläge zu machen. Eis-Umschläge, welche übrigens von manchen Individuen nicht ertragen werden, passen nur im Beginne der Affection, nicht aber nach der Entwicklung einer acuten Hydrocele, insofern durch dieselben die Energie der Blutcirculation (welche ja die Resorption bethätigen soll) zu sehr herabgesetzt wird. Gut ist es, gleich im Anfange eine örtliche Blutentziehung vorzunehmen, indem man 3 bis 5 Blut-Egel applicirt und zwar in der Gegend des Leistenringes, resp. zwischen diesem und dem Hodensack. Man kann den antiphlogistischen Apparat noch vermehren einestheils durch den Gebrauch eines verstärkten Bleiwassers (Blei-Essig 8—10,0: *Aqua communis* 100,0) oder Auftragung von *Unguentum Cerussae* oder Bepinseln mit Blei-Essig und Glycerin etc., anderntheils durch den täglichen Consum einer entsprechenden Quantität Bitterwasser. Gegen obwaltende Schlaf-Beeinträchtigung wird man zum Morphium greifen müssen, jedoch mit Vorsicht, weil es bei Manchen leicht Erbrechen verursacht; oft ist es daher nöthig, dasselbe mit Chloralhydrat oder Bromkalium zu vertauschen.

Obwohl der Schmerz sich zumal innerhalb der ersten fünf bis acht Tage geltend macht und vornehmlich durch die Füllung der *Tunica vaginalis*, resp. durch den Druck des Exsudates, bedingt zu werden scheint: so erreicht man doch durch eine Paracenthese keinen besonderen Erfolg, weil sich dasselbe ziemlich rasch wieder ersetzt.

Zur Förderung der Resorption muss man darum — neben der Fortsetzung einfacher *Fomenta humida* — resorbirende Stoffe anwenden, sobald die Entzündungs-Erscheinungen sich in erforderlichem Maasse gemindert haben, resp. die Scrotalhaut sich nicht mehr in einem erythematösen Reizzustand befindet. Zu diesem Behufe dienen Einreibungen mit Jod, Jodkalium oder Jodoform.[33—35] Ganz ungeeignet ist der Gebrauch des Collodium, welches nur eine schmerzhafte Belästigung bewirkt, und ebenso der Gebrauch der Jod-Tinctur, welche bloss Unheil stiftet. Unpassend ist auch das *Unguentum mercuriale* sowie das *Emplastrum mercuriale*, weil beide soviel wie gar nichts wirken.

---

[33] *Jodoformium 2,0*
Vaselinum 10,0
(Ol. Amygdalarum amar. guttas V)
M. S. Aeusserlich.

[34] *Jodum purum 0,1*
Unguentum jodatum 10,0

[35] *Jodum purum 0,2*
Kalium jodatum 1,0
Glycerinum 15,0—20,0

Ein kräftiges Resorptionsmittel bildet ferner der Fricke'sche Compressivverband, d. h. eine Abschnürung und Einwicklung der betr. Hodensacks-Hälfte mittels Heftpflaster-Streifen. Seine Anlegung setzt natürlich voraus, dass auf den afficirten Theil ein Druck ausgeübt werden kann und auch die Haut entzündungsfrei, weich, faltig geworden sei. Hat der Druckverband eine Verkleinerung der Geschwulst bewirkt, so wird er abgenommen (am besten während oder nach einem warmen Bade) und nöthigenfalls noch einmal erneuert. Die Abnahme desselben verursacht keine Schwierigkeit, wenn anklebende Pflastermassen mit erwärtem Terpenthin-Oel beseitigt werden und wenn vor der Anlegung des Verbandes thunlichst die Haare von der Scrotalhaut entfernt worden waren.

Gegen eine zurückbleibende Verhärtung am Nebenhoden sind öftere warme Bäder sowie Einreibungen mit Bleizucker rathsam.[36] Selbstverständlich muss auch nach Ablauf der Epidydimitis noch längere Zeit ein Suspensorium getragen werden.

2. Acuter Blasenkatarrh. *Cystitis.*

Aetiologie. In ätiologischer Hinsicht lässt sich auch betreffs dieser Complication nichts sagen, was über das Gebiet der Conjectur hinausginge. Man betrachtet sie als Folge einer Fortleitung der Entzündung nach rückwärts und glaubt, dass unzweckmässiges Verhalten, zumal forcirte, scharfe Einspritzungen, das causale Moment bilden. Allein meistens lässt sich keine Entstehungsursache mit einiger Sicherheit ermitteln, und es begegnet die Affection nahezu nicht minder oft beim Weibe wie beim Manne.

Symptome. Sie kennzeichnet sich durch einen lästigen Drang zu häufigem Uriniren (Blasen-Tenesmus) und dumpfes Schmerzgefühl in der Blasen-Gegend. Hierzu gesellen sich mitunter eigenthümliche ausstrahlende Schmerzen theils in der Kreuzgegend, theils am Damm, theils in der *Glans penis.* Die Schmerz-Empfindung tritt überhaupt bei Krankheiten der Harnblase niemals genau an jener Stelle auf, wo die erkrankte Parthie ist. Characteristisch ist die Beschaffenheit des Harns: er enthält dicke, flockige Beimischungen (welche eine Menge von Schleim- sowie Eiterzellen aufweisen) und bildet nach einigem Stehen einen ziemlichen Bodensatz, so dass sich

---

[36] *Plumbum aceticum*
Alumen ãã 2,0
Axungia porci 10,0

deutlich zwei Schichten zeigen, nämlich eine obere, reine, wässerige und eine untere schmutzig-weiss-gelbe, senfmehl- oder emulsionähnliche Schicht.

Die Affection nimmt leicht einen langwierigen Verlauf, wenn nicht in diätetischer wie medicamentöser Beziehung entsprechende Sorgfalt bethätigt wird.

Behandlung. Abgesehen von der sofortigen Sistirung der Urethral-Einspritzungen empfiehlt sich hier einerseits möglichste Fernhaltung von sauren oder salzigen Stoffen sowie braunem Bier, andererseits reichliches Trinken von Milch, Kalkwasser mit Milch, Selters- oder Wildunger-Wasser; ferner Chlorkali [37], Abkochung von Bärentrauben-Blättern (15,0—20,0 : 200,0), Aufguss von *herba Chenopodii ambrosioidis, herba Herniariae glabrae* etc. [38] Gegen den Harnzwang dient die *Tinctura Cannabis indicae* [4], *Tinct. seminis Cynosbati* [5. 39] oder eine Emulsion aus *semen Papaveris* oder *Cannabis sativa* oder *Lycopodium* nebst Zusatz von *Morphium* oder *Belladonna*-Extract, Bittermandelwasser etc. Ausserdem wäre natürlich vorhandene Obstipation entsprechend zu bekämpfen.

3. Entzündung der Vorsteherdrüse. *Prostatitis.*

Die acute Prostatitis ist glücklicherweise ein äusserst seltenes Vorkommniss. Sie bildet die schmerzhafteste Affection, welche im Verlaufe eines acuten Trippers vorkommen kann und hat Aehnlichkeit mit den peinlichen Erscheinungen einer Nierenstein- oder Gallenstein-Kolik. Ihre Hauptsymptome sind: häufiger Drang zum Uriniren (Strangurie) und zur Defäcation (Tenesmus); drückender, brennender Schmerz, der nach dem Perinäum, dem Mastdarm und der Lendengegend ausstrahlt; sehr schmerzhaftes und erschwertes Harnen (Dysurie), ja selbst Harnverhaltung (Anurie).

Gegen die misslichen Harnbeschwerden (Ischurie oder Harndrang und Harnbehinderung) ist die innerliche Anwendung von *Tinctura Cannabis indicae* nebst warmen Sitzbädern oder warmen Vollbädern

---

[37] *Kali chloricum 5,0*
Aqua destillata 100,0—120,0
Syrupus simplex 30,0
S. 3mal täglich 1 Löffel v. zu nehmen.

[38] *Folia Uvae ursi 100,0*
S. Auf 6 Portionen vertheilt in 6 Tagen als Abkochung zu verbrauchen (mit Zusatz von Zucker, Honig, Syrup etc. zur Minderung des bitteren Geschmackes).

[39] *Tinctura seminis Cynosbati*
Oleum Papaveris āā 20,0
S. Umgeschüttelt viermal täglich 1 Caffelöffel voll zu nehmen.

sowie subcutanen Morphium-Injectionen am geeignetsten. Von kräftigem Einfluss ist es auch, wenn man frühzeitig vier bis sechs Blut-Egel am Perinäum applicirt. Zur Stillung des Durstes soll man nur Eisstücke consumiren. Antispasmodische Einreibungen (mit Morphium oder Belladonna-Extract etc.) am Damme oder desfallsige Klystiere (mit *Decoctum capitum Papaveris* oder *Infusum Chamomillae*) sowie narcotische Suppositorien in den Mastdarm haben keinen Werth.

4. Entzündung der Cowper'schen Drüsen.
Inflammatio glandularum Cowperi.

Gleichfalls ein höchst seltenes Vorkommniss bildend, beginnt diese Affection mit einem localisirten, spannenden Schmerz im Perinäum, der sich bei Bewegung steigert, dann mehr und mehr das Gehen behindert und gewöhnlich auch mit Dysurie verbunden ist. Sie führt immer zur Abscessbildung und zwar innerhalb sechs bis acht Tagen. Ihre Behandlung ist eine rein chirurgische: Ruhe, feucht-warme Ueberschläge oder Cataplasmen, Incision.

Tripper-Rheumatismus. Manche Autoren rechnen zu den Complicationen des Trippers auch einen (nur bei Männern vorkommenden) sogen. „Tripper-Rheumatismus“, ein Ausdruck, der schon von John Hunter (1728—1793) herrührt. Dies ist nicht zutreffend. Es gibt keinen Tripper-Rheumatismus, aber es gibt Tripper bei rheumatischen Individuen — es gibt Personen, welche gerade zu der Zeit, wo sie eine Urethritis haben, ganz besonders zur Erkrankung an rheumatischer Gelenk-Entzündung disponirt zu sein scheinen. Eine während eines Trippers stattfindende rheumatische Entzündung eines Gelenkes — gewöhnlich des Kniees, seltener des Fussgelenkes — kann nicht als Folge des ersteren angesehen werden, sondern vielmehr als zufällige Coincidenz bei solchen Leuten, welche überhaupt zu rheumatischen Affectionen geneigt, resp. der rheumatischen Diathese unterworfen sind. Dass man nicht einen specifischen Tripper-Rheumatismus annehmen und nicht im Allgemeinen von einer besonderen Beziehung oder einem causalen Zusammenhang zwischen Tripper und Rheumatismus sprechen könne, sondern dass es sich hier lediglich um eine individuelle Disposition handle, beweist wohl der Umstand, dass das Eintreten einer rheumatischen Gelenk-Entzündung sich gern bei einem nachfolgenden Tripper wiederum erneuert. Ich erinnere mich z. B. eines Apothekers, der dreimal einen Tripper acquirirte und bei jedem dieser drei Tripper jedesmal schon am siebenten Tage von einer sehr schmerzhaften rheumatischen Affection des Knie-Gelenkes befallen wurde.

Einfluss auf den Tripper. Mit dem Zustandekommen der Gelenk-Entzündung verschwindet der Tripper nur scheinbar; er verschwindet nicht wirklich, er erlischt nicht wie mit einem Schlage, aber es wird der Ausfluss ebenso beträchtlich als plötzlich vermindert. Die stärkere Krankheit drängt die schwächere in den Hintergrund und entzieht ihr zum grösseren Theil das Ernährungsmaterial. Es ist also hier dasselbe Verhalten wie bei den vorgenannten Complicationen des Trippers, resp. wie bei jeder natürlichen oder künstlichen Entzündung in der Nähe der Harnröhre und wie bei jeder acuten, fieberhaften Erkrankung. So zeigt sich z. B. bei Personen, welche an *Febris intermittens tertiana* oder *quartana* leiden, an den Fiebertagen im Hemde keine Spur von blennorrhoischer Absonderung, während an den fieberfreien Tagen sich diese wieder in der gewöhnlichen Weise bemerklich macht.

---

§. 3. Der Tripper beim Weibe.

1. Blennorrhoe der Harnröhre. *Urethritis.*

Provenienz. Die Urethritis entsteht beim Weibe ebensowenig spontan als wie beim Manne; sie erscheint immer als ein Product der Ansteckung, veranlasst durch Krankheitsübertragung seitens eines mit acutem Tripper behafteten Mannes oder vielleicht auch durch Autocontagion, d. h. durch Uebertragung von Trippersecret in Folge eines blennorrhoischen Zustandes an der Vulva oder Vagina. Letztere Behauptung darf um so mehr nur mit aller Reservation conditionell ausgesprochen werden, als diese Affection sich immer bloss bei solchen weiblichen Individuen findet, welche der Prostitution ergeben sind. Hier ist sie durchaus keine seltene Erscheinung und mehrentheils mit Scheiden-Tripper verbunden; man hält sie für seltener, als sie wirklich ist, weil sie bei geringen subjectiven und objectiven Symptomen oft nicht weiter beachtet wird, resp. nicht zur Beobachtung kommt.

Symptome. Sie characterisirt sich durch dieselben Phänomene, welche dem männlichen Tripper eigen sind: kitzelndes Gefühl in der Harnröhre, prononcirter Harndrang, brennender Schmerz beim Uriniren, Röthung sowie Schwellung der Harnröhrenmündung, molkige, muco-purulente Secretion, die jedoch (in Folge der Kürze der weiblichen Urethra) nie so reichlich ist als wie männlicherseits.

Diagnose. Man überzeugt sich von dem Vorhandensein eines Harnröhren-Trippers am sichersten dadurch, indem man die Theile gut abreinigt und dann mit dem in die Vagina eingeführten Zeigefinger an der oberen Scheidewand eine streichende Bewegung von rückwärts nach vorn vollzieht. Hierdurch wird das in der Harnröhre enthaltene Secret untrüglich hervorgestreift, wofern nicht kurz zuvor urinirt worden ist. Ausserdem dient noch zur Vorvollständigung der Diagnose das veränderte Aussehen des Harnes in Folge von Beimischung der schleimig-eitrigen Absonderung.

Verlauf. Der Verlauf der Affection zeigt deutlich die grosse Verschiedenheit zwischen dem weiblichen und männlichen Organismus. Er ist ein weit gelinderer und niemals mit so heftigen Symptomen verbunden als wie beim Manne, weil die weibliche Urethra eine gerade, nahezu verticale Richtung hat, keine einmündenden Neben-Organe besitzt und viel kürzer ist als die männliche. Eigenthümlich ist die anfänglich bestehende Prävalenz von Harndrang (Strangurie, Blasen-Tenesmus) sowie die Neigung zur Entwicklung eines Blasen-Katarrhes (*Cystitis*), zwei Puncte, welche für eine rasche Verbreitung der Entzündung auf den ganzen Verlauf der Urethra sprechen.

Ferner darf nicht unerwähnt bleiben die (allerdings sehr seltene) Bildung von spitzen Warzen (Condylome, cf. §. 4) am *Orificium urethrae externum* oder von kleinen Abscessen in Folge von entzündlicher Anschwellung der um die Harnröhrenmündung herumliegenden Drüsen. Indem die weibliche Urethritis (welche in keiner Weise bei Ausübung des Coitus genirt) von viel geringerer Dignität ist als wie die männliche, wird sie auch unvergleichlich leichter und schneller beseitigt.

Behandlung der weiblichen Urethritis. In therapeutischer Hinsicht ist zunächst die Bethätigung grosser Reinlichkeitspflege zu betonen: häufige Waschungen, häufige Sitzbäder, Einlegen von Watte oder Lint zwischen die kleinen Labien zum Zwecke der Isolirung und Reinhaltung der Theile etc.[1] Im Uebrigen kommen (*mutatis*

[1] Zur Zeit der Menstruation, beziehungsweise deren Eintretens, dürfen natürlich keine Sitzbäder, Douchen, Einspritzungen, Tampons oder sonstige therapeutische Maassnahmen vollzogen werden — eine Regel, die selbstverständlich auch bezüglich der Scheiden- und Uterinblennorrhoe zu beobachten ist.

mutandis) sowohl bezüglich der Blennorrhoe wie bezüglich der Harnbeschwerden oder eines eventuellen Blasenkatarrhes dieselben Mittel in Betracht, welche in den beiden vorhergehenden §§. erwähnt wurden.

2. Blennorrhoe der äusseren Genital-Schleimhaut. *Vulvitis.*

Definition und Causalität der Vulvitis. Unter Vulvitis begreift man die blennorrhoische Entzündung der Vulval-Schleimhaut, d. h. der Schleimhaut der grossen und kleinen Labien, sowie des von den letzteren umgrenzten Raumes (*Vestibulum*). Sie bildet ein sehr häufiges Vorkommniss und hat insofern Aehnlichkeit mit der Balano-Posthitis des Mannes, als sie sich gewöhnlich als ein Product der Unreinlichkeit darstellt, beruhend auf Zersetzung des Secretes der dort befindlichen Schleim- und Talgdrüsen (*Glandulae sebaceae*). Sie trifft sich daher besonders zur Sommerszeit und bei solchen weiblichen Individuen, welche fettreich sind und sehr zur Schweissbildung incliniren. Abgesehen von der Entstehung durch Uebertragung von Trippersecret wird sie ferner veranlasst durch herpetische oder eczematöse Haut-Erkrankungen an den Genitalien, Scabies oder Pruritus genitalium. In Rücksicht dessen kann sie auch bei Mädchen im Alter von 4 bis 15 Jahren vorkommen.

Symptome. Die Affection beginnt allemal mit einem lebhaften Jucken, das allmälig in dem Maasse, als die Entzündung sich steigert, in das Gefühl eines brennenden Schmerzes übergeht. Je nach dem Intensitätsgrade der Entzündung oder der Vernachlässigung des Zustandes erscheinen die afficirten Parthien intensiv geröthet und geschwellt, stellenweise auch oberflächlich erodirt resp. excoriirt; die grossen wie die kleinen Labien treten durch ödematöse Intumescenz mehr hervor und erschweren das Gehen (sogen. breitspuriger Gang). Auch das Uriniren kann mitunter schmerzhaft sein, wenn dabei entzündete, excoriirte Stellen benässt werden. Das wichtigste objective Symptom bildet das Vorhandensein einer übelriechenden blennorrhoischen Absonderung, welche eine klebrige, eiterähnliche, breiige Beschaffenheit hat. Je länger dieses Secret liegen bleibt, desto mehr übt dasselbe eine corrodirende Influenz aus, d. h. es bewirkt die genannten unangenehmen Erosionen, welche sich bis an die obere Schenkelfläche und bis zum Damm erstrecken können.

Eine gleichzeitig vorhandene Scheiden- oder Uterin-Blennorrhoe kann erst dann sicher constatirt werden, wenn die erythematöse Schwellung der Labien sich soweit gemindert hat, dass das Speculum unschwer eingeführt werden kann. Eine lang-währende, vernachlässigte Vulval-Blennorrhoe scheint die Bildung von spitzen Condylomen am meisten zu begünstigen.

Behandlung der Vulvitis. Betreffs der Behandlung braucht kaum gesagt zu werden, dass hier ausser der Antiphlogose auch die Reinhaltung und Trockenlegung der afficirten Parthien besonders zu berücksichtigen ist: also fleissige kalte Ueberschläge, kalte Waschungen resp. Sitzbäder und Einspritzungen; ferner Einlegung eines mit Blei- oder Zinklösung etc. durchfeuchteten und oft zu wechselnden kleinen Tampon; Einstreuen von Bleizucker, Tannin, Jodoform etc.

Entzündung einer Bartholin'schen Drüse. Als Anhang zur Vulvitis mag noch die Entzündung einer Bartholin'schen Drüse, d. h. jener Drüsen, welche rechts und links an der Seite des Scheiden-Einganges münden (und auch als Duverney'sche, Tiedemann'sche oder Cowper'sche bezeichnet werden) eine kurze Erwähnung finden. Obwohl sie nicht stricte als Complication der Vulvitis oder Vaginitis, resp. als eine hiervon bedingte und hiermit in causalem Zusammenhang stehende Affection aufgefasst werden kann, wird sie doch besser hier als wie im §. 19 ihren Platz haben, insofern sie sich nur bei Prostituirten trifft.

Causalität. Diese stets unilateral auftretende Affection bildet ein zwar höchst seltenes aber allemal sehr missliches, durch Schmerzhaftigkeit wie Langwierigkeit ausgezeichnetes Vorkommniss, über dessen nächste Ursache sich nichts Sicheres sagen lässt. Man pflegt sie als eine directe Fortpflanzung des entzündlichen Processes sich zu erklären; aber es kann dies nicht erwiesen und noch weniger ein bestimmter Grund hierfür angegeben werden. Etwas plausibler klingt es, die Entzündung der Drüse als Folge einer Verstopfung ihres Ausführungsganges und hierdurch bewirkter Stauung ihres Secretes zu betrachten.

Diagnose. Eine bestimmte Unterscheidung von einem Zellgewebs-Abscess in den grossen Labien ist nicht möglich. Drüsen-Abscess und Zellgewebs-Abscess in den grossen Labien haben das gleiche Aussehen, den gleichen Umfang und die gleichen Symptome: heftigen, anfänglich spannenden, dann bohrenden Schmerz, Temperatur-Erhöhung sowie beträchtliche Anschwellung eines Labiums, Beschwerniss beim Gehen und schliessliche Fluctuation.

Therapie. Die Behandlung richtet sich nach den Regeln der Chirurgie: zuerst Ueberschläge mit Blei-Wasser, dann Fomente mit

Chamillenthee, Kataplasmen; nach der rechtzeitigen künstlichen Entleerung des Eiters (Incision) muss man auf öftere warme Sitzbäder und Reinigung der Abscesshöhle durch Ausspritzung mit antiseptischen Solutionen Bedacht nehmen.

3. Blennorrhoe der Scheiden-Schleimhaut. *Vaginitis, Blennorrhoea vaginae.*

Dem Harnröhren-Tripper des Mannes entsprechen die Vaginal- und Cervical-Blennorrhoe des Weibes, insofern sie die gewöhnliche Ursache des ersteren ausmachen und ein überaus häufiges Vorkommniss bei der Mehrzahl der Prostituirten bilden. Wie beim männlichen Tripper, so muss auch hier eine acute und eine chronische Form unterschieden werden, welche hochgradig unter sich differiren.

Acute Vaginal-Blennorrhoe. Die acute Vaginitis manifestirt sich durch ein Gefühl von Jucken, Hitze und Trockenheit in der Scheide, brennenden Schmerz, Röthung und Schwellung, welche sich zuweilen auch auf die äusseren Genitalien erstreckt und im Beginne der Affection die Einführung des Speculums nicht gestattet. Untersucht man mit dem Finger, so bemerkt man eine erhöhte Temperatur der Schleimhaut, sowie eine eigenthümliche rauhe, körnige, trachomatöse Beschaffenheit derselben. Das Secret ist anfangs dünnflüssig, schleimig-trüb, dann molkig, gelblich, purulent; es nimmt nicht bloss an Consistenz rasch zu, sondern auch an Quantität, so dass es zwischen den Labien hervorquillt, ja fortwährend abfliesst und an der Rückseite des Hemdes grosse, dicke, steife, grün-gelbe Flecken verursacht — im Gegensatz zu den kleinen, erbsengrossen, zerstreuten Flecken, welche sich bei der Urethritis finden. Bei längerer Dauer und mangelnder Reinlichkeit wird durch die reichliche Absonderung eine erythematöse Reizung der benachbarten Theile bedingt, die sich zur Arrosion und oberflächlichen Ulceration steigern kann. Lässt sich nach einigen Tagen das Speculum ohne besondere Beschwerniss anwenden, so können in der Vagina Epithelial-Verluste, d. h. umschriebene, erodirte Vertiefungen oder kleine, seichte Geschwürchen (sogen. Tripper-Geschwüre) wahrgenommen werden.

Durch die grössere Fläche der erkrankten Schleimhaut macht sich immer eine ergiebige, purulente Absonderung geltend und folgemässig auch eine lange Dauer der Affection. Ungünstig ist besonders die Neigung zum Uebergang in die chronische Form.

Chronische Vaginal-Blennorrhoe. Im Gegensatz zur acuten Vaginitis verläuft die chronische Vaginal-Blennorrhoe ganz schmerzlos und es bildet dann die anomale Absonderung das einzige vorhandene Krankheits-Symptom. Die Schleimhaut erscheint nicht mehr abnorm geröthet, sondern meistens blass und gräulich, schlaff, wulstig, succulent. Das mehr oder weniger reichliche, nicht mehr so stark gefärbte Secret enthält jedoch noch immer eine Menge von Schleim- und Eiterkörperchen und kann — unter graduellen Schwankungen — Jahre lang ohne alle Beschwerden fortbestehen. Kurz vor sowie gleich nach der Menstruation macht sich dasselbe constant in erhöhtem Maasse bemerklich. Die chronische Vaginal-Blennorrhoe erweist sich ebenso hartnäckig und gern recidivirend, wie der chronische Tripper des Mannes. Sie bildet, wie schon gesagt, eine überaus häufige Erscheinung bei den Prostituirten; doch kann ihre Ansteckungsgefährlichkeit dann sehr vermindert werden, wenn es an den nöthigen Reinlichkeits-Maassregeln nicht gebricht, d. h. wenn mit adstringirenden Injectionen nicht gespart und insbesondere vor jedesmaligem Coitus eine purificirende Ausspülung vorgenommen wird.

Behandlung der Vaginal-Blennorrhoe. Zur Bekämpfung der Entzündungs-Erscheinungen im acuten Stadium des Scheiden-Trippers dienen kalte Ueberschläge mit frischem Wasser oder Blei-Wasser, häufige kalte Sitzbäder, Einspritzungen mit kaltem Wasser oder Blei-Lösungen; nebstdem Laxantien und möglichste körperliche Ruhe. Ist der Ausfluss ein sehr übelriechender, so gebraucht man Sitzbäder mit *Ferrum sulfuricum crudum* (bei welchen man, sobald es ohne Schmerz geschehen kann, ein durchlöchertes, hölzernes Speculum — sogen. Bade-Speculum — einführt) sowie Injectionen von *Kali chloricum* oder Carbol-Säure ($1\frac{1}{2}$ bis $2\frac{1}{2}$ %). Hieran reihen sich dann Einspritzungen (mittels Clysopomp oder Irrigator) von adstringirenden Substanzen: *Kali hypermanganicum, Alumen, Dct. Quercus, Dct. Gallarum, Dct. rad. Symphyti offic.* etc. [40—45]

---

[40] *Liquor Plumbi subacetici* *20,0—30,0*
Aqua communis 500,0
S. Aeusserlich.

[41] *Liquor Plumbi subacetici 20,0*
Aqua communis 500,0
Acidum carbolicum 10,0—20,0
S. Hiervon 3 Löffel voll mit Schoppen Wasser gemischt als Einspritzung zu gebrauchen.

[42] *Zincum sulfuricum, Alumen āā 20,*
Aqua communis 200,0
S. Wie vorstehend.

In verstärkter Dosis werden diese Injectionen auch bei der chronischen Blennorrhoe gebraucht und hier überdies noch combinirt mit dem (täglich ein paarmal mittels eines Speculums vorzunehmenden) mehrstündigen Einlegen eines den Dimensionen der Scheide entsprechenden Tampons, welcher mit einer Blei- oder Alaun-Lösung etc. befeuchtet oder mit einem adstringirenden Pulver bestreut wird. [46. 47] Der Tampon kann auch über Nacht in der Scheide liegen gelassen werden, doch niemals länger als zwölf Stunden.

Empfehlenswerth ist ferner der Gebrauch der (allerdings ziemlich theuern) Suppositorien und Pessarien, resp. Vaginal-Kugeln aus Tannin-Glycerin oder Jodoform. [48] In extremen Fällen muss man zu caustischen Mitteln greifen, indem man mit Hilfe des Speculums die Schleimhaut mit einer kräftigen Höllenstein-Lösung oder mit dem Lapis-Stift von rückwärts nach vorn touchirt. [49]

4. Blennorrhoe der Uterus-Schleimhaut. *Blennorrhoea uteri.*

Characteristik der Uterin-Blennorrhoe. Die Blennorrhoe des Cervical-Kanales und des Uterus-Cavums characterisirt sich als eine indolente, chronische Affection, deren einziges Symptom in der Absonderung eines schwach-gelblichen oder graulichen, undurchsichtigen Schleimes besteht. Auch dieses Secret ist im Stande, durch den Contact mit der männlichen Harnröhren-Mündung eine Urethritis hervorzurufen. Vor der Menstruation vermehrt sich dasselbe allemal, während der Menstruation scheint es hochgradig vermindert zu sein; übrigens ist nach dem Beginne der letzteren die Untersuchung mit dem Speculum immer eine höchst missliche, unsichere

[43] *Plumbum aceticum 20,0*
Alumen 10,0
Aqua communis 500,0
S. Aeusserlich, zu Einspritzungen.

[44] *Cortex Quercus 50,0*
fiat Decoctum ad colaturam 500,0

[45] *Alumen 20,0—30,0*
Aqua communis 1000,0

[46] *Liquor Plumbi subacetici 20,0*
Glycerinum 40,0

[47] *Alumen 10,0*
Plumbum aceticum
Saccharum Lactis āā 5,0
M. f. pulvis. S. Aeusserlich.

[48] *Jodoform 0,5*
Butyrum Cacao 6,0
Cera quantum satis, ut fiat globulus unus.
Dentur tales doses V—X.

[49] *Argentum nitricum 1,0—1,5*
Aqua destillata 30,0
Detur ad vitrum nigrum.
S. zu äusserlichen Gebrauch.

Sache. Der zähe Schleim-Pfropf, mit welchem sich der Cervical-Kanal bedeckt zeigt, hindert nicht das Hervorquellen des schleimig-eiterigen Secretes und erneuert sich wieder in Kurzem nach seiner Entfernung; das *Orificium uteri* ist zuweilen etwas geschwellt und geröthet, ja sogar erodirt oder ulcerirt. Die chronische Cervical- oder Uterin-Blennorrhoe, welche gewöhnlich mit Menstruations-Anomalie oder Menstruations-Defect verbunden ist, bildet meistens ein hartnäckiges, langwieriges Uebel. Sie ist eine ungemein häufige Erscheinung bei Prostituirten (wo sie mehrentheils mit chronischer Scheiden-Blennorrhoe, Hypertrophie der Vaginal-Schleimhaut, Hypertrophie der Vaginal-Portion etc. vergesellschaftet ist) und ausserdem auch bei anämischen, chlorotischen, scrophulösen und syphilitischen Individuen.

Therapie. Abgesehen von der jeweilig nöthigen innerlichen Medication (zur Regelung der Menstruation etc.) besteht die Behandlung in der entsprechenden Verwerthung der vorgenannten Mittel: fleissige Ausspritzungen mittels Clysopomp (anfänglich mit lauwarmem, dann kühlem Wasser), Vollbäder oder Sitzbäder (mit Einführung eines Bade-Speculums), Injectionen von adstringirenden Stoffen, Einlegung von Tannin-Glycerin- oder Jodoform-Stäbchen, Aetzung des Cervical-Kanales mit *Lapis infernalis.* [50. 51]

Zweites Kapitel. Feigwarzen.

§. 4. Das spitze und das breite Condylom.

Definition und Characteristik. Unter dem aus alter Zeit stammenden Ausdruck *κονδύλωμα* oder „Feigwarze" begreift man krankhafte Auswüchse an der Schleimhaut oder deren Uebergangsstelle in die Cutis.

[50] *Acidum tannicum*
Pulvis Althaeae āā 1,0—20
Glycerinum qu. s., ut fiant bacilli decem.

[51] *Zincun oxydatum purum* (oder *Zincum sulfuricum* oder *Ferrum sesquichloratum) 0,2—0,3*
Pulvis Althaeae
Glycerinum āā qu. s., ut fiat bacillus (3 cm lang und 3 mm dick).
Dentur tales bacilli decem.

Ex usu Veneris entstehend, haben sie ihren Sitz an den Genitalien und ihrer Umgebung, wozu hier auch der After zu rechnen ist. Sie scheiden sich in zwei verschiedene Gattungen: das spitze resp. gestielte, nicht-syphilitische Condylom (*Cond. acuminatum*) und das breite, syphilitische Condylom (*Cond. latum,* auch „Feuchtknoten“ oder „nässende Papel“ genannt). Das erstere hat nichts mit der Syphilis gemein; aber es kann als unwesentliche Combination auch an Syphilitischen vorkommen, es kann als selbstständige Affection eben so gut an syphilitischen wie an nicht-syphilitischen Personen sich entwickeln. Umgekehrt trifft sich das breite Condylom nur an solchen Individuen, welche mit florider Syphilis behaftet sind. Und eben weil es als diesbezügliches Product auch Träger des syphilitischen Virus ist, wird durch die Berührung mit demselben (resp. durch natürliche oder künstliche Contagion) immer eine Uebertragung von Syphilis vermittelt, während der Contact mit dem spitzen Condylom nur eine Ueberpflanzung der gleichen localen Hauterkrankung zur Folge haben kann.[1]

Eigenthümlichkeit des Cond. acuminatum. Die Bezeichnung „spitzes“ (resp. gestieltes) und „breites“ Condylom entspricht so sehr dem verschiedenen Aussehen dieser Hautwucherungen, dass durch diesen augenfälligen Unterschied beide weder unter einander noch mit anderen Excrescenzen verwechselt werden können. Im Anfange erscheinen die *Condylomata acuminata* als kleine, mit ziemlich dicker Epidermis überzogene, röthliche, säulenförmige Erhabenheiten, dann nach weiterem Längen-Wachsthum als gestielte Gebilde, welche mit einer krautkopf- oder beerenartigen Verbreiterung endigen, dort reichliche Einkerbungen besitzen und bald einzeln gelagert, bald büschelförmig an einander gereiht sind. Auch bei plattgedrückten Conglomeraten ermangelt niemals die schmale, stielförmige Basis. An feuchten Stellen (nämlich an der weiblichen Genital-Schleimhaut oder unter einem langen, engem Präputium) erlangen sie ein stärker geröthetes Aussehen sowie eine macerirte Oberfläche, entwickeln einen sehr fötiden Geruch und üben durch den unmittelbaren Contact einen erodirenden Reiz auf die anliegende Schleimhaut, wo-

[1] Diejenigen, welche die Kühnheit haben, die Ansteckungsfähigkeit der spitzen Condylome zu bezweifeln oder zu negiren, mögen auch den Muth haben, diese Behauptung durch ein factisches Experiment zu prüfen, d. h. geschlechtlichen Verkehr mit einem Weibe zu pflegen, welches an seinen Genitalien solche Vegetationen trägt.

durch die Bildung neuer Wärzchen veranlasst werden kann (sogen. Abklatschung oder Autoinoculation).

An den weiblichen Genitalien, wo sie mitunter eine sehr beträchtliche Grösse erreichen, wird deren Bildung und Wachsthum zweifelsohne durch einen vorhandenen blennorrhoischen Zustand (lang bestehende, vernachlässigte Vulval-, Vaginal- oder Uterin-Blennorrhoe) gefördert, so dass man dieselben hier als ein Product örtlicher Reizung in Folge des blennorrhoischen Secretes zu betrachten pflegt. Allein einestheils können sie auch ohne eine solche entstehen und gedeihen, anderntheils kommen sie trotzdem nicht zur Entwicklung, dass jene Bedingung im vollsten Maasse gegeben ist (cf. pag. 26). Abgesehen von der Entstehung durch Contagion kennen wir daher die Ursache der spitzen Warzen beim Weibe noch ebenso wenig, als wir umgekehrt gewiss wissen, dass sie männlicherseits nur durch Ansteckung zu Stande kommen.

Was den Ort ihres Vorkommens anbelangt, so findet sich das spitze Condylom beim Manne sowohl an der Vorhaut, als an der Mündung der Harnröhre, insbesondere aber in der die Eichel-Basis umgebenden Furche (*Fossa coronaria* oder *Sulcus coronalis*); beim Weibe an den Labien, an der Harnröhre, an der Vagina (Scheiden-Eingang) sowie deren Umgebung, ja auch in der Vagina und selbst an der *Portio vaginalis uteri.*

Eigenthümlichkeit des Cond. latum. Im Gegensatz zum gestielten Condylom bildet das *Condyloma latum* einen gleichfalls sehr gefässreichen und röthlichen, aber mit breiter Basis aufsitzenden, kantigen, lappen- oder wulstförmigen Auswuchs, welcher an feuchten Körperstellen, resp. durch Einwirkung von Druck, Schweiss oder blennorrhoischem Secret sich (durch Maceration seiner Epidermis) mit einem zähen Schleime bedeckt zeigt. Dieses Secret, welches am Hemde gelb-röthliche Flecken erzeugt, bewirkt leicht eine erythematöse Reizung der gegenüber liegenden Hautparthie (besonders an den einander zugekehrten Flächen der Nates oder an den kleinen Labien) und begünstigt hierdurch eine Uebertragung der Wucherungen Ferner veranlasst dasselbe, dass dort, wo die Warzen dicht an einander stehen, zwischen ihnen Einrisse, Sprünge, Schrunden (sogen Rhagaden) entstehen, die, wenn sie die Falten der Sphincteren Schleimhaut erreichen, eine besondere Belästigung verursachen. E kann auch ebendort sowie an den Warzen selbst zu ulcerösem Gewebszerfall und tieferen Zerklüftungen kommen.

Häufiger bei Weibern als bei Männern und zumal auch be

Syphilis congenita vorkommend, hat das breite Condylom seinen Sitz vorwiegend am After, viel seltener am Hodensack, an den Labien und an der Scheide. Mehrentheils befinden sich die Vegetationen etwas von der After-Mündung entfernt, zuweilen aber auch hart an derselben.

Behandlung. Das spitze resp. gestielte Condylom bedarf nur einer örtlichen Behandlung, aber einer energischen. Es muss wirklich vom Grunde aus beseitigt werden, wenn man es dauernd beseitigen will. Gerade diese Hautwucherung besitzt eine besondere Neigung, sich nach einer bloss oberflächlichen Hinwegnahme wieder schnell zu regeneriren. Es genügt daher nicht, dieselbe durch Abzwicken mit einer Zange oder Scheere zu entfernen, sondern man müsste die wunde Stelle sofort mit *Lapis infernalis* oder mit *Liquor Ferri sesquichlorati* in Berührung bringen. Sind die Vegetationen nicht zu gross oder zu zahlreich und ausserdem gemäss ihres Sitzes leicht zugänglich, so können sie durch Aetzung (Cauterisation) zerstört werden. Am geeignetsten erweist sich hierzu das Sublimat-Collodium. [52] Bepinselt man hiermit die Warzen in ihrem ganzen Umfange, so färben sie sich gleich weiss, dann grau, schwärzlich und stossen sich bald ab mit Zurücklassung einer kleinen Hautwunde, die bloss eines calmirenden Verbandes mit *Vaselin* oder *Ungt. leniens* oder einer adstringirenden Solution bedarf. Wo indess die Eichelfurche mit einem ganzen Kranze von Condylomen besetzt ist, würde dieses Verfahren zu schmerzhaft sein und überdies eine wiederholte Anwendung erfordern. Für diesen Fall erscheint es rathsamer, die Wucherungen täglich mit Höllenstein kräftig zu betupfen und damit beharrlich so lange fortzusetzen, bis dieselben gänzlich behoben sind. Die heftigen *Caustica,* wie *Butyrum Antimonii, Liquor Bellostii, Solutio Plenkii, Acidum aceticum mono-chloricum, Acidum carbolicum crystallisatum* etc. sind um so weniger empfehlenswerth, je mehr sie intensiven Schmerz erregen und in ganz unvermeidlicher Weise die benachbarte, gesunde Haut verletzen. Umgekehrt erweisen sich *Pulvis Sabinae, Alumen, Acetum Saturni* (*Liquor Plumbi subacetici*), *Tinctura Thujae* etc. als vollends unzulängliche Mittel.

Was das breite Condylom betrifft, so ist — zum Behufe einer rascheren Rückbildung — ein locales Verfahren trotzdem

[52] *Hydrargyrum bichloratum corrosivum 1,0—2,0*
Collodium 2,0—5,0
S. Aeusserlich. Aetzmittel.

geboten, dass die gegen die syphilitische Dyscrasie benöthigte allgemeine antisyphilitische Behandlung allein zu dessen Entfernung ausreichen würde. Man verbindet daher letztere immer mit einer örtlichen Einwirkung auf die Vegetationen selbst. Wofern diese nicht umfangreich sind, so kann man auch hier vom Sublimat-Collodium Gebrauch machen. Noch besser und geeignet für alle Fälle lässt sich das Quecksilber-Chlorid in der Weise anwenden, dass man die Warzen täglich mit *Aqua chlorata* oder Salzwasser (Kochsalz-Lösung) befeuchtet und hierauf Calomel-Pulver (Quecksilber-Chlorür) aufpinselt oder einen hiermit bestreuten Watte-Pfropf fest auflegt.

Es kann auch das Calomel für sich allein applicirt werden in Salben-Form; doch passt dasselbe — ebenso wie das *Ungt. Hydrargyri cinereum* — nur für mässige, noch wenig entwickelte Wucherungen. [53] Theils wegen der starken Blutung, theils wegen der beträchtlichen Wundfläche und der Nähe des Afters wird man sich heute nicht mehr geneigt fühlen, das (im Vergleiche zu den gestielten Warzen sich mehr nach der Fläche ausdehnende) breite Condylom mit dem Messer zu entfernen, wie dies vormals bei den Römern gebräuchlich gewesen zu sein scheint.[1]

Drittes Kapitel. Geschwürsformen (Schanker).

§. 5. Das weiche Geschwür. Ulcus venereum molle. Chancre simple.

Definition und Specification. Der vulgäre Name „Schanker" ist von *Chancre*, beziehungsweise *Cancer* abzuleiten. Man versteht darunter einen *ex usu Veneris* hervorgehenden und darum gewöhnlich an den Genitalien vorkommenden, durch fortschreitenden ulcerösen Gewebszerfall sich bedingenden, mehr oder weniger beträchtlichen Substanzverlust, welcher auf einem besonderen, fixen Contagium

---

[53] *Hydrargyrum chloratum mite 2,0*
Vaselinum 8,0.

[1] „. . . . . . . *sed podice laevi Caeduntur tumidae medico ridente mariscae.*" *Juvenalis, Sat. 1, 2, 12.*

beruht und mithin sich als ein specifischer, contagiöser Geschwürs-Process darstellt.

Vom practischen, klinischen Standpunkt aus wird man immer zwischen weichen und harten Geschwüren unterscheiden und zwischen beiden um so mehr eine Grenze ziehen müssen, je mehr sie gemäss ihrer äusseren Beschaffenheit, ihres Verlaufes und ihrer Folgen sich von einander verschieden erweisen. Das Ausbleiben oder Eintreten einer die Basis und die Ränder des Geschwüres betreffenden, scharf abgegrenzten, pergament- oder knorpelähnlichen Verhärtung bildet nicht nur *per se* ein unverkennbares Unterscheidungsmerkmal, sondern geradewegs insofern ein pathognomisch-prognostisches Kriterium, als im letzteren Fall jedesmal jene krankhaften Vorgänge nachfolgen, welche man mit dem Ausdruck „Syphilis“ zu begreifen pflegt. Die Entwicklung einer markanten Gewebsverhärtung ist erfahrungsgemäss ein untrüglicher positiver Beweis der stattgehabten Uebertragung des syphilitischen Virus, gleichwie umgekehrt ihre Ermangelung nicht minder eine prognostische Gewähr in negativem Sinne ausmacht. Mag es auch ausnahmsweise vorkommen können, dass auf ein Geschwür die Erscheinungen der Syphilis folgen, ohne dass eine vorausgehende Induration beobachtet worden wäre, so trifft sich doch niemals der umgekehrte Fall: es trifft sich niemals, dass dort, wo die specifische Gewebsinfiltration sich vollzog, die Symptome der Syphilis ganz ausbleiben würden. Hiervon scheint es in der That keine Ausnahme zu geben; und mit Recht macht man daher zwischen dem weichen und harten Schanker einen wesentlichen Unterschied, während man den brandigen Schanker als eine unwesentliche Varietät erachtet.

In seiner ausgebildeten Form bietet sich der einfache, weiche Schanker als eine schmerzhafte, mit Entzündung verbundene, contagiöse Gewebszerstörung — als ein Geschwür, welches die Neigung hat, sich auszudehnen, und durch eine meistens rundliche Form, einen mehr oder weniger prononcirten Entzündungshof, einen eiterigen, gelben Beleg, sowie zackige (zuweilen sogar unterminirte) Ränder sich auszeichnet. Das Secret des Geschwüres besitzt die Eigenschaft, bei natürlicher oder künstlicher Ueberimpfung sowohl an dem Träger desselben, als auch an anderen Personen stets eine analoge ulceröse Gewebszerstörung zu erzeugen. Diese Ansteckungsfähigkeit besteht in höherem Grade, wenn das Geschwür noch in recenter Entwicklung (Destructionsstadium) begriffen oder auf seinem Höhepunkt angelangt ist, als wenn es sich der Rückbildung (Reparationsstadium) nähert; das Schanker-Contagium kann somit von verschiedenem Intensitätsgrad sein. Im Uebrigen ist es selbstverständlich, dass die Krankheitsübertragung — welche einen unmittelbaren Contact mit dem Geschwürs-Secret nothwendigerweise zur Voraussetzung hat — unvergleichlich öfter *per coitum* an den Genitalien erfolgt als wie (durch intime Berührungen) an anderen Körperstellen: nämlich an der Lippe, an der Zunge, am Finger.

Sitz des Schankers. Beim Manne hat der Schanker seinen häufigsten Sitz in der Nähe des *Frenulum*, sowie an der Innenfläche der Vorhaut, also an jenen Stellen, welche während des Coitus vornehmlich der Friction ausgesetzt sind und am meisten prominiren; seltener begegnet er im *Sulcus coronarius*, an der Eichel, an der äusseren Haut des Penis und am *Orificium urethrae*, resp. an der Innenseite der Harnröhren-Lippen;[1] bei hochgradiger congenitaler Phimosis (so dass die Vorhaut gar nicht umgestülpt werden kann) trifft er sich auch am Rande des *Praeputium*. Beim Weibe findet er sich am häufigsten an der Innenfläche der grossen und besonders der kleinen Labien, am Scheiden-Eingang, an den Resten des Hymens und an der unteren Commissur (sog. *Fossa navicularis*); seltener in der Nähe der Harnröhre und an der *Portio vaginalis uteri;* sehr selten im Verlaufe der Scheide oder am *Praeputium clitoridis.*

Characteristik des weichen Geschwüres. Gemäss des oben Bemerkten gehören zu den vorzüglichen Kennzeichen des weichen Schankers: ein nach der Fläche und Tiefe sich zu grösserem Substanzverlust ausdehnender Gewebszerfall von meist rundlicher Gestalt, angenagtes Aussehen der Ränder, gelblicher Beleg und purulente Absonderung des unebenen, mehr oder weniger vertieften Geschwürs-Grundes, entzündliche Infiltration — d. h. Röthung und

---

[1] Von hier aus kann sich dann das Geschwür 6 bis 8 mm weit auf den Anfangstheil der Harnröhre fortsetzen. Die Existenz von so tiefsitzenden Geschwüren, dass sie beim Auseinanderziehen der Harnröhren-Lippen nicht wahrgenommen werden können, muss gänzlich in Abrede gestellt werden. Es wäre auch völlig unbegreiflich, wie das Schanker-Contagium je in die Urethra hineingelangen und deren Orificium unversehrt lassen könnte. Alle für das Vorkommen von Schankern innerhalb der Harnröhre angegebenen Momente (blutig-tingirte Absonderung, fixer Schmerz an einer Stelle der Urethra, sowie Wahrnehmung entzündlicher Härte) entsprechen den Merkmalen einer durch Urethritis entstandenen circumscripten Gewebs-Erkrankung (sogen. „Tripper-Geschwür").

Aufquellung — der begrenzenden Umgebung. Dazu kommt noch, dass derselbe ziemlich oft nicht einfach, sondern mehrfach besteht, d. h. dass nicht ein Geschwür, sondern mehrere, 2 bis 4 nahe beisammen liegende *Ulcera* vorhanden sind und dass nicht selten ein benachbartes Lymphdrüsen-Paquet mehr oder weniger in entzündliche Mitleidenschaft versetzt wird (sogen. consensuelle oder sympathische Drüsenschwellung).

Der Grad der Entzündung in der Umgebung resp. an den Rändern des Geschwüres, ist ein variabler; sie ist oft sehr gering, während sie in anderen Fällen sich zu einer ziemlichen Resistenz steigert (sogen. Entzündungs-Härte). Indem aber diese nur die Ränder, nicht auch den Grund des Geschwüres betrifft, frühzeitig auftritt und mit der Vergrösserung des Geschwüres Hand in Hand geht, nicht auf Zellen-Wucherung, sondern auf stärkerer entzündlicher Exsudation beruht und gewissermaassen ein härtliches Oedem vorstellt, sich nicht scharf abgrenzt, sondern (ähnlich wie die diffuse Furunkel-Härte) allmälig in das gesunde Gewebe übergeht und sich etwas elastisch, teigig anfühlt: so kann sie bei einiger Erfahrung nicht leicht mit der permanent- oder knorpel-artigen, specifischen Gewebsverhärtung (Induration oder Initialsclerose) verwechselt werden.

Beginn der Affection. Der Schanker entwickelt sich aus einem kleinen Bläschen oder aus einer kleinen Erosion und zwar schon innerhalb 12 bis 24, höchstens 48 Stunden nach dem ansteckenden Beischlaf, so dass hier von einer Incubations- oder Latenz-Zeit nicht die Rede sein kann. Anfänglich bemerkt man entweder eine kleine Epithels-Verletzung resp. einen rothen Fleck, welcher ein brennendes Schmerzgefühl verursacht, nässt und rasch durch Gewebszerfall in ein muldenförmiges Geschwürchen übergeht, oder ein kleines, von einem rothen Hof umgebenes Bläschen, dessen Inhalt bald trüb und eiterig wird. Diese kleine Pustel hat das Eigenthümliche, dass sie stark juckt und nach ihrer Berstung ein mehr oder weniger in die Tiefe dringendes, rundliches, scharf umschriebenes, von einem rothen Saum umringtes Geschwürchen darstellt, welches einen gelben oder gelblich-grauen (aus Eiter und Gewebsfetzen bestehenden) Beleg, eiterige Secretion, zackige Ränder und eine besondere Tendenz zur Ausbreitung besitzt, im Uebrigen aber keine weiteren krankhaften Erscheinungen nach sich zieht als wie des Oefteren eine entzündliche Anschwellung eines benachbarten Lymphdrüsen-Paquetes. Die Bläschenform des Schankers — bewirkt durch Elevation der Oberhaut und Ansammlung von Fluidum unter derselben — ist kein häufiges Vorkommniss und trifft sich entschieden mehr bei Weibern als bei Männern.

Verlauf und Dauer des weichen Geschwüres. Es gehört, wie gesagt, speciell zum Wesen des Schankers, dass er um sich greift, d. h. dass das ursprünglich kleine Geschwürchen sich durch zunehmende Gewebszerstörung rasch ausdehnt. Es vergrössert sich dasselbe vornehmlich nach der Fläche, zuweilen aber auch nach der Tiefe hin, so dass es dann ein lochförmiges Aussehen erlangt (sogen. folliculäre Schanker, besonders an den grossen Labien, am Frenulum und an der äusseren Haut des Penis). Wo mehrere Geschwüre nahe beisammen liegen, können dieselben in Folge ihrer Ausbreitung in gegenseitigen Contact kommen, d. h. confluiren, und so sich in ein einziges grosses Ulcus verwandeln. Dies geschieht leicht dann, wenn sich dieselben unter einem phimotischen Präputium befinden und (indem letzteres wegen entzündlich-ödematöser Schwellung nicht über die Eichel zurückgeschoben werden konnte) in Folge dessen längere Zeit einer entsprechenden Reinigung sowie medicamentösen Einwirkung unzugänglich waren. In einem solchen Falle kann am untersten Theile der Vorhaut-Innenfläche längs einer Seite des *Sulcus retroglandularis* eine ganze Linie von zusammenhängenden Geschwüren sich bilden und überdies das Zustandekommen von Auto-Inoculation oder Erosionen veranlasst werden.[1] Immer ist es eine missliche Sache, wenn die Ansteckung sich an der Innenseite einer langen, engen Vorhaut vollzog, weil dann der durch die natürliche Formation bedingte Grad von *Phimosis* oder *Semiphimosis* sich (durch die Combination mit der seitens des Geschwüres verursachten entzündlichen Haut-Schwellung) zur vollkommenen Phimosis zu erhöhen pflegt und demzufolge die stark geröthete, ödematös aufgedunsene Vorhaut sich nicht zurückschieben lässt oder, wenn man dies gewaltsam bethätigt, sich hinter der Eichel einklemmen würde und schwer oder gar nicht wieder darüber hervorgezogen werden könnte (sogen. spanischer Kragen, *Paraphimosis*).[2] Nicht viel minder ungünstig sind ferner jene Schanker, welche beim

[1] Zur Erosionsbildung oder Auto-Inoculation (Abklatschung) kann es auch in dem Fall kommen, wo der Schanker sich an der unteren Fläche des Gliedes befindet. Gebricht es hier an einem entsprechenden, isolirenden Verband, so kann durch den steten Contact die correspondirende Stelle des Hodensackes arrodirt, resp. ulcerös afficirt werden.

[2] ἡ φίμωσις = die Verengerung, Einschnürung, Verschliessung.

Manne am Frenulum oder an der Harnröhren-Mündung, beim Weibe an der unteren Commissur sich befinden. Erstere graben sich tief unter das Bändchen hinein und perforiren dasselbe derart, dass es allemal verloren geht; letztere stellen der Heilung viele Schwierigkeiten entgegen, indem sie mit Scheiden oder Menstrual-Secret verunreinigt und beim Gehen stetig gezerrt werden. Diese Geschwüre sind — ebenso wie die unter einer ödematös geschwollenen, phimotischen Vorhaut verborgenen Ulcerationen — immer von weit längerer Dauer und ziehen entschieden öfter eine entzündliche Inguinaldrüsen-Schwellung (acuter Bubo) nach sich als wie jene, welche *caeteris paribus* an einem anderen Orte ihren Sitz haben.

Hat der Schanker sich durch acuten Gewebszerfall bis zu einer gewissen Grösse ausgedehnt, so bleibt er eine Zeit lang stationär, d. h. er bleibt auf derselben Stufe stehen, bis dass sich durch Granulations-Entwicklung eine allmälige Rückbildung bewerkstelligt. Insofern unterscheidet man ein *Stadium incrementi vel destructionis,* ein *Stadium acmes* und ein *Stadium decrementi vel reparationis.* Letzteres beginnt mit der Proliferation normaler Granulationen und hierdurch sich bedingender Ausfüllung des Geschwürsgrundes, der nicht mehr gelblich-speckig sondern röthlich erscheint und leicht blutet. Von nun an erfolgt — unter Minderung der purulenten Secretion — die von der Peripherie zum Centrum vorrückende Verheilung, indem das Geschwür sich mehr und mehr verkleinert und endlich von den Rändern aus überhäutet, häufig mit Zurücklassung einer Narbe, welche an der Eichel und an der Cutis immer eine beträchtlichere ist als wie an der Schleimhaut des Präputiums.

Die Dauer der Affection differirt natürlich sehr erheblich je nach Beschaffenheit, Grösse, Zahl und Sitz der Ulcerationen; ferner je nach den individuellen Gesundheitsverhältnissen, der Reinlichkeitspflege und dem sonstigen Verhalten der Patienten sowie je nach der Mitleidenschaft der Lymphdrüsen. In letzterer Hinsicht berechtigen im Allgemeinen kleine, schnell vernarbende Geschwüre keineswegs zu einer günstigeren Prognose als wie grosse, langsam zur Heilung gelangende. Beim Weibe verheilen — wenn gehörige Reinlichkeit und Ruhe, d. h. Enthaltung vom Coitus beobachtet wird — die einfachen, weichen Geschwüre meistens entschieden leichter und rascher als wie männlicherseits und erzeugen gewöhnlich keine *Adenitis inguinalis.* Der acute Bubo begegnet beim Weibe bei Weitem weniger als beim Manne.

Gangränöser oder phagedänischer Schanker. Die gangränöse Form des Schankers bildet glücklicherweise ein sehr seltenes Ereigniss.[1] Sie kennzeichnet sich durch heftigen Schmerz, starke Röthung, Anschwellung der Umgebung (durch Exsudation im anliegenden Gewebe), dicken, adhärenten Beleg des härtlichen, leicht blutenden und sehr wenig secernirenden Geschwüres, Abstossung von kleineren oder grösseren Gewebsstücken, umfangreichen, mit scharfem Rand fortschreitenden Gewebszerfall (wodurch die rundliche Gestalt des Geschwüres mehr oder weniger alterirt wird und bedeutender Substanzverlust, ja Deformität entstehen kann) und langwierige Dauer.

Schreitet die brandige Gewebszerstörung nur nach einer Seite hin vor (so dass das Geschwür ein langgestrecktes, nierenförmiges Aussehen gewinnt), so bezeichnet man dies als fortkriechenden oder serpiginösen Schanker.

Da der gangränöse oder phagedänische Schanker (welcher seinen Lieblingssitz an der Eichel hat) nicht als solcher übertragbar resp. nicht in der gleichen Form durch künstliche Inoculation fortpflanzbar ist, kann er nicht als eine besondere Gattung, nicht als ein *Ulcus specificum sui generis* aufgefasst werden und kann nicht in einer eigenthümlichen Qualität des Ansteckungsstoffes seinen Grund haben, sondern in äusseren Influenzen und individuellen Verhältnissen.[2] Die Complication des Schankers mit Gangrän bedingt zwar einen abnormen Geschwürs-Verlauf, aber sie wirkt nicht wie ein Aetzmittel, d. h. sie vermag nicht das syphilitische Gift zu zerstören. Es können daher auch auf einen brandigen Schanker sehr wohl die dem syphilitischen Krankheitsprocess eigenen Phänomene nachfolgen.

---

[1] *ἡ γάγγραινα* = die brandige Entzündung. *ἡ φαγέδαινα* (*φαγεῖν*) = das um sich fressende Geschwür.

[2] Den beträchtlichsten phagedänischen Schanker beobachtete ich an einem Manne, der bereits im Alter von 60 Jahren stand.

Auffällig viele und bedeutende Fälle von Phagedänismus kamen im Jahre 1871 vor bei den am Feldzug betheiligten deutschen Truppen.

§. 6. Das harte Geschwür. Ulcus venereum induratum. Chancre infectant.

Characteristik. Der wichtigste Vorgang im Verlaufe eines Geschwüres besteht in der Bildung einer auf Bindegewebs-Infiltration resp. Zellenwucherung beruhenden Gewebsverhärtung: sogen. Induration oder Sclerose. Sie entwickelt sich erst in $2^1/_2$ bis 4 Wochen, meistens zwischen dem 18. und 22. Tag nach dem ansteckenden Beischlaf, während das Geschwür bis dahin das Aussehen eines weichen Schankers darbietet oder mitunter auch schon zur Vernarbung gelangt sein kann. Mit der Entstehung dieses Zellen-Infiltrates — welches sich vom umgebenden Gewebe scharf abgrenzt, gegen Druck ganz schmerzlos ist, nicht bloss die Ränder, sondern auch den Grund des Geschwüres umfasst und einen solchen Resistenzgrad besitzt, als wie wenn ein erbsen- oder bohnenförmiger, knorpelharter Knoten oder eine pergamentharte, nahezu pfennig-grosse Scheibe eingebettet wäre — verliert die Ulceration ihre entzündliche Röthe, zeigt eine auffällige Minderung der bisherigen Secretion, einen atonischen, entzündungslosen Zustand, ein lividrothes Aussehen, eine flach-muschelförmige Gestalt und gelangt dann gewöhnlich rasch zur Ueberhäutung, mit Zurücklassung der Verhärtung.

Dauer der Induration. Der letzteren ist eine besondere Hartnäckigkeit eigen, indem sie nach der Verheilung des Geschwüres noch in unvermindertem Grade mehrere (4 bis 8) Monate lang und zuweilen sogar noch viel länger fortbesteht. Immer erfolgt ihre Rückbildung nur sehr langsam und allmälig durch eine von der Peripherie zum Centrum vorschreitende Verringerung ihres Umfanges. Indess steht ihre Grösse und Dauer durchaus in keinem constanten Verhältniss zur In- und Extensität der nachkommenden syphilitischen Phänomene.

Differenzen zwischen dem weichen und harten Geschwür. Als nächste Folge der Indurations-Entwicklung erscheint die indolente, entzündungslose Schwellung der Lymphdrüsen in beiden Leistengruben: die Bildung von symmetrischen, verschiebbaren, erbsen- bis bohnengrossen Tuberositäten von derselben Resistenz wie die Geschwürs-Sclerose, so dass in diesen beiden krankhaften Bildungsvorgängen der dem syphilitischen Krankheitsprocess eigene Character der Verhärtung, Infiltration und Gewebswucherung seinen prägnanten Ausdruck findet. Zwischen dem weichen und dem indurirten Schanker (den man auch als HUNTER'schen Schanker bezeichnet) bestehen daher mehrfache Differenzen: das weiche Geschwür besitzt einen unebenen, angenagten, vertieften Grund, eine grübchen- oder lochförmige Gestalt sowie zackige Ränder, es secernirt viel, heilt häufig mit einer dauernd oder längere Zeit sichtbaren, weisslichen Narbe und ist nicht selten von einer schmerzhaften, entzündlichen, leicht zur Suppuration gelangenden, unilateralen Anschwellung eines benachbarten Lymphdrüsen-Paquetes aber von keinen anderen krankhaften Erscheinungen gefolgt; das harte Geschwür besitzt einen mehr glatten, schalenförmigen Grund sowie glatte Ränder, es secernirt wenig, hinterlässt keine Narbe und hat immer eine nicht-entzündliche, indolente, symmetrische resp. bilaterale Schwellung und Verhärtung der Inguinaldrüsen zur Folge, sowie die Entwicklung von weiteren syphilitischen Krankheitsformen an verschiedenen Körperparthien.

Impfungs-Resultate. Eine weitere Verschiedenheit wird durch das Ergebniss einer künstlichen Uebertragung begründet. Impfung mit dem Secrete des weichen Schankers erzeugt sowohl an dem Träger desselben wie an allen anderen gesunden oder syphilitischen Personen immer das gleiche, in Generationen impfbare Geschwür; es entsteht nach 24 bis 48 Stunden eine kleine Pustel, welche sich in ein Geschwür von demselben Character und von gleicher Ansteckungsfähigkeit umwandelt. Impfung mit dem Secrete des harten Schankers oder syphilitischer Producte erzeugt an seinem Träger oder an anderen syphilitischen Individuen mehrentheils ein weiches Geschwür (sogen. CLERC'sches *Chancroid,* welches bei Uebertragung auf Nichtsyphilitische bald ein weiches, bald ein hartes Geschwür bewirkt), an Gesunden jedoch kein Geschwür, sondern erst nach einer Zwischenzeit von circa drei Wochen — während welcher sich keine Spur einer Reaction an der Impfstelle zeigt — immer die specifische Gewebsverhärtung (Primär-Knoten). Noch nie ist es möglich gewesen, die Syphilis zu übertragen durch Impfung mit Schanker-Secret von einem Individuum, welches nur ein weiches Geschwür, d. h. nur Schanker und keine Syphilis, an sich hatte; und noch nie ist es vorgekommen, dass, wenn man mit dem Secrete von primären oder secundären syphilitischen Affectionen auf Nichtsyphilitische impfte, nicht ausnahmslos Syphilis hervorgerufen worden wäre. Ebenso verhält es sich auch bei der natürlichen Contagion: je nachdem ein Geschwür auf Seite der ansteckenden Person local bleibt oder von syphilitischen Erscheinungen begleitet resp. gefolgt ist, bleibt es entweder auch bei der angesteckten Person nur local oder es führt zur Syphilis. Den sichersten Aufschluss zur Beurtheilung eines vorhandenen Geschwüres liefert mithin die Confrontation, d. h. die durch Untersuchung ermöglichte Constatirung, ob die Ansteckungsquelle syphilitisch ist oder nicht.

Weitere Eigenthümlichkeiten des harten Geschwüres. Wenn man meint, dass das Secret des harten Schankers nicht an seinem Träger hafte, so wäre dies dem Gesagten zufolge ebenso unrichtig, als wenn man glaubt, dass man ausnahmslos nur einmal im Leben an Syphilis erkranken, nur einmal ein hartes Geschwür besitzen könne. Es gibt unzweifelhaft eine *Reinfectio syphilitica,* d. h. es kann dasselbe Individuum wiederholt an Syphilis erkranken und Träger eines harten Schankers sein, jedoch natürlich erst nach längerer Zwischenzeit und unter der Bedingung, dass der Organismus nicht mehr unter dem Einfluss der syphilitischen Diathese steht.[1] Hieraus resultirt hinwiederum ein Differenz-Punkt insofern, als das zweitmalige Vorkommen eines harten Schankers sich bloss höchst selten trifft, während eine Ansteckung mit weichem Schanker vielmals resp. so oft statthaben kann, als hierzu eben Gelegenheit gegeben ist. Ferner ist es selbstverständlich, dass weicher und harter Schanker gleichzeitig neben einander bestehen und durch einen einzigen Coitus erworben werden können. An dem nämlichen Individuum kann gleichzeitig neben weichen Geschwüren ein hartes vorhanden sein, indem von drei oder vier durch denselben Coitus acquirirten Geschwüren eines oder zwei ganz exquisit induriren, während die anderen weich bleiben.[2]

[1] Die meinerseits beobachteten Fälle von Reinfectio syphil. erfolgten nach einem zeitlichen Intervall von 6, 9, 14, 17 und 22 Jahren. cf. Vierteljahrsschrift für Derm. und Syphilis 1876, pag. 127. 239. 1881, pag. 144. 285.

[2] Nicht das Schanker-Gift, wohl aber das syphilitische Gift besitzt ein Incubationsstadium. Man dürfte sich von der künstlichen oder natürlichen Uebertragung des letzteren niemals schon nach wenigen Tagen eine Reaction erwarten, weil die Syphilis als eine eminent chronische Krankheit sich erst in beiläufig drei Wochen *a dato* der Ansteckung zu manifestiren pflegt. Man dürfte aber auch die natürliche und künstliche Krankheitsübertragung nicht als völlig identisch erachten und über desfallsige Incongruenzen sich verwundern. Die natürliche Contagion bietet nie die Reinheit und Einfachheit der künstlichen und diese kann nie eine gleichzeitige Mittheilung zweier Contagien (von welchen jedes die ihm zukommende Wirkung ungemindert entfaltet) in derselben Weise vollziehen, wie sie bei jener (in Folge von vorhandener Multiplicität pathologischer Absonderungen) oft genug vorkommt.

Die Bildung der Induration ist keineswegs von dem Vorhandensein eines Geschwüres abhängig; sie vermag sich auch ohne bestehende oder vorausgängige Ulceration oder Excoriation zu entwickeln und es ist dies besonders beim Weibe sehr häufig der Fall.

Conclusion. Man kann daher nicht von einer „Schanker-Syphilis" sprechen, als ob die Syphilis immer mit einem Schanker anfinge und dieser eine gewisse Tendenz hätte, in jene überzugehen. Der Schanker kann ebensowenig als Vorläufer der Syphilis betrachtet werden wie die Induration oder Initial-Sclerose nicht als Vorläuferin der Syphilis aufgefasst werden kann. Denn während der erstere einen contagiösen, in seiner Wirkung local bleibenden Geschwürs-Process bildet — der weder in einer causalen Beziehung zur Syphilis steht, noch auch ein nothwendiges *Antecedens* derselben ausmacht — stellt sich die letztere nicht als Ursache der Syphilis und localer Krankeits-Heerd dar, sondern als Primitiv-Symptom derselben, als Product des in den Organismus aufgenommenen und dort zur Wirkung gelangten syphilitischen Virus, kurz als „syphilitischer Primär-Knoten", welcher erst zu einer Zeit sichtbar wird, wo ein beträchtlicher Theil des Organismus bereits vom syphilitischen Gift ergriffen wurde. Ihr Dasein beweist, dass der Organismus schon lange vor ihrer Entwicklung syphilitisch afficirt wurde, weil sie immer erst nach einem mehr als zweiwöchentlichen Incubationsstadium sich entfaltet; weil auf sie ausnahmslos die der Syphilis eigenen Phänomene folgen; weil sich kein bestimmtes Verhältniss zwischen dem Primär-Knoten und den nachkommenden syphilitischen Symptomen eruiren lässt (insofern weder aus dem Härte-Grad, noch aus dem Umfang und der Dauer desselben jemals ein sicherer Schluss auf die Leichtigkeit oder Heftigkeit des syphilitischen Krankheits-Processes gezogen werden kann); weil ferner oft schon gleichzeitig mit ihrer Entwicklung sich eine indolente Anschwellung von ein Paar benachbarten Lymphdrüsen bemerklich macht; weil zu jeder Zeit des Bestehens der Syphilis eine unbestreitbare Ansteckungsfähigkeit obwaltet, resp. die Induration nicht mehr und nicht weniger ansteckungsfähig ist als wie das Gumma; weil sie niemals durch eine rein locale Behandlung gründlich geheilt werden kann; und weil auch ihre frühzeitige Zerstörung durch Aetzmittel oder ihre frühzeitige, völlige Excision nicht im Stande ist, den Ausbruch der weiteren syphilitischen Krankheits-Erscheinungen zu verhüten. Gerade der letztere Umstand — nämlich die Nutzlosigkeit der Indurations-Exstirpation — zeigt wohl deutlich genug, dass bereits vor ihrer Bildung das syphilitische Gift im Organismus feste Wurzel gefasst hat und von demselben bereits so empfangen worden ist wie das Kind im Mutterleibe.

§. 7. Therapie der Geschwürsformen.

Behandlung des weichen Geschwüres. Seit alter Zeit spielt in der Behandlung der venerischen Geschwüre die Anwendung von Aetzmitteln eine grosse Rolle. Aus der Menge derselben ist nur der Höllenstein (*Argentum nitricum fusum*) und der Kupfer-Vitriol (*Cuprum sulphuricum crystallisatum*) zu erwähnen. Unpassend ist der Gebrauch einer concentrirten Säure oder einer concentrirten Lösung von Silbersalpeter, Kupfer-Sulphat, Sublimat etc., weil man damit nicht so gut in alle Vertiefungen eindringt und immer eine grössere Parthie ätzt, als nothwendig und wünschenswerth ist.

Der Cauterisation liegt die Absicht einer sogen. Abortiv-Kur zu Grunde; man will hierdurch die Virulenz zerstören, also das Geschwür — indem man es in eine Aetzwunde verwandelt — entgiften und so einerseits dem Umsichgreifen desselben, andererseits einer eventuellen Nachfolge von syphilitischen Erscheinungen vorbeugen. In letzterer Hinsicht wird allem Anschein nach der Zweck niemals erreicht, in ersterer Hinsicht nur dann, wenn die Aetzung frühzeitig und kräftig, d. h. in solchem Umfang vorgenommen wird, dass auch die Ränder des Geschwüres zerstört werden. Allein eine solche energische Cauterisation involvirt hinwiederum eine nicht geringe künstliche Gewebs-Zerstörung, ist sehr schmerzhaft und übt sofort auf die benachbarten Lymphdrüsen einen vehementen Reiz aus. Man darf darum mit der Application eines Aetzmittels zu Abortiv-Zwecken um so weniger vorschnell zu Werke gehen, als durch dieses rohe, schmerzhafte Verfahren die Entwicklung eines acuten Bubo ganz entschieden begünstigt wird. Am wenigsten ist sie dort zulässig, wo es sich um eine geringfügige Epithelsverletzung an der Genital-Schleimhaut, um einen kleinen Einriss oder eine excoriirte Stelle handelt, von welcher man — ohne vorgängige Confrontation — nicht wissen kann, ob sie sich zu einem Schanker gestalten wird, resp. ob eine Ansteckung stattgefunden hat oder ob eine einfache mechanische Läsion vorliegt.

Greift man da allemal zum Aetzstift, so würde man gar oft unnöthiger Weise eine künstliche Gewebszerstörung vollziehen (indem man etwas ätzt, was keiner Aetzung bedarf) und andererseits dennoch nicht die Syphilis prophylactisch coupiren, weil es gänzlich in Frage gestellt werden muss, ob und innerhalb welcher Zeit das syphilitische Contagium wirklich durch ein Aetzmittel zerstört werden könne. Contraindicirt ist die Cauterisation ferner dort, wo durch native Configuration des Präputium ein Zustand von *Phimosis* oder *Semiphimosis* gegeben ist. Aetzt man ein unter einer engen, langen Vorhaut befindliches Geschwür, so wird der schon von letzterem bedingte entzündliche Zustand rasch zu ödematöser Schwellung erhöht und die bereits vorhandene Constringenz und Reponibilitäts-Erschwerung in ebenso beträchtlicher als misslicher Weise gesteigert. Umgekehrt passt die Anwendung des Aetzstiftes theils bei der Pustelform des Schankers, theils bei solchen Ulcerationen, welche rapid um sich greifen oder schnell ein trichter- oder lochförmiges Aussehen bekommen; desgleichen sind oberflächliche Touchirungen zweckdienlich, wenn sich an einer Seite des Geschwüres eine übermässige Granulationsbildung (sog. *Caro luxurians*) entwickelt.

Man wird somit nicht nur von der illusorischen Tendenz einer sogen. Abortiv-Kur Umgang nehmen, sondern man wird auch in der überwiegenden Mehrzahl der Fälle auf alle ätzende Behandlungsweise verzichten und zunächst von desinficirenden, detersiven, später von adstringirenden Stoffen Gebrauch machen, verbunden mit öfterem Verband-Wechsel, sowie öfteren purificirenden Glied-Bädern (mit warmem Wasser oder Chamillen-Thee). Hierher gehören schwache Solutionen von *Acidum carbolicum, Cuprum sulfuricum, Kali hypermanganicum, Lapis divinus, Zincum aceticum, Aqua phagedaenica nigra, Vinum aromaticum.* [54—58] Unwirksam oder ungeeignet sind: *Acidum boricum, Acidum salicylicum, Argentum nitricum, Balsamum peruvianum, Tartarus ferratus, Hydrogenium hyperoxydatum, Zincum hydrochloricum* etc. Bei atonischem Geschwürs-Zustand mit ziemlichem Substanz-Ver-

[54] *Acidum carbolicum 1,0—0,4*
Aqua destillata 50,0—20,0

[55] *Acidum carbolicum 0,3*
Glycerinum 10,0

[56] *Cuprum sulfuricum 0,1*
Aqua destillata 10,0—15,0

[57] *Zincum aceticum 0,1—0,15*
Aqua destillata 10,0

[58] *Hydrargyrum chloratum mite 0,3*
Aqua Calcariae
Aqua destillata āā 5,0—10,0

lust bildet das rothe Quecksilber-Präcipitat in Salbenform ein schätzbares, secretions- und granulationsförderndes Mittel. [59]

Das vielgerühmte *Jodoform* ist weniger gut als wie sein Ruf. Es wirkt desinficirend, resorbirend und austrocknend; es reinigt das Geschwür, vermindert mehr als irgend ein anderes Mittel die Absonderung und beschleunigt dessen Einziehung und Ueberhäutung; allein es vermag nicht, durch entsprechende Granulationsbildung den Substanzverlust auszugleichen. Sowohl aus letzterem Grunde als auch deswegen, weil es die Entwicklung eines Resorptions-Bubo ganz entschieden begünstigt, eignet es sich für das Regenerations-, nicht für das Destructions-Stadium des Schankers. Ausserdem empfiehlt es sich bei Excoriationen und Läsionen von zweifelhaftem Charakter; hingegen nützt es nichts bei indurirten Geschwüren und ebenso gar nichts bei gangränösen Schankern. An den männlichen Genitalien wendet man das Jodoform (welches ohne Zusatz von Aether oder Collodium nicht löslich ist) je einmal innerhalb 24 Stunden an und zwar besser in Pulverform (pur, ohne Beimischung von Borsäure oder Zucker etc.) als wie in Salbenform. [60. 61]

Sind Schanker unter einem stark geschwollenen, irreponiblen phimotischen Präputium verborgen, so muss man sich möglichst viel in liegender Stellung verhalten, häufige und länger währende warme Glied-Bäder oder Sitz-Bäder vornehmen, feucht-warme Ueberschläge (mit *Aqua Plumbi*) um den Penis appliciren, öfters zwischen Vorhaut und Eichel eine medicamentöse Einspritzung bethätigen, sowie damit befeuchtete oder mit Jodoform-Salbe bestrichene Charpie-Cylinder in den Präputial-Sack einzuführen suchen und zwar dort, wo man gemäss der Schmerz-Empfindung etc. den Sitz der Ulcerationen vermuthet.

Bei Geschwüren am äusseren Rande einer geschwellten, verengerten Vorhaut oder an der Harnröhren-Mündung ist es rathsam, in der Weise zu uriniren, dass man das Glied in ein Gefäss mit warmem Wasser eintaucht.

Beim Phagedänismus ist vornehmlich auf häufige, protrahirte warme Glied-Bäder, fleissige Irrigationen, Verband mit Carbol-Oel oder einer Lösung von Carbolsäure, *Kali hypermanganicum, Kali*

---

[59] *Hydrargyrum oxydatum rubrum 0,3*
Axungia porci 5,0—8,0

[60] *Jodoformium 0,5—1,0*
Detur ad vitrum.

[61] *Jodoformium 1,0—2,0*
Vaselinum 3,0
Oleum Amygdalarum amararum guttas III
Detur ad ollam cum epistoma ligneo occlusam.

chloricum etc. Bedacht zu nehmen. Von irgend welchen innerlichen Mitteln (*Condurango,* China, Eisen-Präparate) dürfte man sich durchaus keinen Erfolg erwarten.

An den weiblichen Genitalien (zumal an der Vaginalportion) kann man viel ungenirter mit dem *Lapis infernalis* manipuliren, weil weiblicherseits eine entzündliche Mitleidenschaft der Leisten-Drüsen sich nur selten geltend macht. Im Uebrigen kommen *mutatis mutandis* die nämlichen vorgenannten Mittel zur Anwendung und selbstverständlich muss auch hier auf gehörige Reinlichkeitspflege gedrungen werden (öfterer Verband-Wechsel, öftere warme Sitz-Bäder, beziehungsweise Irrigationen mit durchlöchertem Scheiden-Ansatzrohr) sowie auf stete Isolirung der afficirten Parthie von der gegenüberliegenden Schleimhaut, bewirkt durch Einlegung von Charpie oder Watte oder auch Tampons (wenn nämlich das Geschwür seinen Sitz in der Scheide oder an der Vaginalportion hat).

Da die Affection immer nur eine rein locale Behandlung erfordert, so können in diätetischer Hinsicht während ihres Verlaufes keine besonderen Maassregeln oder Restrictionen geboten sein; man lebe also wie gewöhnlich, vermeide jedoch einestheils alle jene Speisen und Getränke, welche den Geschlechtstrieb anregen, sowie alle diesbezüglichen psychischen Reize, anderntheils vieles Fahren und forcirte körperliche Bewegung (bes. Reiten, Rudern, Tanzen, Turnen, Fechten etc.).

Behandlung des harten Geschwüres. Bei harten Geschwüren, papulösen Erosionen und jenen verdächtigen Excoriationen, welche ungebührlich lang persistiren, bald verheilen, bald wieder aufbrechen, gebraucht man am zweckdienlichsten eine Solution von *Lapis divinus* oder das *Emplastrum mercuriale* oder das Quecksilber-Chlorür in Salbenform [62—64]. Bei Induration oder indurirtem Geschwür oder ulcerirender Induration an der Vaginalportion ist fleissige Ausspritzung mit concentrirter Chlorkali-Lösung, Einlegung von Tampons mit Kupfersulfat- oder Kupfer-Alaun-Lösung, Application von *Emplastrum mercuriale* oder *Unguentum mercuriale* oder Calomel-Salbe etc. zu bethätigen. Zur Betupfung derber Infiltrate eignet sich Sublimat-Glycerin oder Jod-Tinctur, während bei zerfallenden Papeln ein Verband mit grauem Pflaster oder Calomel-Salbe den Vorzug verdient.

---

[62] *Cuprum aluminatum 0,1*
Aqua destillata 10,0—12,0

[63] *Hydrargyrum oxydatum flavum (via humida paratum) 0,1*
Axungia porci 5,0

[64] *Hydrargyrum chloratum mite 1,0*
Vaselinum 5,0

Eine sofortige Mercurial-Kur oder der innerliche Gebrauch von Jodkalium hat weder auf das raschere Verschwinden der Induration, noch auf die Verheilung des Geschwüres einen effectiven Einfluss. Quecksilber- wie Jod-Präparate sind nicht im Stande, dem Induriren eines Geschwüres vorzubeugen oder bei schon vorhandener Induration jemals das Nachfolgen von syphilitischen Erscheinungen zu verhindern. Es ist in dieser Beziehung wahrlich um das therapeutische Können noch sehr schlecht bestellt. Es gibt keine prophylactische Behandlung, es gibt keine Abortiv-Kur der Syphilis, weil eine solche weder durch innerliche, noch durch äusserliche Mittel erreicht werden kann. Ist das syphilitische Contagium in den Organismus eingedrungen, so vermag man es durch keinerlei Verfahren zu eliminiren oder zu neutralisiren, resp. unwirksam zu machen; man vermag durch Aetzung weder die Entwicklung der Induration zu verhüten, noch nach ihrer Entwicklung die ausnahmslosen Folgen ihres Vorhandenseins fernzuhalten; dem Contagium der Syphilis gegenüber ist alles Aetzen ein vergebliches Bemühen, ein fruchtloses Maltraitement.[1] Ferner erweist sich auch heutzutage das Ausschneiden der Indurations-Stelle ebenso als nutzlos wie vor hundert Jahren und noch früher; leider erzielt man damit nichts Anderes als wie bei einer frühzeitigen Anwendung von Mercurial-Präparaten: dass nämlich das sogen. zweite Incubationsstadium sich verlängert, d. h. dass die weiteren Erscheinungen der Syphilis erst nach einer länger währenden Zwischenzeit zum Ausbruch kommen: mithin die Syphilis nicht coupirt oder eliminirt, sondern eher latent gemacht wird.[2]

[1] Ich habe stricte Beweise dafür, dass eine schon zwölf Stunden nach dem Coitus vorgenommene (und durch Confrontation gerechtfertigte) perfecte Cauterisation nicht im Stande war, die Erkrankung an Syphilis zu verhindern. Trotz der gänzlichen Zerstörung der Ansteckungs-Stelle entwickelte sich eine exquisite Induration an der Cauterisations-Narbe.

[2] Von der Fruchtlosigkeit der Indurations-Ausschneidung kann man sich leicht überzeugen, wenn man eine phimotische Vorhaut, an welcher sich ein indurirtes Geschwür befindet, mittels Circumcision abträgt. Selbst wenn — was noch nicht sichergestellt ist — mitunter durch die Excision eine wirkliche Abortiv-Kur der Syphilis, eine vollkommene Elimination des syphilitischen Virus bewerkstelligt zu werden vermöchte, so müsste man gleichwohl sich immerhin ein ernstes Bedenken machen, eine Procedur vorzunehmen, welche so eingreifend ist und nicht nur keine völlige Sicherheit, sondern nicht einmal eine genügende Wahrscheinlichkeit des Erfolges in Aussicht stellt. cf. Girtanner, Abhandlg. über d. vener. Krkht., Göttingen 1788, Bd. I, p. 214.

Viertes Kapitel. Lymphdrüsen-Erkrankung.

§. 8. Der acute und der chronische Bubo.

Definition. Unter Bubo (*βουβών*) versteht man Anschwellung oder Entzündung einer von jenen Lymphdrüsen, welche in der *Regio inguinalis* über, unter und an dem Poupartischen Bande in variabler Zahl und variabler Anordnung oberflächlich auf der *Fascia lata* gelagert sind. Die Drüsen-Schwellung bildet eine constante Folge des harten Schankers, die Drüsen-Entzündung eine nicht seltene Folge des weichen Schankers. Der Bubo ist somit keine selbständige Affection, sondern allemal Folgezustand einer begleitenden oder vorausgängigen Genital-Affection (*Excoriation* oder Geschwür, Induration oder Papel).[1] Befindet sich das Geschwür an einer anderen Körperstelle als wie an den Genitalien (z. B. an der Lippe, an der Brustwarze, an einem Finger), so wird auch hier die Mitleidenschaft einer oder mehrerer benachbarter Lymphdrüsen (Submaxillar-, Axillar-, Cubital-Drüsen) als Bubo bezeichnet und mithin dieser Ausdruck als ein Collectiv-Name für jede in Folge von venerischer Contagion bedingte Drüsen-Erkrankung gebraucht.

Differenzirung. Entsprechend der Differenz zwischen weichem und hartem Schanker scheidet sich dieselbe in eine acute, entzündliche und in eine indolente, chronische Drüsen-Schwellung. Jene beschränkt sich in der Regel auf die unilaterale Erkrankung eines nächstgelegenen Drüsen-Paquets und charakterisirt sich

---

[1] Es gibt keinen spontan-entstandenen Bubo venerischen Ursprunges: es gibt keinen sogen. „*Bubon d'emblée*", d. h. kein Ergriffenwerden einer Lymphdrüse ohne vorgängigen Primäraffect der Haut oder Schleimhaut. Ich habe nie einen einzigen Fall gesehen, wo ich nicht eine locale Ursache hierfür hätte constatiren können. Diese kann allerdings mitunter in einem ziemlich geringen peripherischen Reiz bestehen. Es kann z. B. eine Pustel zwischen den Zehen oder eine gereizte wunde Stelle am Fuss, ein durch Kratzen erzeugtes Geschwür am Oberschenkel, eine vernachlässigte Rhagade am Präputium, eine durch Seborrhoe verursachte tiefere oder umfangreiche Erosion unter einer beträchtlich-phimotischen Vorhaut etc. hinreichend sein, um eine entzündliche Lymphdrüsen-Schwellung hervorzurufen.

somit als eine singuläre Affection, diese hingegen als eine multiple, indem sie immer als successiv erfolgende, bilaterale Schwellung aller benachbarten sowie auch der meisten anderwärts oberflächlich situirten Lymphdrüsen sich geltend macht. Während erstere einen begrenzten, unilateralen, schmerzhaften, acut entzündlichen Vorgang zu bilden pflegt (*Adenitis acuta, Bubo simplex*), der leicht — beiläufig in einem Drittel aller Fälle — zur Abscedirung führt: bietet sich letztere stets als ein mässiger, schmerz- und reactionsloser, bilateraler, eine Drüse nach der anderen befallender chronischer Infiltrations-Zustand, ohne alle Neigung zur Entzündung oder Suppuration (*Adenopathia universalis, Bubo indolens, multiplex*). Der indolente, multiple Bubo (welcher durch Hyperplasie der zelligen Drüsen-Elemente sich ergibt und als eine beiderseitige Kette von geschwollenen Drüsen unter einer ganz unveränderten Haut sich manifestirt) ist ein so constantes, ausschliessliches Attribut der Syphilis, dass man ihn geradewegs als „syphilitischen Bubo" bezeichnen dürfte.

Characteristik des entzündlich-acuten, singulären Bubo.

Der acute Bubo kommt bei Männern — wegen des grösseren Reichthums an Lymphdrüsen — unvergleichbar häufiger vor als wie bei Weibern, und zwar vorzüglich dann, wenn das weiche Geschwür sich an der Harnröhren-Mündung oder am Bändchen des Penis (sogen. Frenulum) befindet oder wenn mehrere Ulcerationen unter einer engen, langen Vorhaut (Phimosis) verborgen sind; er trifft sich gewöhnlich — jedoch keineswegs immer — auf jener Seite, welche dem Sitze des Schankers entspricht, sehr selten auf der entgegengesetzten Körper-Hälfte, ganz selten gleichzeitig in beiden Leisten-Gruben (doppelseitige acute Drüsen-Entzündung).[1]

---

[1] Der Besitz an oberflächlichen Lymphdrüsen ist bei den einzelnen Individuen ein ziemlich verschiedener; lymphatische und scrophulöse Personen sind damit reichlicher ausgestattet. Bei diesen kann auch ein geringer äusserer Reiz erfahrungsgemäss die Drüsen in einen hyperplastischen Zustand versetzen, resp. eine Anschwellung derselben verursachen. Eine Excoriation am Fuss, ein Furunkel, eine Tonsillitis etc. reicht bei diesen Leuten hin, um eine Schwellung von einer oder ein Paar benachbarten Drüsen zu erzeugen.

Die in der Regel unilateral auftretende, acute, entzündliche Drüsen-Affection bildet einen nicht seltenen, aber keineswegs gewöhnlichen oder gar nothwendigen Appendix des weichen Schankers. Sie entsteht sehr gern dann, wenn der letztere einer reizenden, ätzenden Behandlung unterworfen oder nicht rein gehalten wird, so dass sich unter einer Kruste oder unter einer ödematös-

Zu einem ziemlich variablen Zeitpunkt — öfter ungewöhnlich spät, wenn das Geschwür sich der Vernarbung nähert oder bereits verheilt ist, als wie ungewöhnlich früh — beginnt die Affection mit einem die rechte oder linke *Fossa inguinalis* betreffenden, ziehenden, spannenden Schmerz, der sich besonders beim Stehen oder Gehen bemerklich macht und bedingt wird durch die Bildung eines bohnen- bis haselnussgrossen, umschriebenen, prominirenden, subcutanen Knotens. Letzterer constituirt sich durch eine beiläufig drei- bis vierfache Volums-Vergrösserung von zwei oder drei nahe aneinander liegender entzündeter Drüschen. Auf dieser Stufe kann die Geschwulst — solange die Haut sowie das Unterhautzellgewebe weich und unbetheiligt bleiben, mithin nur die Drüse selbst den erkrankten Theil vorstellt — eine Zeit lang persistiren und allmälig sich wieder zurückbilden. Beiläufig in einem Drittel aller Fälle erfolgt jedoch keine Zertheilung, sondern es vollzieht sich (unter vorschreitender Zunahme der Anschwellung sowie der Beschwerden) eine Entzündung der Haut und des umliegenden subcutanen Zellgewebes. Es bietet sich dann eine mit der Grösse eines Tauben- oder Hühner-Eies vergleichbare, furunkel-ähnliche, harte, diffuse, gegen Druck sehr empfindliche, mit erysipelatöser oder blau-rother, heisser Haut bedeckte Geschwulst, welche unter lancinirendem, klopfendem Schmerz von der Mitte aus erweicht und unter Dünnerwerden der Haut endlich Fluctuation zeigt. Nach der künstlichen Entleerung des mit Blut und necrotischem Zellgewebe gemischten Eiters hat man (bei vollständigem Verschwundensein der Schmerz-Empfindung) eine mehr oder weniger grosse Abscess-Höhle vor sich, deren Grund das erkrankte, hypertrophische Drüsen-Paquet bildet und deren Verheilung

---

geschwollenen, phimotischen Vorhaut Eiter ansammelt. Unter dieser Bedingung kann es ausnahmsweise auch bei einem harten Schanker zur Entwicklung einer schmerzhaften, suppurirenden Drüsen-Entzündung kommen. Einer solchen höchst seltenen, exceptionellen Eventualität liegt immer eine dieser beiden speciellen Ursachen zu Grunde: entweder Reizung in Folge einer vorgenommenen Aetzung oder Abschluss von Eiter Seitens eines bestehenden Geschwüres oder einer eiterig-zerfallenden Papel. Retention von Eiter kann auch eine concomitirende Lymphgefäss-Entzündung veranlassen (cf. pag. 25). Die Lymphangitis (welche immer den an einem Finger acquirirten weichen Schanker zu begleiten pflegt, im Uebrigen aber eine ganz ungewöhnliche Erscheinung bildet) kennzeichnet sich durch einen auf dem Rücken des Gliedes gegen den *Mons Veneris* verlaufenden und mit ödematöser Haut-Schwellung verbundenen, schmerzhaften, röthlichen, harten, perlschnur-ähnlichen Strang, welcher unter Umständen zu einer geringen Abscedirung führen kann.

innerhalb drei bis sechs Wochen von statten geht. Der spätere Vernarbungs-Termin bedingt sich dadurch, wenn die Abscess-Entleerung zu lange hinausgeschoben oder ganz der Natur überlassen wird und in Folge dessen — durch Eiter-Senkung sowie umfangreichen Zerfall von Zellgewebsparthien — grössere Hautunterminirungen, sinuöse Zerklüftungen und Hohlgänge (längs des POUPART'schen Bandes) zustandekommen.

Gangränöser Bubo. Eine besondere Heilungs-Verzögerung ergibt sich ferner in jenen äusserst seltenen Fällen, wo nach der Eröffnung oder nach dem Aufbruch des Abscesses ein beträchtlicher gangränöser Gewebs-Zerfall stattfindet, indem (unter hochgradiger Störung des Gesammtbefindens) die Wunde sich in ein übel aussehendes, rasch und weit um sich greifendes, zackiges, klaffendes, stark unterminirtes Geschwür verwandelt, die Abscess-Höhle einen graugelben Beleg zeigt und eine geringe, schlecht beschaffene, puriforme Absonderung liefert. Dieses schlimme Vorkommniss wird mit Unrecht als „virulenter Bubo" bezeichnet, weil es sich hierbei nicht um einen Drüsen-Schanker, nicht um eine directe Fortleitung von Schanker-Contagium in eine Lymphdrüse handelt, sondern um eine Complication mit Gangrän, resp. *Gangraena nosocomialis.* Je nach dem Grade der gangränösen Zerstörung werden natürlich bedeutende Gewebs-Defecte und folgemässig auch grosse, unregelmässige, strahlige, adhärente Narben veranlasst.

Characteristik des entzündungslosen, indolenten, multiplen Bubo. In geradezu conträrer Weise characterisirt sich die der Syphilis angehörige und darum dem harten Schanker niemals fehlende Drüsen-Erkrankung als gleichmässige, successive, bilaterale Infiltration aller benachbarten Lymphdrüsen, so dass dieselben eine Reihe von erbsen- oder mandelkerngrossen, rundlichen, harten, völlig schmerzlosen Tuberositäten darstellen, welche die Umgebung ganz intact lassen und keine Tendenz zu Entzündung oder Abscedirung besitzen. Diese aphlogistische, multiple Drüsen-Schwellung bildet nächst der specifischen Gewebsverhärtung das früheste pathognomonische Symptom der Syphilis, indem sie gewöhnlich schon wenige Tage nach der Indurations-Entwicklung sich etablirt. Zugleich gibt sie eine Bestätigung betreffs des Eingangs-Ortes des syphilitischen Virus, insofern immer die der Ansteckungs-Stelle zunächst gelegenen Drüsen ergriffen werden: mithin, wenn die Krankheits-Uebertragung am Munde oder am Finger etc. stattfand, allemal zuvörderst die Submaxillar- oder Cubital- und Axillar-Drüsen. Während also beim weichen Schanker die Drüsen-Erkrankung als ein schmerzhafter, acut entzündlicher Vorgang sich bietet, in der Regel sich auf die *Regio inguinalis* einer Seite beschränkt und auch hier nur ein einziges Drüsen-Paquet betrifft: erstreckt sich die syphilitische Drüsen-Affection auf alle in beiden Leistengruben befindlichen Drüsen sowie späterhin in analoger Weise auch auf die oberflächlichen Hals- und Nacken-, Cubital- und Axillar-Drüsen. Der Verlauf ist ein äusserst langwieriger, d. h. sie pflegen viele Monate lang unverändert fortzubestehen. Endlich werden sie kleiner und härter, kehren aber nie auf ihren früheren, normalen Umfang zurück. Eine in Folge von Syphilis oder auch in Folge eines weichen Schankers erkrankte Drüse erreicht — was sie auch immer für einen Verlauf nehmen mag — niemals ihr früheres Volumen wieder, sondern bleibt — weil nie eine völlige Rückbildung stattfindet — zeitlebens grösser als wie im normalen Zustand.

Behandlung des acuten Bubo. Die Behandlung der acuten Drüsen-Schwellung sowie der *Lymphangitis* kann nur in einer localen Antiphlogose bestehen, weil sich hier keine andere Indication ergibt, als den vorhandenen Entzündungs-Zustand zu bekämpfen und zugleich die inflammatorische Mitbetheiligung des umliegenden Zellgewebes fernzuhalten. Zu diesem Behufe dienen: rechtzeitige Application von drei bis vier Blut-Egeln; dann fleissige Anwendung der Kälte, bewirkt durch Auflegen einer kleinen Blase mit zerstossenem Eis und Kochsalz, Ueberschläge mit Eis- oder Schnee-Wasser oder verstärktem Blei-Wasser (10 %), öfteres Aufpinseln von purem Blei-Essig oder Zerstäubung von Aether, Einreibung mit *Unguentum Cerussae* oder *Ungt. Plumbi;* ferner Gebrauch von salinischen Abführungsmitteln sowie von Jodkalium-Lösung; Vermeidung von vieler körperlicher Bewegung, von längerem Stehen oder Fahren. Grosse Vorsicht verlangt die Anwendung der *Tinctura Jodi,* welche vornehmlich derivatorisch wirkt und bei zarter Haut leicht *Dermatitis* erzeugt; man gebraucht sie daher besser in Verbindung mit *Tinct. Gallarum* (zu gleichen Theilen) als wie pur; ganz ungeeignet ist ihre Mischung mit Collodium, weil letzteres immer eine missliche Spannung verursacht. Werthlos ist das *Emplastrum mercuriale, Empl. Plumbi, Empl. Plumbi jodati* sowie jedes andere Pflaster. Will man ein resorbirendes Mittel anwenden, so verdient eine Jodoform-Salbe (1 : 5) den entschiedenen Vorzug vor dem *Ungt. mercuriale* oder dem *Ungt. jodatum,* welches bei Zusatz von *Jodum purum* die Haut reizt und ohne diesen Zusatz keine Wirkung äussert. Schädlich — nicht nützlich — erweist sich eine subcutane Einspritzung von Carbolsäure- oder Jod-Lösung, indem hierdurch die Adenitis nicht coupirt, sondern vielmehr unbedingt gesteigert wird.

Gelingt es nicht, die Affection zur Involution zu bringen, so lasse man die Abscess-Bildung ihren Fortgang nehmen, nachdem man vielleicht noch mit einem kräftigen *Derivatorium* (Auflegen eines Blasen-Pflasters, Bestreichen mit Höllenstein oder energische Bepinselung mit Jod-Tinctur etc.) einen letzten Versuch gemacht hat. Es ist weder nöthig, noch wünschenswerth, zur Förderung der Abscedirung irgend welche Mittel (Fomente, Kataplasmen, reizende Pflaster: wie *Empl. Meliloti, Empl. basilicum* etc.) zu gebrauchen oder gar im Bette, resp. in stetiger Rückenlage zu verharren, wodurch bloss Eiter-Senkung, tiefere Gewebs-Zerstörung und Verzögerung der Haut-Verdünnung bewirkt wird. Umgekehrt muss man gerade jetzt dem Patienten die Rückenlage widerrathen und das Umhergehen empfehlen, insofern dadurch die Erweichung und Zuspitzung der betr. Hauptparthie begünstigt wird. Ist diese erfolgt und gehörige Fluctuation vorhanden, so darf man mit der Eröffnung des Abscesses nicht mehr zögern. Hierzu genügt ein querer Einstich mit einer Lancette und zwar am unteren Theile des Abscesses; eine grosse Incisions-Wunde, resp. ein Einschnitt mit Spaltung der Haut hat nichts Vortheilhaftes an sich, indem dadurch die Vernarbungs-Zeit ungebührlich verlängert wird; und ebenso ist umgekehrt die subcutane Anwendung eines *Troicart* mit Aspiration des Eiters unbedingt verwerflich, indem sie sich betreffs der Herausbeförderung des Eiters und der Reinigung der Abscess-Höhle als vollends unzulänglich erweist. Nach der Incision wird der Abscess-Inhalt thunlichst herauszustreifen gesucht, hierauf mit einer lauwarmen Carbolsäure- oder Chlorkali-Lösung eine wiederholte Ausspritzung vorgenommen, dann ein kleiner Charpie-Pfropf (sogen. *Bourdonnet*) in die Wunde eingelegt und eifrige Application von Ueberschlägen mit kaltem, frischem Wasser bethätigt. Ausser Fortgebrauch der letzteren ist weiterhin für tägliche zweimalige Reinigung der Abscess-Höhle, Auspinselung mit Jodoform-Pulver oder Jodoform-Salbe, öftere warme Vollbäder (28° R.) und Anlegung eines geeigneten Verbandes (sogen. *Spica inguinalis,* mit gehöriger Ueberpolsterung von Lint und Watte) Sorge zu tragen. Wo beträchtliche Hohlgänge oder sinuöse Unterminirungen bestehen und die Granulations-Bildung zu langsam von statten geht, sind reizende Mittel von Nutzen: nämlich Einspritzungen mit kräftigen antiseptischen Solutionen oder tägliche Einpinselung mit rother Präcipital-Salbe (*Ungt. Hydrargyri oxydati rubri*). Complication mit Gangrän erfordert häufige, protrahirte warme Bäder sowie Verband mit Carbol-Oel oder Solutionen von *Kali hypermanganicum, Kali causticum* etc.

Behandlung des chronischen Bubo. Bei der chronischen, syphilitischen Drüsen-Erkrankung wäre ein rein locales Verfahren ein vergebliches Beginnen. Ihre Behandlung besteht in der gegen die Syphilis zu richtenden allgemeinen Behandlung; diese kann unter Umständen durch eine mässige Einreibung von *Ungt. Hydrargyri cinereum* (1,0 *per diem*) auf die afficirten Drüsen unterstützt, aber nicht durch dieselbe ersetzt werden. Eine Exstirpation der letzteren fruchtet nichts; denn es vermag hierdurch das Eintreten weiterer syphilitischer Phänomene ebensowenig verhindert zu werden als wie durch eine Exstirpation der specifischen Induration. Und es kann dies nicht erreicht werden, weil die Initialsclerose und die multiple Drüsen-Induration — indem sie sich immer erst nach Ablauf mehrerer Wochen seit der Uebertragung des syphilitischen Virus geltend machen — sich nicht als Vorläufer der Syphilis characterisiren, sondern als fertige Producte der im Organismus wirksam gewordenen syphilitischen Contagion, als fertige Symptome des dort bereits etablirten syphilitischen Krankheits-Processes.

Fünftes Kapitel. Syphilis.

§. 9. Eigenthümlichkeiten des syphilitischen Krankheits-Processes.

Definition. Die Syphilis bildet eine contagiöse, chronische, constitutionelle Krankheit, welche sich durch ein in längeren zeitlichen Zwischenräumen stattfindendes Auftreten ihrer Symptome auszeichnet, an jeder Körperstelle ihren Eingang nehmen und — während eines äusserst hartnäckigen, langwierigen Verlaufes — in allen Organen krankhafte Veränderungen zur Folge haben kann. Mit dem geschlechtlichen Verkehr sowohl hinsichtlich ihres Ursprunges wie auch meistens bezüglich ihrer Weiterverbreitung in causalem Zusammenhang stehend nimmt sie unter den venerischen Krankheiten den ersten Rang ein, indem sie als die wichtigste und folgenschwerste unter denselben sich darstellt.

Contagium. Ebenso contagiös wie die localen venerischen Affectionen, unterscheidet sie sich jedoch von denselben wesentlich dadurch, dass die Ansteckungsfähigkeit nicht nur dem Secrete eines jeden syphilitischen Krankheits-Productes zukommt, sondern auch dem Blute von syphilitischen Personen und dem Samen syphilitischer Männer. Sie kann daher ausser einer directen oder indirecten örtlichen Uebermittelung (*Syph. acquisita*) auch durch Vererbung (*Syph. congenita*) mitgetheilt werden. Allemal bedingt sich ihre Weiterverbreitung stricte durch die Uebertragung eines specifischen, fixen Contagiums von einem Individuum auf das andere, resp. von einer syphilitischen auf eine nicht-syphilitische Person. Hierzu ist natürlich eine Epidermis- oder eine Epithels-Verletzung sehr förderlich aber keineswegs nothwendig; es gelangt das Contagium auch bei unverletzter Oberhaut zur Wirkung, wenn es mit einer zarten Haut oder Schleimhaut in innige Berührung kommt.

Ueber die Natur dieses specifischen, fixen Contagiums, dessen Quelle der an Syphilis erkrankte menschliche Körper bildet, sind zur Zeit unsere Kenntnisse noch nicht besser bestellt als wie betreffs der meisten anderen fixen oder flüchtigen Ansteckungsstoffe. Wir kennen noch nicht das syphilitische Gift, sondern bloss dessen Wirkungen auf den menschlichen Organismus.[1] Bezüglich der Be-

[1] Das Wesen des syphilitischen Giftes wird von den Einen als eine specifische Pilz-Bildung (Syphilis-Mikrobe) aufgefasst, von den Anderen als ein chemisches Ferment, welches sich im Körper vermehrt und in „gewissen albuminosen Protoplasma-Partikelchen“ seinen Sitz habe etc. (Vierteljahrsschr. f. Dermat. u. Syph. 1878, p. 604; 1881, p. 90. 108). Von mir wurde bereits im Jahre 1868 der Satz niedergeschrieben: „Der Träger des syphilitischen Virus ist ganz gewiss ein organisches Element, eine Zelle, welche sich weiterpflanzt und den Körper ebenso durchwandert wie die *Trichina spiralis* oder der Blasenwurm.“ Ja, sicherlich wird man in der Zukunft nicht mehr von der syphilitischen Zelle bloss sprechen und nach ihr forschen, sondern man wird sie erkennen und finden. Beruht der Initial-Affect der Syphilis auf einer krankhaften Zellenbildung, so darf man wohl annehmen, dass der Träger des syphilitischen Contagiums ein organisches Element, eine Zelle sei, welche nach ihrer Absorption sich vervielfältigt, durch die Lymph- und Blutgefässe im Körper verbreitet wird und nicht bloss im Serum der syphilitischen Producte enthalten, sondern auch an die weissen Blutkörperchen, beziehungsweise an die Eiweiss-Körper des Organismus gebunden ist.

urtheilung desselben wird man in Erwägung ziehen müssen, dass 1) dasselbe allem Anscheine nach durch kein Aetzmittel zerstört werden kann und dass auch die Ausschneidung der Indurationsstelle nichts nützt, resp. den Ausbruch weiterer Krankheits-Erscheinungen nicht zu verhindern, sondern bloss zu verzögern vermag; 2) dass die Krankheit vererbbar und zu jeder Zeit ihres Bestehens übertragbar ist; 3) dass sie ein mehrwöchentliches Incubations-Stadium besitzt; 4) dass sie — im Gegensatz zu den anderen venerischen Affectionen — nicht einen acut entzündlichen Vorgang bildet, sondern umgekehrt den Charakter der Chronicität und krankhaften Gewebs-Wucherung (Verhärtung, Infiltration, Neubildung) an sich trägt; 5) dass zwischen ihren frühesten und spätesten Producten, — nämlich zwischen dem initialen Gewebs-Infarcte an der Ansteckungs-Stelle (Induration), der Infiltration der benachbarten, greifbaren Lymphdrüsen und der Gummi-Geschwulst — eine histologische Aehnlichkeit besteht, mithin Anfang und Ende der Krankheit sich in einer ähnlichen specifischen Neubildung begegnen; 6) dass man gewöhnlich nur einmal im Leben an Syphilis erkrankt, bezw. ausnahmslos auf eine Zeitdauer von mehreren Jahren gegen das syphilitische Contagium immun wird; 7) dass jedes menschliche Wesen, welches nicht schon mit Syphilis behaftet ist oder war, gleichmässig zur Aufnahme des Contagiums empfänglich ist, während dies bei den übrigen Säugethieren nur in sehr beschränkter Weise der Fall zu sein scheint, ja vielmehr noch ernstliche Zweifel darüber bestehen, ob unter denselben überhaupt die Syphilis oder eine derselben ähnliche Krankheit vorkommt[1]; 8) dass die Individualität factisch nicht ohne Einfluss auf den Krankheits-Verlauf ist, mithin bei Männern, welche fast zur selben Zeit von dem nämlichen Weibe angesteckt wurden, dennoch Ausbruch und Verlauf der Krankheit sowohl in zeitlicher wie gradueller Hinsicht ein sehr verschiedener sein kann; 9) dass die Syphilis immer beim Weibe viel milder verläuft als beim Manne; 10) dass sich dieselbe durch eine besondere Neigung zu Recidiven auszeichnet, mithin (auch trotz einer vollzogenen anti-syphilitischen Kur) häufig nach einer verschieden langen Zwischenzeit (sog. Latenz-Stadium, während dessen sich die Patienten völlig gesund glauben) wieder Rückfälle und neue

[1] cf. Ueber die Beschäl-Krankheit der Pferde, Vierteljahrssch. f. Derm. u. Syph. 1878, p. 127. Nach den Experimenten von Bradley und Legros scheint wirklich die Syphilis künstlich auf Thiere übertragen werden zu können; doch bedürfen diese geringen Versuche immerhin noch weiterer Bestätigung.

Nachschübe der Krankheit sich einstellen; 11) dass sie oft mit ganz exemplarischer Inhärenz lange Jahre fortbesteht und mitunter allen Heil-Versuchen widersteht, also zuweilen wirklich unheilbar ist, während umgekehrt in anderen Fällen eine Spontan-Heilung der noch nicht lange bestehenden Krankheit vorkommen kann; 12) dass sich das Quecksilber nicht zu jeder Zeit einer bestehenden Syphilis gleich wirksam zeigt; dass die syphilitischen Krankheitsformen zwar grösstentheils unter der Herrschaft des Merkurs stehen, dass jedoch derselbe gerade beim Beginne der Krankheit sich weniger wirksam erweist und dass keinerlei innerliche wie äusserliche Anwendung desselben im Stande ist, die Entwicklung der Induration fernzuhalten oder (wenn letztere sich schon vollzogen hat) den nachfolgenden Ausbruch weiterer syphilitischer Symptome gänzlich zu verhindern.

Wie sich das (in jedenfalls minimaler Quantität) in den Organismus eingedrungene, resp. aufgenommene Contagium verhält, wie es seine Wirkung entfaltet, wie und wie lange es sich hier reproducirt, wo es seinen Sitz hat und wodurch es die gesammten krankhaften Veränderungen hervorbringt: ist noch so wenig eruirt, dass alle diesbezüglichen Daten nicht über das Gebiet der Hypothesen hinausgehen.[1] Feststeht nur so viel, dass die Secretions-Organe das syphilitische Gift nicht aufnehmen und — mit alleiniger Ausnahme des Samens — keine specifische Absonderung liefern. Das Secret der Speichel-, Schweiss- und Brust-Drüsen kann bloss dann eine Krankheits-Uebertragung bewirken, wenn demselben entweder Blut beigemischt ist oder ein virulenter Stoff, der von echt syphilitischen, an oder in der Nähe der Secretions-Organe situirten Affectionen herrührt.

Impft man mit dem Blute oder mit dem Secrete von syphilitischen Producten auf gesunde Personen, so entsteht nach einer Incubation von drei bis vier Wochen an der Impf-Stelle eine Papel, welche allmälig mehr indurirt, häufig oberflächlich ulcerirt und dann alsbald eine indolente Schwellung der benachbarten Lymphdrüsen,

[1] Es lässt sich wohl nicht annehmen, dass die Lymphdrüsen jene Depots seien, in welchen allein das syphilitische Contagium sich etablirt und in welche es sich zeitweise wieder zurückflüchtet. Man beobachtet ja doch nicht selten, wie Individuen mit hochgradigen, ausgebreiteten syphilitischen Krankheits-Formen behaftet sind, während die Lymphdrüsen nur in ganz geringem Grade afficirt erscheinen, so dass ihre Erkrankung in gar keinem Verhältniss steht zu dem vorhandenen Krankheitsbild.

sowie weiterhin die übrigen, der Syphilis eigenen Erkrankungs-Formen auf der Haut und Schleimhaut nach sich zieht.[1] Wird die Impfung hingegen an einem bereits syphilitischen Individuum vollzogen, so bleibt sie — weil hier das syphilitische Contagium als solches gar nicht mehr zur Wirkung kommen kann — entweder ohne Erfolg oder es entsteht eine Pustel resp. ein weiches Geschwür (sogen. CLERC'sches Chancroid), welches bei der Ueberimpfung auf Nichtsyphilitische wieder ein local bleibendes (weich bleibendes) Geschwür erzeugt oder ein Geschwür mit darauffolgender Induration und Syphilis (wenn nämlich in der Nähe sich syphilitische Efflorescenzen befinden oder bei der Impfung Blut oder Blut-Serum mit übertragen wird).[2]

Verbreitung der Syphilis. Empfänglichkeit für dieselbe. Die klimatischen Verhältnisse sind ohne alle Bedeutung in Bezug auf Entstehung und Verbreitung der Krankheit. Nicht klimatischen oder individuellen Besonderkeiten kann es zugeschrieben werden, dass sie an einigen Orten weniger obwaltet als wie an anderen und dass sie in allen grossen Städten, besonders in den See-Städten und Haupt-Verkehrs-Plätzen, in den Emporien des Handels und des Luxus sich in eminenter Weise geltend macht. Ueberall in allen fünf Welt-Theilen — mit Ausnahme der Insel Island und der Insel Miquelon — vorkommend, bildet die Syphilis die verbreitetste Volkskrankheit. Am stärksten besteht sie in Mexico und Brasilien, dann in Egypten, China, Japan, im nördlichen Russland und in der nördlichen Türkei.

Betreffs der Empfänglichkeit für das syphilitische Gift lässt sich weder hinsichtlich des Lebensalters, noch hinsichtlich

[1] In zeitlicher Hinsicht verhält es sich also mit der künstlichen Uebertragung der Syphilis geradeso wie mit der natürlichen: sie braucht zu einem Resultate drei bis vier Wochen, nicht zwei bis drei Tage.

[2] Verkehrt ein syphilitischer Mann mit einem Weibe, welches an seinen Genitalien syphilitische Producte trägt, so entwickelt sich an Jenem nicht eine Induration oder ein indurirtes Geschwür, sondern eine einfache *Ulceration* oder eine *Excoriation*, welche als eine wenig secernirende und wenig belästigende wunde Stelle lange unverändert persistiren kann. Gerade dieser Umstand, dass an einem Organismus, welcher bereits unter dem Einfluss der syphilitischen Diathese steht, das syphilitische Contagium nicht mehr als solches zur Entfaltung gelangen und darum weder eine Induration, noch ein indurirtes Geschwür zustandekommen kann, zeigt, dass die Induration kein rein örtliches Uebel ist und dass die Syphilis zu jeder Zeit ihres nachweisbaren Bestehens sich als eine constitutionelle Erkrankung darstellt, mithin keine Affection existirt, welche man stricte als locale Syphilis betrachten könnte.

des Geschlechtes oder der Nationalität und der klimatischen Verhältnisse ein wirklicher Unterschied constatiren. In Europa scheinen alle menschlichen Wesen (welche noch nicht an Syphilis litten) gleichmässig für dasselbe empfänglich zu sein. Unter den farbigen Menschen-Raçen soll die Krankheit nicht vorkommen, solange sie in keine geschlechtliche Beziehung zu den Europäern treten, solange sie rein und ohne Beimischung fremden Blutes bleiben.

Wenn man sagt, die Syphilis macht immun gegen Syphilis, so ist dies dahin zu verstehen, dass durch eine stattgehabte Ansteckung eine Immunität gegen neue Contagion bewirkt wird und zwar nicht bloss während des offenbaren Bestehens der Krankheit, sondern auch noch lange nach dem Verschwinden der diesbezüglichen Spuren. Diese Immunität ist aber keineswegs immer eine lebenslängliche; zuweilen erstreckt sie sich nur auf eine verschieden lange Reihe von Jahren. Eine wiederholte Erkrankung an Syphilis — sogen. *Reinfectio syphilitica* — ist ein vollkommen verbürgtes, wenn auch höchst seltenes Vorkommniss (cf. pag. 53); ja, es kann sogar geschehen, dass ein Individuum, welches mit hereditärer Syphilis geboren wurde, späterhin auf dem gewöhnlichen Wege neuerdings mit Syphilis angesteckt wird.

Ansteckungs-Weise. Die Uebertragung der Syphilis erfolgt entweder unmittelbar, d. h. von Körper zu Körper, oder mittelbar, d. h. durch den Contact mit Gegenständen, an welchen syphilitisches Virus haftet. Weitaus am häufigsten vollzieht sich die Ansteckung durch den geschlechtlichen Verkehr, und es bilden darum die Genitalien den gewöhnlichen Ort der Krankheits-Uebermittlung. Sie kann aber — abgesehen von der hereditären Mittheilung — auch ausserhalb der Genital-Sphäre und ohne Vermittlung des Coitus statthaben an jeder dem Contagium zugänglichen Stelle des Körpers, also überall, wo dasselbe mit einer lädirten Oberhaut in Contact geräth oder auch mit einer unverletzten zarten Haut- oder Schleimhaut-Parthie in unmittelbare, innige, längere Berührung kommt. Dieser Ansteckungs-Modus *extra coitum* ereignet sich am öftesten an den Lippen oder an der Zungen-Spitze und zwar durch Küssen oder durch Saugen (seitens eines Kindes, welches von einer syphilitischen Amme gestillt wird) oder in Folge des gemeinschaftlichen Gebrauches eines Löffels oder Trinkgeschirres, einer Tabakspfeife, einer Cigarrenspitze, eines Löthrohres, eines sogen. Kinder-Schnullers (d. h. eines aus Leinwand oder Kautschuk bestehenden Sauglappens eines syphilitischen Kindes, wenn derselbe einem anderen Kinde gegeben oder von dem pflegenden Kindermädchen oder sonstigen Personen zuweilen in den Mund genommen wird) sowie mancherlei anderer Gegenstände, welche man mit dem Munde berührt; ferner an der Brustwarze (einer gesunden Amme durch die Mundschleimhaut eines syphilitischen Kindes); an wunden Fingern bei Aerzten, Hebammen und Krankenwärtern durch Ansteckung gelegentlich des Touchirens, geburtshilflicher Manipulationen oder anderweitiger Verrichtungen an syphilitischen Individuen; an der Hand, an der Wange, an den Augenlidern, an der Stirne etc. durch Beissen oder Kratzen mit einem durch syphilitisches Gift beschmutzten Finger-Nagel; dann an verschiedenen Körpertheilen in Folge von verunreinigten Instrumenten[1] und ähnlichen Objecten: besonders Schröpf-Schnepper, Spritzen, Sonden, Pincetten, Kornzange, Katheter, Schwämme;[2] durch Aussaugen der Wunde bei Vornahme der rituellen Beschneidung sowie beim Tättowiren;[3] endlich durch die Pocken-Lymphe, wenn sie zum Zwecke der Vaccination einem syphilitischen Kinde entnommen wird.[4]

Von den Secretionen des syphilitischen Körpers ist, wie schon gesagt, der männliche Same die einzige, welche das Contagium ebenso in sich schliesst wie das Blut und darum für sich allein eine Krankheits-Uebertragung verursachen kann; die übrigen vermögen bloss bedingungsweise eine Contagion zu bewirken. Es kann durch Küssen oder Säugen die Krankheit bloss unter der Bedingung mitgetheilt werden, dass an den betreffenden Theilen krankhafte Producte vorhanden sind. Ein syphilitisches Weib, welches ein gesundes Kind säugt, kann also dasselbe erst dann durch den Act des Säugens anstecken, wenn an seiner Brustwarze oder am Warzenhof syphilitische Efflorescenzen bestehen; desgleichen ist der Speichel resp. die Mundflüssigkeit Syphilitischer nur dann ansteckend, wenn im Mund oder im Hals syphilitische Geschwüre oder Infiltrate (Papeln) zur Entwicklung gekommen sind; und die Impf-Lymphe

[1] Z. B. durch Verletzung mittels eines Rasirmessers; cf. Vierteljahrsschr. f. Derm. u. Syph. 1882, p. 155.

[2] Ich erinnere mich eines Falles, wo die Krankheit unzweifelhaft durch Sondirung der Eustachischen Röhre mittels eines beschmutzten Ohren-Katheters übertragen wurde.

[3] cf. Vierteljahrsschr. f. Derm. u. Syph. 1879, p. 480. E. Güntz, Ueber die Verhütung der Syph., Leipz. 1870, p. 24—28; 77—93.

[4] cf. Güntz, l. c. p. 94—137.

erzeugt nur dann Syphilis, wenn ihr Blut (Blutkörperchen oder Blutserum) beigemengt ist.[1]

Während der Dauer des syphilitischen Krankheits-Processes erlischt die Ansteckungsfähigkeit nie ganz; am meisten macht sie sich geltend beim Vorhandensein einer hyperplastischen (papulösen, condylomatösen) Haut- oder Schleimhaut-Affection. Papulöse Erosionen und feuchte Papeln bilden — häufiger als indurirte Geschwüre und ulcerirende Sclerosen — für den männlichen Theil die gewöhnliche Quelle der Contagion; dem harten Schanker des Mannes entspricht mehrentheils die Papel des Weibes.

Incubation. Unter Incubations-Stadium versteht man die Zeitfrist vom Momente der Aufnahme des syphilitischen Contagiums bis zum Auftreten des pathognomischen Infiltrates (Induration oder Primär-Knoten) am Uebertragungs-Orte. Schwankend zwischen $2^1/_2$ und 4 Wochen beträgt sie meistens 18 bis 22 Tage. Als ausnahmsweise Extreme ihrer Dauer kann ich einerseits den 13., andererseits den 33. Tag seit der stattgehabten Ansteckung verzeichnen.[2] Die desfallsigen Differenzen scheinen mehr in der Qualität des angesteckten Körpers (Individualität) als wie in der Qualität des Contagiums oder der Contagions-Stelle ihren Grund zu haben. Uebrigens gehört es unter die Eigenthümlichkeiten der Syphilis, dass sie sich durch grosse Verschiedenheit bezüglich des Verlaufes und der Erkrankungs-Intensität auszeichnet.[3]

---

[1] Letzteres ist aber (bei der Impfung von Arm zu Arm) fast immer der Fall; es kann die Lymphe ganz klar aussehen und dennoch mehr oder weniger Blutkörperchen enthalten. Es ist daher, wenn man von syphilitischen Kindern oder Erwachsenen auf nichtsyphilitische Organismen impft, die Gefahr der Krankheits-Uebertragung eine so naheliegende, dass sie die Regel — nicht die Ausnahme — bildet. Ebenso muss eine Amme, welche ein syphilitisches Kind säugt, nicht nothwendig angesteckt werden; aber es ist nicht als die Regel, sondern mehr als die Ausnahme zu erachten, wenn sie dabei ganz intact bleibt.

[2] Präsentirt sich eine Person mit exquisiter Induration an einem Geschwür, welches bald nach einem Coitus entstanden war, oder mit einer trockenen Papel und sind in beiden Leisten-Gruben indolente Bubonen vorhanden, so darf man annehmen, dass bereits vier Wochen seit der Ansteckung verstrichen sind.

[3] In ebenso sonderbarer wie unnöthiger Weise spricht man auch von einem zweiten Incubations-Stadium und versteht darunter den Zeitraum vom Auftreten des Primär-Knotens bis zu jenem Termin, wo die Krankheit sich an der Cutis oder an der Schleimhaut manifestirt. Es lässt sich nämlich nicht absehen, warum dieselbe sich hiermit erst als ein Ergriffensein des

Eintheilung. Gerade wegen dieser Vielgestaltigkeit der Erscheinungsweise ist es schwer, eine schematische Schilderung des syphilitischen Krankheits-Processes zu geben und denselben in bestimmte Stadien abzugrenzen. Ricord theilte die Syphilis in eine primäre, secundäre und tertiäre Periode. Zur ersteren rechnete er die Primär-Affection (Initial-Sclerose), sowie die indolente Drüsenschwellung; zur zweiten die frühen, oberflächlichen Erkrankungsformen der Haut und der Schleimhaut, das Haar-Ausfallen, die Erkrankung der Nägel, der Iris und des Hodens; zur dritten die späteren, schwereren Affectionen der Haut und Schleimhaut, die Erkrankung der Knochen und Gelenke, resp. alle durch Gummata bewirkten Krankheitsformen.

Wenn auch im Allgemeinen sich beiläufig eine gewisse Reihenfolge der Symptome nicht verkennen lässt, so kann doch diese Scheidung in eine primäre, secundäre und tertiäre Periode keineswegs festgehalten werden, weil eben durchaus keine so typische, chronologische Aufeinanderfolge der einzelnen Krankheits-Erscheinungen, resp. keine so regelmässige Aneinanderreihung derselben in bestimmten zeitlichen Zwischenräumen existirt, wie sie für die Aufstellung einer solchen Eintheilung die unerlässliche Voraussetzung wäre. Anstatt einer regelmässigen Aufeinanderfolge bestimmter, durch zeitliche Intervalle scharf getrennter Proruptionen wird eher das Gegentheil hiervon zur Regel, indem weder alle Krankheitsformen an dem nämlichen Patienten zum Vorschein kommen, noch mit chronologischer Exclusivität, d. h. mit gleichmässiger zeitlicher Intercalenz aufzutreten pflegen. Häufig ist vielmehr eine zur secundären Periode gezählte Affection gleichzeitig mit einer primären und eine tertiäre oft mit einer secundären combinirt, so dass das synchronische Nebeneinander-Bestehen verschieden periodischer Krankheits-Phänomene durchaus nichts Ungewöhnliches ist. Es können mitunter Knochen-Schmerzen sich abnorm frühzeitig einstellen und breite Condylome sich sehr bald entwickeln, während sie in anderen Fällen ebenso gänzlich ausbleiben wie das Flecken- oder das Schuppen-Syphilid; ja, es können auch jene tieferen Gewebszerstörungen, welche für gewöhnlich erst im späteren Verlaufe

---

Gesammt-Organismus darstellen sollte und inwiefern hier irgendwie noch von einem Incubiren die Rede sein könne, nachdem doch offenbar bereits zur Zeit der Entwicklung des Primär-Knotens ein beträchtlicher Theil des Organismus syphilitisch afficirt ist.

der Krankheit erscheinen, bisweilen schon überraschend bald und rapid hervorbrechen (sogen. *Syphilis praecox*).[1]

Vielleicht wäre es demgemäss am ungezwungendsten, wenn man von einer Eintheilung in fixe Perioden oder Stadien ganz Umgang nehmen und bloss zwischen leichten (frühen) und schweren (späteren) Krankheitsformen unterscheiden wollte. Es ergäben sich dann folgende zwei Haupt-Gruppen: I. Primär-Knoten an der Ansteckungsstelle; indolente Schwellung der benachbarten Lymphdrüsen; Schwellung der entfernteren Drüsen; oberflächliche, maculös-erythematöse Erkrankung der Haut und der Rachen-Schleimhaut (mitunter durch ein Eruptions-Fieber eingeleitet); Haar-Ausfallen; breite Condylome am After; papulöse (knötchenförmige) Erkrankung der Haut und Schleimhaut, ebenso (wie der Flecken-Ausschlag) symmetrisch auf beide Körper-Hälften vertheilt; papulöse oder squamöse Infiltrate an den Handtellern oder Fusssohlen (*Psoriasis palmaris et plantaris*); Erkrankung der Finger-Nägel; *Iritis*; *Retinitis*; anämischer Zustand. Dauer: 6 bis 15, ja 20 Monate *a dato* der Ansteckung. II. Tiefgehende Erkrankung der Haut und der Schleimhaut; mehr asymmetrisch auftretende Proruption von Bläschen oder Knoten mit der Tendenz zu ulcerativem Zerfall; pustulöses Exanthem, Bildung von Krusten, Borken und Hautgeschwüren; Knochen-Schmerzen; Erkrankung des Hodens, der Nase (*Oxaena*), des Kehlkopfes; Bildung von Gummi-Knoten (Gummi-Geschwülste, *Gummata*) in den verschiedensten Körpertheilen; Affection des Periostes sowie der Knochen (*Caries* und *Necrosis*); Erkrankung innerer Organe; marastischer Zustand.

Verschiedenheit des Krankheits-Verlaufes. Fragliche Causalität derselben. Die Syphilis ist durch eine hohe Verschiedenheit sowohl bezüglich der Aufeinanderfolge der Symptome als auch bezüglich des Zeitpunktes ihres Auftretens sowie ihres Intensitätsgrades ausgezeichnet. Die chronologischen Distanzen sind äusserst erheblich und die Reihenfolge der Symptome ist gewissermaassen nur an dem nämlichen Organ eine constante, insofern die einfacheren Affectionen stets den schwereren vorausgehen. Kein Wunder also, wenn der Verlauf keineswegs immer so ist, wie es in den Büchern steht, sondern im einen Fall die Krank-

---

[1] Der bekannte Satz „*Natura non facit saltus*" erfährt also hier öfters eine ziemliche Abschwächung; doch geht man wiederum zu weit, wenn man von einer galoppirenden Syphilis, von einer *Syph. acuta* oder *acutissima* spricht.

heit gelind und rasch, im andern intensiv, schwer, langwierig verläuft, resp. öftere Recidiven macht. Gerade die eigenthümliche Neigung zum Recidiviren, gerade der häufig in verschieden langen Intervallen erfolgende Wechsel von Remission, resp. scheinbarer Heilung und neuerlicher Eruption bringt es mit sich, dass Verlauf und Dauer der Krankheit sehr variabel sind.

Die Ursachen hiervon sind uns ebensowenig bekannt wie das Wesen der Syphilis selbst oder die Ursachen vieler anderer Vorkommnisse. Noch können wir uns keine Rechenschaft darüber geben, warum an dem einen Patienten ein geringes, an dem anderen ein sehr reichliches Exanthem sich entwickelt; warum die indolente Drüsen-Schwellung meistens in der linken Leisten-Gegend früher wahrnehmbar ist als in der rechten; warum die Induration in dem einen Fall einen kleinen, in dem andern Fall einen grösseren Umfang hat; warum sie bald früher, bald später eintritt und warum sie so verschieden lange dauert; oder warum von drei bis fünf Geschwüren nur eines oder zwei nach längerem Bestehen exquisit induriren, während die anderen keine Spur von Induration zeigen etc.

Nachdem man sich mitunter davon überzeugen kann, wie von dem nämlichen Weibe mehrere Personen in verschiedenem Grade angesteckt werden können, resp. von zwei oder mehreren Männern, welche mit demselben syphilitischen Weibe verkehrten, bei dem einen leichte, bei dem anderen höhere Krankheitsformen zum Vorschein kommen: wird man die Differenzen im Krankheits-Verlauf entschieden mehr der Individualität — sammt allen inneren und äusseren Influenzen, welche zur Zeit der Erkrankung obwalten — zuschreiben müssen als wie dem Intensitäts-Grade des Contagiums. Es kann wohl nur in der individuellen Verschiedenheit seinen Grund haben, dass die Krankheit trotz einer zweckmässigen Behandlung zuweilen hartnäckig der Heilung widersteht, während sie in anderen — wenn auch allerdings sehr seltenen — Fällen sogar ohne Anwendung eines Mittels zum Stillstand gelangen, mithin durch die Kraftwirkung der Natur allein überwunden werden kann (sogen. Spontan-Heilung). Unzweifelhaft kommt es hier mehr auf die Qualität des Bodens an, in welchen der krankmachende Keim gelegt wird als wie auf die Qualität des letzteren selbst; jedes menschliche Wesen ist eben ein besonderes Individuum, jedes ist individuell verschieden. Indessen wird gleichwohl auch die Beschaffenheit des Ansteckungsstoffes und nebstdem der Ort, wo die Contagion in verschiedenartiger

Weise stattfindet, nicht ohne Einfluss auf den Krankheitsverlauf sein. Es hat den Anschein, dass die einzelnen Gewebe des nämlichen Organismus in verschiedener Weise auf das syphilitische Gift reagiren; es scheint, dass in einzelnen Geweben sich mehr und leichter krankhafte Producte entwickeln als in anderen; es lässt sich jedenfalls nicht verkennen, dass auf der Schleimhaut entschieden häufiger Recidiven stattfinden als wie auf der Cutis.

Einflüsse auf den Verlauf der Krankheit. Die Bedeutung der individuellen Zuständlichkeit zeigt sich am deutlichsten darin, dass bei schwächlichen, herabgekommenen, anämischen, scrophulösen, tuberculösen oder der *Malaria* unterworfenen Personen sowie mitunter auch bei Potatoren[1] die Krankheit sich greller und in schwereren Formen zu manifestiren, resp. einen schlimmeren, langwierigeren Verlauf zu nehmen pflegt. Ferner treten bei Leuten, welche in höherem Alter stehen, die Krankheits-Erscheinungen später ein, dauern länger, wechseln langsamer und widerstehen viel mehr den Heilversuchen.

Desgleichen ist bei unfruchtbaren und zumal nicht-menstruirenden Weibern der Verlauf der Syphilis *caeteris paribus* immer ein schlechterer. Endlich macht man constant die Beobachtung, dass von den intercurrirenden Krankheiten alle schweren, fieberhaften Vorgänge (Pneumonie, Pleuritis, Puerperalfieber, Pocken, Typhus und Erysipelas) den Ausbruch von Exanthemen verzögern und überhaupt eine retardirende, reprimirende, scheinbar heilende Wirkung üben.

Fraglicher Einfluss der Syphilis auf Wunden. Umgekehrt äussert die Syphilis eine üble Rückwirkung auf vorhandene Lungentuberculose, nicht aber auf den Heilungs-Process von Wunden, mögen sie nun durch Trauma oder künstlich durch operativen Eingriff entstanden sein. Schussfracturen, complicirte Beinbrüche und Verletzungen aller Art verlaufen bei Syphilitischen nicht anders, nicht schwerer und langsamer als wie bei Nichtsyphilitischen. Die Syphilis bedingt daher (weil sie die Wunden

[1] Syphilis und chronischer Alcoholismus finden sich nur selten beisammen, weil der übermässige Alcohol-Consum den Geschlechts-Trieb herabsetzt und nahezu wie ein *Antiaphrodisiacum* wirkt. Diejenigen, welche *in Baccho* zu excediren pflegen, sind erfahrungsgemäss zum Venus-Dienste in der Regel wenig geneigt oder disponirt.

nicht verschlechtert und das Zustandekommen einer *Prima reunio* nicht stört) keine Behinderung bezüglich der Vornahme einer nothwendigen Operation (Amputation oder Resection etc.).[1]

---

§. 10. Beginn und Verlauf der Syphilis.

Primitiv-Symptom. Die Krankheit beginnt mit dem Momente der Aufnahme des syphilitischen Contagiums. Da aber diesem ein specielles Incubations-Stadium eigen ist, so kommt sie erst nach dessen Ablauf zum Vorschein, während inzwischen an der Ansteckungs-Stelle keine pathognomonische Reaction stattfindet. Nach vollendeter Incubation manifestirt sie sich dort durch die Evolution einer Gewebsverhärtung, welche auf krankhafter Zellen-Wucherung beruht und mit keiner Härte der Haut sowie des subcutanen Zellgewebes verglichen werden kann. Sie wird als Induration oder Initial-Sclerose, Primär-Knoten, Primär-Affect, Primär-Affection, Primitiv-Symptom bezeichnet; ergreift sie einen Follikel oder eine Hautpapille, so bekommt sie den Namen Papel. In jenen Fällen, wo die Gewebsverhärtung sich an einer vorhandenen Ulceration oder Excoriation vollzieht, erscheint natürlich das Primitiv-Symptom als indurirtes Geschwür, aüsserdem als pure Induration, resp. als Tuberkel oder trockene Papel.

Die Anfangs-Erscheinung der Syphilis besteht somit nicht in einer specifischen Geschwürs-Bildung, sondern in einer specifischen Gewebs-Infiltration am Ansteckungs-Orte; erstere ist etwas völlig Unwesentliches in Bezug auf die Provenienz der letzteren; die Gewebs-Infiltration kann ebenso gut ohne Vorausgehen eines Geschwüres sich entfalten, als sie während des Vorhandenseins einer Ulceration oder Excoriation oder auch nach deren Verheilung auftreten kann; Induration und Ulceration bedingen sich durchaus nicht gegenseitig, und es bildet dort, wo sie mit einander combinirt sind, jene immer die Hauptsache, diese immer die Nebensache.

---

[1] Um nichts zu sagen von mehrfachen Beobachtungen aus dem letzten Feldzug, verweise ich bloss auf ein Paar Notizen aus früherer und neuerer Zeit: Girtanner, Abhandlung über die venerische Krankheit, Göttingen 1788, pag. 423; Vierteljahrsschr. f. Derm. u. Syph. 1871, p. 462. 1876, 283. 1879, 477. 1880, 405.

In vielen Fällen (zumal beim Weibe) beginnt die Syphilis nicht mit einem Geschwür. Es zeigt sich dann ein rother Fleck, welcher sich nicht zu einer wunden Stelle, resp. zu einem Bläschen, einem Geschwür oder einer Excoriation gestaltet, sondern aufquillt, durch Infiltration dicker und fester wird und so zu einem mehr oder weniger prominirenden, harten, resistenten, von dem umgebenden Gewebe scharf abgegrenzten Knötchen oder Knoten sich herausbildet. Mit dem Wachsthum desselben kommt es auf seiner Oberfläche gewöhnlich zu einer leichten Abschuppung oder zu einem Nässen, resp. geringer Feuchtigkeits-Absonderung nebst dünner Krusten-Bildung.

Beim Sitze an feuchten Stellen trifft sich keine solche Abschilferung, sondern eine oberflächliche Ulceration in Folge eines auf der Mitte des Knotens stattfindenden, sich meistens nur wenig vertiefenden Gewebs-Zerfalles. Die so entstandene geringe, stationär bleibende Geschwürsbildung mit glatten Rändern und spärlichem, zum Vertrocknen geneigtem Secret (ulcerirende Sclerose oder Indurations-Geschwür) führt niemals zu einem Substanz-Verluste normalen Gewebes, niemals zu einem eiterigen Zerfall. Der von lividrother Haut überkleidete, völlig indolente Primär-Knoten verschwindet immer nur durch allmälige Involution und Resorption. Die Verschiedenheit bezüglich der Form (scheiben-, wulst- oder halbkugelförmiges Gebilde) scheint vornehmlich durch die Verschiedenheit des Sitzes bedingt zu sein. An der Eichel bietet sich die Gewebs-Infiltration gewöhnlich in halbkugeliger Form, ähnlich einer durchschnittenen Erbse; an der Innenfläche der Vorhaut als eine mehr flächenhafte, pergamentartige Scheibe; an der Eichel-Furche, resp. an der Uebergangstelle zwischen *Praeputium* und *Sulcus coronarius*, als ein prominirender, wachsartig-blasser Wulst; an der Haut des Penis als subcutane, rundliche, knorpelharte Einlagerung; am Rande einer phimotischen Vorhaut als spannender, einschnürender Knoten; an der Harnröhren-Mündung als verengernde, eigenthümlich hervortretende Verhärtung der ganzen Eichel-Spitze; am Munde als umschriebene Papel oder indurirte Erosion etc.

Häufig geschieht es aber auch, dass innerhalb 24 bis 48 Stunden nach einem ansteckenden Coitus — aus einem Bläschen oder einer Erosion — ein oder mehrere Geschwüre entstehen, welche anfänglich den Eindruck eines weichen Schankers machen, bis dass sich in der dritten oder vierten Woche allmälig eine zunehmende indolente Verhärtung der Ränder sowie des Grundes und der Umgebung vollzieht (indurirtes Geschwür).[1] Eventuell kann die specifische Gewebs-Infiltration sich auch an der Stelle eines bis dahin bereits zur Verheilung gelangten Geschwüres etabliren; allemal entwickelt sie sich hier gerade so als wie dort, wo es nicht zur Geschwürsbildung gekommen war; es verstreicht der gleiche Termin, ob sie an einer präexistirenden Continuitätstrennung (Excoriation, Ulceration) sich bewerkstelligt oder ohne eine solche.[2] Im ersteren Falle bleibt sie auch nach deren Verheilung noch monatelang in der nämlichen Weise fortbestehend und zeigt keine andere Veränderung als eine oberflächliche Abschilferung oder einen oberflächlichen Gewebs-Zerfall. Die Induration persistirt fast immer bis zum Auftreten papulöser Phänomene, meistens vier Monate lang, häufig aber auch sechs bis acht Monate und zuweilen sogar noch länger. Sie hinterlässt keine Narbe oder nur mitunter eine längere Zeit bestehende Pigmentirung. Die Existenz einer grossen, deutlichen Narbe gilt als Beweis, dass ein Schanker resp. ein weiches Geschwür, aber keine Syphilis vorhanden war.

Primitiv-Symptom beim Weibe. Beim Weibe findet sich die Primär-Affection gewöhnlich an den grossen und kleinen Labien, an der unteren Commissur und an der Vaginalportion, selten an

---

[1] Sind mehrere Geschwüre vorhanden, so bewerkstelligt sich die Induration mehrentheils nur an einem oder an zweien, während die übrigen weich bleiben. Es bildet sich dann an der Basis, an den Rändern und in der Umgebung desselben eine markirte, indolente, den Geschwürs-Umfang immer mehr oder weniger beträchtlich überschreitende Verhärtung. Beim Manne trifft sich gewöhnlich nur eine Indurations-Stelle, beim Weibe nicht selten zwei oder mehrere. Dieses Beschränktbleiben des Primär-Knotens, diese gewöhnliche Solität des indurirten Geschwüres steht in auffälligem Contrast zum weichen Schanker, welchem umgekehrt der Character der Multiplicität zukommt. Derselbe ist nicht nur meistens in mehrfacher Anzahl vorhanden, sondern er vermag sich auch insofern zu vermehren, als (bei Mangel an Reinlichkeit und Obsorge) durch den Contact leicht an gegenüberliegenden Hautparthien gleichartige Geschwüre entstehen können (sogen. Abklatschung oder Auto-Inoculation).

[2] Um die Syphilis in ihrer Primitiv-Form zu diagnosticiren, bedarf es daher stets eines Zeitraumes von der oben genannten Dauer (cf. pag. 73), weil gegenüber einer bald nach einem Coitus entstandenen *Excoriation* oder einem Geschwür (das ja anfänglich immer ein weiches ist) früher keine absolute Versicherung gegeben werden kann, dass sich keine Verhärtung entwickeln werde. Wofern sich also nicht durch Confrontation feststellen lässt, ob jenes Weib, von welchem mit Bestimmtheit die Ansteckung herrühren muss, mit Syphilis behaftet ist oder nicht, wird sich ein reeller Arzt nicht im Stande sehen, vor Ablauf der dritten Woche ein sicheres, begründetes Urtheil betreffs einer syphilitischen Contagion auszusprechen.

der Harnröhrenmündung und am Scheiden-Eingang, äusserst selten in der Vagina. Sie begegnet hier viel öfter als trockene oder ulcerirende Induration, trockene oder nässende Papel oder Erosion mit pergamentartiger Verdickung wie als indurirtes Geschwür. Die Papel kann sich durch Auto-Inoculation vervielfältigen, wenn durch Maceration sich auf der gegenüberliegenden Hautfläche Excoriationen gebildet haben. Ohne dass an einem anderen Theil des Körpers irgend ein krankhaftes Phänomen ersichtlich wäre, ereignet sich die erste Erscheinung der Syphilis sehr häufig an der Vaginalportion allein und kann (obwohl sie immer mit einer blennorrhoischen Absonderung verbunden ist) hier bei mangelhafter Untersuchung um so leichter unbemerkt bleiben, als sie oft schnell wieder verschwindet. Fast bei der Hälfte aller in Behandlung kommenden Prostituirten beobachtet man am *Cervix uteri* dieselben krankhaften Symptome wie an der *Vulva:* Erosionen, weiche und harte Geschwüre (scharf begrenzte, mit livid-rothen Rändern und speckigem Grund versehene indurirte Geschwüre), Papeln, papulöse Erosionen oder Wucherungen (Condylome), knorpelharte Knoten, elevirte Sclerosen, ulcerirende Sclerosen.

Während beim Manne die Syphilis niemals ohne Primär-Affection beginnt, soll dies hingegen weiblicherseits zuweilen vorkommen (sogen. *Syphilis d'emblée*). Bedenkt man indessen, dass 1. das Weib seine Genitalien nicht so zu besichtigen vermag wie der Mann, 2. dass an der schlüpfrigen, falten-, winkel- und buchtenreichen Genital-Schleimhaut des Weibes der Sitz der Induration leicht übersehen werden kann und 3. dass letztere beim Weibe oft gering und kurzdauernd ist, resp. sich verhältnissmässig viel rascher zurückbildet als wie männlicherseits: so wird man die Existenz einer *Syphilis d'emblée* immerhin noch in Frage stellen dürfen. Kommt es ja doch vor, dass auch beim Manne der Primär-Knoten mitunter unbemerkt bleibt, wenn er sich an einer ungewöhnlichen und wenig empfindlichen Stelle befindet, wie z. B. am Hodensack etc.[1]

[1] Gerade bezüglich der venerischen Krankheiten zeigt sich am deutlichsten die grosse Verschiedenheit zwischen dem männlichen und weiblichen Organismus. Hier spielen die Geschwüre eine ganz andere Rolle als wie dort. Der weiche Schanker, der beim Manne öfters zum acuten Bubo führt, heilt beim Weibe sehr prompt, indem er meistens keine besondere Belästigung verursacht und nur sehr selten eine *Adenitis* verursacht. Daher kommen an weiblichen Individuen Geschwürsformen viel weniger zur ärztlichen Beobachtung als wie bei Männern und besonders wenig solche, welche nicht

Drüsen-Affection. An das Zustandekommen des Primär-Affectes reiht sich die Erkrankung der Lymphdrüsen, indem sie fast gleichzeitig mit diesem oder bald nachher (10 bis 12 Tage) sich geltend macht. Sie bildet ein Kriterium zur Constatirung der jeweiligen Eingangspforte des syphilitischen Virus, insofern sie allemal die derselben benachbarten Drüsen zuvörderst betrifft, mithin — da die Ansteckung meistens sich *per coitum* an den Genitalien ereignet — gewöhnlich die beiderseitigen, oberflächlichen Inguinal-Drüsen, welche mit den Lümphgefässen der Genital-Organe in Verbindung stehen. Geschieht die Krankheits-Uebertragung nicht in der gewöhnlichen Weise hier, sondern am Mund oder am Finger oder an der Brustdrüse etc., so werden zunächst die Submaxillar-, oder Cubital- und Axillar-Drüsen ergriffen.

Die syphilitische Erkrankung der Lymphdrüsen besteht in einer langsam vorschreitenden, schmerz- und entzündungslosen Anschwellung und Verhärtung, wodurch dieselben sich zu resistenten, unter der unveränderten Haut mehr oder weniger prominirenden, bohnen- bis mandelgrossen Tuberositäten gestalten. Diese chronische Intumescenz kann gleichzeitig in beiden Leistengruben vor sich gehen, häufig aber erfolgt sie zunächst nur auf einer Seite und auch hier reihenweise, d. h. es schwillt eine Drüse nach der anderen, so dass dann in jeder *Regio inguinalis* gewissermaassen eine Kette von harten, indolenten, rundlichen Knoten fühlbar wird.[1] Mag die

der Syphilis angehören. Die initiale Papel kann beim Weibe schon nach einigen Wochen sich zurückbilden; sie schrumpft vollkommen ein und adäquirt sich mit der Haut; auch der restirende Pigmentfleck verschwindet wieder spurlos oder es bleibt einige Zeit eine glänzende Stelle zurück, ähnlich einer Schwangerschafts-Narbe.

[1] Die successive, indolente Drüsenschwellung darf mit der initialen Gewebs-Infiltration auf gleiche Stufe gestellt und als dasjenige Phänomen betrachtet werden, welches sozusagen die pathognomonische Bedeutung derselben vollkommen ergänzt und beglaubigt. Die Natur ist einfach und der histologische Vorgang ist stets der nämliche: Vergrösserung und Vermehrung der Lymphkörperchen, zellige Hyperplasie, Bindegewebs-Neubildung.

Betreffs Beurtheilung der Inguinal-Drüsen muss mit Behutsamkeit zu Werke gegangen werden. Man könnte sich hier leicht täuschen, indem einerseits bei fettreichen Personen die Drüsen viel schwerer palpabel sind und überhaupt deren Zahl eine individuell verschiedene ist, andererseits bei solchen Leuten, welche der scrophulösen Diathese unterliegen oder berufsmässig reiten, immer vergrösserte Leisten-Drüsen vorhanden sind, ohne dass deren Träger etwas davon wissen oder irgendwie hierdurch belästigt werden. Es handelt sich nicht darum, dass Drüsen fühlbar seien, sondern dass sie geschwellt, resp. über ihren gewöhnlichen Umfang abnorm vergrössert sind.

Primitiv-Affection nun in einer Papel oder Induration oder in einem indurirten Geschwür bestehen: stets trifft sich in gleicher Weise die multiple, indolente Schwellung der beiderseits dem Ansteckungs-Orte zunächst befindlichen, oberflächlichen Drüsen und stets vollzieht sie sich sowohl beim Manne als wie beim Weibe zu derselben Zeit, nämlich in der vierten bis sechsten Woche nach der Ansteckung.

Die progressive, symmetrische Drüsen-Erkrankung beschränkt sich indess nicht auf die Drüsen im Strom-Gebiete der Contagions-Stelle, sondern es ereignet sich späterhin der gleiche Vorgang auch an den entfernteren, oberflächlich gelegenen homologen Gebilden: also Intumescenz der Submaxillar-, Jugular-, Cervical- und Occipital-Drüsen, seltener auch der Cubital- und Axillar-Drüsen (sogen. *Adenopathia universalis*).[1]

Es verstreicht immer ein verschieden langer, mehrmonatlicher Zeitraum, bis dass unter dem Einfluss der antisyphilitischen Behandlung eine regressive Metamorphose der afficirten Drüsen stattfindet. Sie nehmen dann merklich mehr und mehr an Umfang ab, bleiben aber theilweise noch lange Zeit — in der Leisten-Gegend oft lebenslänglich — als unempfindliche, harte, derbe, bedeutend kleiner gewordene Knoten fühlbar. Dieses Verhalten der afficirt gewesenen Drüsen ist jedoch nicht als ein fortdauernder krankhafter Zustand aufzufassen, sondern lediglich als ein Erkrankungs-Residuum und mithin ohne Relevanz; sind die übrigen Symptome der Syphilis vollkommen gewichen und die Lymphdrüsen alle erheblich kleiner geworden, so kann deren zurückbleibende Verhärtung keine weitere Gefahr oder Befürchtung für die Zukunft involviren.

Weiterer Krankheits-Verlauf. Nach dem Auftreten der indolenten, multiplen Drüsen-Schwellung erfolgt als nächstes Glied in der Symptomen-Kette des syphilitischen Krankheits-Processes eine oberflächliche, symmetrische Affection der Haut (sogen. *Ro-*

[1] Die Schwellung der Lymphdrüsen an den von der Ansteckungs-Stelle entfernteren Körper-Parthien (Hals, Nacken, Oberarm) geht gewöhnlich Hand in Hand mit der Erkrankung der Haut oder Schleimhaut. Es stehen auch die zwischen dem *Musculus cucullaris* und *sternocleido-mastoideus* situirten Lymphdrüsen in Verbindung mit den Lymphgefässen des Rachens. Allein sie bedingt sich keineswegs nur durch solche peripherische Reize; sie kann vielmehr — unabhängig von ihnen — auch früher eintreten, d. h. sie kann dem Erscheinen der Haut- und Schleimhaut-Erkrankung vorhergehen.

seola syphilitica) oder der Rachen-Schleimhaut (sogen. *Angina syphilitica*). Während erstere sich in der Form eines nichtjuckenden, fleckigen Exanthems bietet (maculöses Syphilid), characterisirt sich die letztere anfänglich durch diffuse Röthung und Schwellung der Schleimhaut, später durch Bildung von zerstreuten, milch-weissen oder weiss-grauen, von einem rothen Saum umgebenen, circumscripten Flecken, verbunden mit Trockenheits-Gefühl im Schlund, brennendem Schmerz beim Schlucken, vermehrter Schleim-Absonderung und rauher, näselnder Sprache. Der Flecken-Ausschlag, der mit symmetrischer Anordnung besonders die Brust, den Bauch und die Stirne (am Rande der Haare) betrifft, zuweilen unter Fiebersymptomen[1] ausbricht und meistens von kurzer Dauer ist, kommt häufiger vor der Erkrankung der Rachen-Schleimhaut als wie umgekehrt; es erscheinen beide Affectionen viel öfter kurz nacheinander als wie gleichzeitig; mitunter kann aber auch das maculöse Exanthem ganz ausbleiben. Diese Gruppe aller bisher genannten Phänomene könnte man als die erste Periode der Syphilis bezeichnen, weil hiermit die Krankheit ihren Abschluss finden kann.

Wird dies nicht erreicht, so entwickeln sich gewöhnlich zunächst breite Condylome am After; ferner macht sich dann die Hals-Erkrankung in höherem Grade geltend: es entstehen mehrere sowie grössere grauliche Infiltrate und Schleimhaut-Wucherungen (an den Tonsillen und Gaumen-Bogen, an der Rachen- und Wangen-Schleimhaut, an den Rändern oder an der Spitze der Zunge), welche zerfallen und hierdurch Geschwüre mit weissgelbem Belege darstellen. Zugleich stellt sich constant Ausfallen der Kopf-Haare ein, oft auch blasses Aussehen nebst eigenthümlicher Rheumatalgie; und endlich kommt es zum Ausbruch einer

[1] Beiläufig in 20% geht dem Ausbruch des ersten syphilitischen Haut-Ausschlages ein fieberhafter Zustand vorher, mehr bei Weibern als bei Männern und gewöhnlich von kurzer Dauer. Es gibt unzweifelhaft ein syphilitisches Fieber, aber es ist dasselbe ein seltenes Vorkommniss und es hat keine prognostische Bedeutung, weil es in keiner Relation steht zur In- und Extensität der nachfolgenden Symptome. Oefter machen sich um diese Zeit anderweitige Störungen geltend: vage, rheumatoide Beschwerden, Kopfschmerz, eigenthümliches Unbehagen, nervöse Aufregung oder melancholische Verstimmung, Mangelhaftigkeit des Schlafes, blasses Aussehen, Appetit-Verminderung oder umgekehrt ungewöhnlich grosser Appetit. Doch dürfte man aus dem Vorhandensein solcher Erscheinungen — ebenso wie aus dem Vorhandensein des Eruptions-Fiebers — niemals einen Schluss ziehen auf die Intensität und Ausbreitung der weiteren syphilitischen Krankheits-Formen.

knötchenförmigen Haut-Erkrankung (papulöses Exanthem), welche gleichfalls eine symmetrische Form besitzt, aber von viel längerer Dauer und grösserer Ausbreitung ist als wie der Flecken-Ausschlag.

Papulöse Eruptionen mit Zerfall, resp. consecutiver Geschwürs-Bildung treten nun nicht bloss an der Mund-, Zungen-, Rachen- und Nasen-Schleimhaut hervor, sondern auch — mit Uebergang zur Schuppen-Bildung (squamöses Exanthem) — an anderen Körper-Parthien (z. B. an der Handfläche und Fusssohle), allemal sich auszeichnend durch symmetrische Vertheilung, grosse Hartnäckigkeit und Neigung zur Recidive.

In Fällen, wo die Schleimhaut-Affection eine geringe ist, werden — zuweilen schon nach dem vierten Monat — die Haut-Follikel ergriffen in der Form von Acne-Bläschen (besonders im Gesicht und am Rücken) oder Impetigo-Bläschen (besonders im Gesicht und am behaarten Kopf) oder es bieten sich kreisförmige, ausgebreitete Infiltrate der Cutis mit Bildung von Schuppen und Krusten (Psoriasis-Efflorescenzen).

Diesen Symptomen-Complex, welcher sich noch durch die Mitleidenschaft des Auges (*Iritis,* Retinal- und Chorioideal-Affectionen), Erkrankung eines Nagelgliedes an der Hand oder am Fuss, sowie durch (nicht besonders selten jetzt schon vorkommende) nächtliche Knochen-Schmerzen vervollständigt, könnte man als zweite Periode der Syphilis betrachten. Die ersten beiden Perioden würden dann jene Krankheitsformen umfassen, welche innerhalb der ersten sechs Monate *a dato* der Ansteckung vorkommen können, gewöhnlich aber innerhalb 8 bis 10 Monaten oder noch später beobachtet werden.

Wird auch nunmehr keine wirkliche, dauernde Heilung erzielt, so findet doch ein Stillstand im Krankheits-Verlaufe statt, d. h. es erfolgt eine Periode der Latenz von sehr verschiedener Dauer, bis dass neuerliche, hartnäckigere, tiefer gehendere Haut- und Schleimhaut-Affectionen wiederkehren oder gleich die (ebenfalls gern recidivirenden) schweren, tardiven Krankheits-Formen sich entwickeln.

Als nächst höhere Form manifestirt sich dann eine pustelförmige Haut-Erkrankung (pustulöses Exanthem = *Pemphigus, Ecthyma, Rupia*), welches die Bildung von Krusten, Borken, sowie Haut-Geschwüren veranlasst und den Uebergang darstellt zu den sogen. tertiären Erscheinungen oder den Symptomen der dritten

Periode. Letztere characterisiren sich als intensivere, nicht ausgebreitete, sondern vielmehr asymmetrisch beschränkte, häufig sogar isolirt vorkommende, äusserst langsam, lentescirend verlaufende, auf Zellen-Wucherung beruhende Krankheits-Producte mit der Tendenz zu fortschreitendem destructivem Zerfall.

Hierher gehört das Knoten-Syphilid, resp. die Entwicklung der specifischen Gummi-Geschwulst und die durch dieselbe bewirkten tiefgehenden, ulcerativen Zerstörungen an der Haut, am Unterhaut-Zellgewebe, an der Schleimhaut, am Periost: die lupösen, serpiginösen Hautgeschwüre, die ulcerativ-necrotische Affection der Nasen-Schleimhaut (*Ozaena deformans*), die durch Gumma-Bildung verursachte Hoden-Entartung, die Erkrankung der Beinhaut (*Periostitis*) und der Knochen (*Caries, Necrosis*) sowie die gummatöse Erkrankung innerer Organe (zumal Leber, Gehirn, Lunge, Milz).

Die syphilitische Erkrankung der Knochen und der inneren Organe, welche immer die Production von Gummi-Geschwülsten zur Grundlage hat, führt nicht selten zu einer irreparablen, hochgradigen Erschütterung des ganzen Organismus, welche man als syphilitische Cachexie oder syphilitischen Marasmus bezeichnet.

---

§. 11. Dauer, Latenz, Diagnose und Prognose der Syphilis.

Krankheits-Dauer. Der im Vorhergehenden cumulativ geschilderte Krankheits-Verlauf (von den Früh-Formen bis zu den tardiven, tertiären Erscheinungen) schliesst natürlich einen höchst variablen Zeitraum in sich, indem verschieden-viele und verschieden-lange Pausen oder Zwischen-Stadien der Krankheits-Latenz sich einschieben, resp. nach verschieden-langen Intervallen von scheinbarer Heilung wiederum Recidiven von gleicher oder höherer Qualität sich geltend machen. Gerade durch das häufige Vorkommen von Recidiven wird es bedingt, dass die Krankheits-Dauer sich in grossen Touren bewegt und in jedem einzelnen Fall eine verschiedene ist. Es ist um so weniger möglich, auch nur annäherungsweise allgemein giltige Termine zu notiren, als betreffs des zeitlichen Auftretens, resp. der chronologischen Aufeinanderfolge der syphilitischen Symptome so häufig beträchtliche Schwankungen und vielfache Besonderkeiten begegnen. Kommt es ja doch vor, dass zuweilen der Primär-Knoten noch nach 10 bis 12 Monaten und darüber nicht ganz verschwunden ist; dass Haar-Ausfallen und Drüsen-Schwellung zuweilen 10 bis 15 Monate lang bestehen können; und dass zwischen dem papulösen und pustulösen Exanthem eine Zeitfrist von mehreren Monaten bis zu mehreren Jahren verstreicht. Nur so viel lässt sich mit Bestimmtheit sagen, dass die *Psoriasis* nie vor Ablauf des vierten Monates *a dato* der Ansteckung erscheint und dass die tertiären Phänomene nicht vor $1^1/_2$ Jahren, nie vor mindestens 15 Monaten seit dem Krankheits-Beginn sich zu manifestiren pflegen.

Schon nach der ersten Eruption kann die Krankheit zum Abschluss gelangen, so dass der ganze Symptomencomplex dann auf die Induration, die indolente, multiple Drüsen-Schwellung, das Flecken-Exanthem sowie die leichtere Erkrankung der Mund- und Rachenschleimhaut beschränkt bleibt.[1]

Allein sowohl gemäss ihres chronischen, insidiösen Characters, als gemäss anderer Ursachen endigt sie mehrentheils erst nach dem Erscheinen höherer (papulöser) Formen, resp. nach wiederholten Recidiven, zwischen welchen sich verschieden-lange Pausen von scheinbarer Gesundheit geltend machen.

Latenz. Diese Pausen zwischen den einzelnen Eruptionen bezeichnet man als Latenz-Stadium oder Latenz-Perioden. Die

[1] In dieser Krankheits-Phase kann die Syphilis in seltenen Fällen auch ohne Hinzuthun der Kunst heilen, d. h. es kann spontan ein dauernder Stillstand der Krankheit statthaben, indem zuweilen die *Vis medicatrix naturae* für sich allein ausreicht, nach und nach gesündere Lymph- und Blutkörperchen zu produciren und so den Organismus allmälig zu purificiren. Es gibt bei beiden Geschlechtern unzweifelhafte Fälle von Spontan-Heilung, wenn sie auch immerhin Ausnahmsfälle sind. Sie trifft sich mehr beim Weibe, wo überhaupt der Verlauf der Syphilis im Allgemeinen ein entschieden milderer ist. Viele syphilitischen Erkrankungen der Weiber kommen gar nicht zur ärztlichen Beobachtung, kommen gar nicht zur Behandlung. Die durch Schwangerschaft und Accouchement sich bedingenden, tiefgehenden Veränderungen im weiblichen Körper, sowie auch allein schon die regelmässige menstruale Blut-Ausscheidung sowie der Ersatz dieses normalmässigen Verlustes durch neue Blut-Zellen scheint hierauf eine unverkennbare Influenz zu haben. Die Syphilis kann in der That sich im weiblichen Organismus erschöpfen. Ich gedenke z. B. eines Falles, wo bei der ersten Conception die Frau im 4. Monat abortirte, das Nächstemal im 7. Monat, das Drittemal ein todtes Kind brachte, das Viertemal ein Kind, welches bald nach der Geburt starb, und endlich das Fünftemal ein lebenskräftiges Kind; in einem anderen Fall war erst das siebente Kind am Leben geblieben.

latente Syphilis beruht darauf, dass die Krankheits-Producte vollkommen verschwinden können, aber das Blut noch krank bleibt; sie characterisirt sich somit als ein Fortbestehen der syphilitischen Dyskrasie, ohne dass diese sich durch irgend welche krankhafte Symptome bemerklich macht. Erst der Ausbruch neuer Krankheits-Erscheinungen zeigt, dass deren Träger während kürzerer oder längerer Zeit nur scheinbar geheilt, factisch aber mit latenter, nichtgetilgter Syphilis behaftet waren. Die Zeitdauer sowie die Zahl der Latenz-Perioden ist natürlich eine höchst variable. Wenn auch die Neigung zum Recidiviren eine besondere Eigenthümlichkeit der Krankheit bildet, so muss doch theils der Individualität, theils der Behandlungsweise ein entschiedener Einfluss auf die Frequenz der Recidiven beigemessen werden. Unzureichende Kuren sind unbestreitbar eine häufige Ursache der latenten Syphilis.

Ob die Syphilis wirklich, vollständig geheilt sei oder ob sie noch latent fortbestehe, mithin bloss ein scheinbarer Stillstand der Krankheit obwalte: dafür gibt es keinen einigermaassen sicheren Anhaltspunkt; es ist in dieser Hinsicht weder die Besserung des Allgemeinbefindens, noch die Zunahme des Körper-Gewichtes etc. von maassgebender Bedeutung.[1] Man muss daher betreffs Beantwortung einer diesbezüglichen Frage allemal mit der grössten Behutsamkeit zu Werke gehen und die Nothwendigkeit einer langen Beobachtungs-Zeit nachdrücklich betonen. Gleich nach einer beendigten Kur kann man wohl von einer Heilung von Syphilis-Symptomen sprechen, nicht aber mit Gewissheit von einer Heilung der Syphilis. Die erfolgreiche Behandlung von syphilitischen Krankheitsformen involvirt nicht immer eine gründliche Heilung der syphilitischen Diathese; die Beseitigung der ersteren kommt nicht immer der Beseitigung der letzteren gleich; und deshalb kann hierüber ein einigermaassen verlässiges Gutachten nur durch eine lang währende Beobachtung ermöglicht werden. Bloss dann kann der Arzt in diesem Betreff ein sicheres Urtheil aussprechen und bloss dann kann er bezüglich des Behandlungs-Resultates, resp. des Ausbleibens von

[1] Auch der Gebrauch von Schwefel-Bädern (Thermen) ergibt kein desfallsiges Kriterium. Ganz mit Unrecht schreibt man ihm die Kraft zu, bei vorhandener latenter Syphilis die Symptome der Krankheit wieder zum Vorschein zu bringen und so förmlich zur Probe über die Perfectheit der stattgehabten Kur zu dienen. Sie haben keine andere Wirkung als dass sie — wie überhaupt warme Bäder — den Stoff-Wechsel fördern und hierdurch die Ausscheidung des Mercurs begünstigen.

Recidiven, sichere Erfahrungen machen, wenn er in der Lage ist, möglichst lange sich über die ferneren Gesundheits-Verhältnisse der Patienten zu vergewissern.

Diagnose. Bezüglich der Diagnose kann nur dann eine Schwierigkeit obwalten, wenn es sich um vereinzelte Phänomene eines antiquirten Krankheits-Zustandes, um isolirte Spät-Formen oder um Combination mit Mercurial-Symptomen oder um Fälle von visceraler Syphilis handelt. Im Allgemeinen begegnet es bei diagnostischem Irrthum häufiger, dass man dort Syphilis vermuthet, wo sie nicht ist, als dass man eine vorhandene Syphilis misskennt.

Der Beginn der Krankheit kann ehestens beim Weibe übersehen werden, insofern hier der Primär-Affect zuweilen in einer aus einem herpesartigen Bläschen hervorgegangenen, geringfügig aussehenden, kurz dauernden Erosion mit pergamentartiger Verdickung besteht. Das sicherste diagnostische Hilfsmittel bildet für den Anfang immer die Confrontation, d. h. der Vergleich mit der Ansteckungs-Quelle; späterhin muss auf ein genaues anamnestisches Examen — mit besonderer Würdigung der chronologischen Verhältnisse bezüglich der seit dem Ansteckungs-Termin aufgetretenen Krankheits-Erscheinungen — sowie auf genaue Prüfung der noch vorhandenen Symptome oder der Residuen von früheren Symptomen Bedacht genommen werden: mithin Untersuchung aller oberflächlichen Lymphdrüsen, der gesammten Haut mit Einschluss des Afters, der Hohlhand und der Fusssohlen, der Mund-, Rachen- und Nasen-Schleimhaut, der Augen und der oberflächlichen Knochen.[1] Als verdächtige Erscheinungen sind zu erachten: Ausfallen der Haare, Anämie, Abmagerung, Abortus, rheumatische Beschwerden, nervöse Störungen, Hals-Schmerzen, nächtliche Knochen-Schmerzen oder gar Knochen-Auftreibungen.

Betreffs der hereditären Syphilis ist (abgesehen von einem papulösen oder pustulösen Exanthem) besonders auf das Vorhandensein von breiten Condylomen am After sowie auf den Zustand der Mund- und Nasen-Schleimhaut Rücksicht zu nehmen.

[1] Es braucht kaum gesagt zu werden, dass die Angaben der Patienten (zumal der weiblichen) immer mit Vorsicht aufgenommen und nach dem Bildungs-Grade derselben taxirt werden müssen. Es gibt zu vielfache Quellen der Selbst-Täuschung und es gibt auch absichtliche Täuschungen. Vielleicht geht man nicht zu weit, wenn man der Ansicht ist, dass die Angaben der Patienten in der Regel nur soviel Werth haben, als sie durch den objectiven Befund ihre Bestätigung finden. Stehen sie mit demselben in vollem Contraste, so verdienen sie gewiss nur selten eine ernstliche Berücksichtigung.

Prognose. Die Prognose ist keine ungünstige, weil die Krankheit bei entsprechender Behandlung vollständig und dauernd behoben werden kann. In vielen Fällen gelingt es allerdings nicht, sie zur definitiven Heilung zu bringen. Allein diese unläugbar vorkommenden Fälle von unheilbarer Syphilis sind doch im Grossen und Ganzen so sehr die Ausnahme, dass sie die Giltigkeit des Satzes: „die Syphilis ist so gut heilbar wie die meisten anderen Krankheiten“ nicht zu beeinträchtigen vermögen. Kommen innerhalb 10 bis 15 Monaten nach einer antisyphilitischen Kur keine krankhaften Symptome mehr zum Vorschein, so darf man beruhigt sein und die Krankheit als geheilt erachten, aber nicht als geheilt erklären.

Sie kann vollständig heilen und sie heilt meistens sogar in verhältnissmässig kurzer Zeit. Stricte ist ihre Heilbarkeit erwiesen durch das Vorkommen einer zweitmaligen Erkrankung (sogen. *Reinfectio syph.*), die mitunter schon wenige Jahre nach der erstmaligen beobachtet wurde (cf. pag. 71); ferner durch die Thatsache, dass syphilitische Eltern nach einer gründlichen Kur gesunde Kinder erzeugten, resp. Frauen sowohl von der Syphilis als wie von der Sterilität oder vom Abortiren geheilt werden. Es liesse sich also nicht behaupten, dass man nur Einmal im Leben an Syphilis erkranken könne und dass diese ein Grund zur Ehe-Scheidung sei. Gerade weil sie heilbar ist, hindert ihr Vorhandensein nicht das Fortbestehen einer Ehe, wohl aber die Vollziehung derselben.[1]

Uebrigens muss — mit Rücksicht auf den chronischen, schleichenden, insidiösen Character der Krankheit, resp. deren Neigung zu langwieriger Inhärenz und wiederholter Recidive — die Prognose immerhin als unsicher bezeichnet werden. Sie muss daher stets

[1] Hat man sich gutachtlich darüber zu äussern, ob ein Mann, welcher an Syphilis erkrankt war, sich verheirathen könne, so ist zu berücksichtigen: 1) ob der seit Beendigung der bezüglichen Behandlung verflossene Zeitraum nicht ein zu kurzer sei; 2) ob an der Haut und an den Schleimhäuten keine verdächtigen Erscheinungen vorhanden sind; 3) ob ein Nachwuchs der Haare stattgefunden hat oder wenigstens kein Haar-Ausfallen mehr besteht; 4) ob keine auffälligen Phänomene Seitens des Nerven-Systems obwalten, d. h. ob in Bezug auf Geistesthätigkeit und Gemüthsstimmung sich keine entschiedene Abweichung bemerklich macht, ob der Schlaf ein gesunder, normaler sei etc. Leute, welche geistig weniger gut auffassen, einen mangelhaften Schlaf haben oder gar schlaflos sind, eine aufgeregte oder deprimirte Gemüths-Stimmung verrathen etc., werden hinsichtlich einer vollkommenen Heilung der Syphilis immerhin berechtigten Zweifel einflössen.

mit Vorsicht gestellt werden, und zwar zumal dann, wenn es sich um tardive, schwere Formen handelt oder um öftere Recidiven nach langen Zwischen-Stadien scheinbarer Gesundheit. Selbstverständlich geben *caeteris paribus* die Affectionen der Haut eine bessere Prognose als wie jene der Schleimhäute und diese wieder eine bessere als wie die Erkrankung anderer Organe. Die Graduität der Anfangs-Erscheinungen gestattet, wie schon erwähnt, keinen Rückschluss auf die Intensität oder Nicht-Intensität der späteren Krankheits-Phänomene, weil sich zwischen beiden keine bestimmte Beziehung constatiren lässt. Hingegen ist die Individualität (im Zusammenhang mit den Aussenverhältnissen und der Behandlungs-Weise) unbedingt von effectivem Einfluss auf den Verlauf der Krankheit und mithin auch auf die Prognose.

Schlecht ist letztere bei der hereditären, nicht aber bei der acquirirten Syphilis der Kinder. Erstere hat einen entschiedenen Antheil an der Mortalität der Kinder im ersten Lebensjahr. Ferner ist sie ungünstig bei vorausgängiger, ungeeigneter Kur, resp. forcirtem, übermässigem Quecksilber-Gebrauch; dann bei Individuen in vorgerücktem Alter (55. bis 65. Lebensjahr); bei obwaltender Anämie und zumal bei eingewurzelter *Malaria* oder hochgradiger *Scrophulosis*. Hier scheint sich sozusagen die Krankheit zu dupliciren; hätte man es immer nur mit solchen Patienten zu thun, so müsste man bezüglich der Prognose und Heilbarkeit der Syphilis sich ziemlich pessimistisch aussprechen.

---

§. 12. Syphilitische Erkrankung der Haut (Syphilitische Exantheme oder Syphilide).

Characteristik. Die syphilitischen Affectionen der Haut, welche cumulativ als Syphilide bezeichnet werden, bieten sich in der Form von Flecken, Knötchen, Schuppen, Bläschen und Knoten. Sie kommen zumeist am Rumpfe vor (Brust, Bauch, Rücken), gewöhnlich in symmetrischer Anordnung; am seltensten und spärlichsten finden sie sich in der Nähe der Genitalien.

Sie characterisiren sich: 1) durch den Mangel jeder anomalen Empfindung; sie verlaufen ganz schmerzlos und erzeugen weder Jucken, noch Brennen; eine Haut-Affection, welche mit prononcirter Entzündung oder mit Jucken verbunden ist, hat nichts mit der

Syphilis gemein; 2) durch die schmutzig-rothe, kupfer-rothe bis gelb-bräunliche Farbe der Efflorescenzen; 3) durch deren vorwiegend runde, resp. ringförmige Gruppirung, besonders bei den späteren Syphiliden, welche in halbkreis- oder bogenförmigen Gruppen auf wenige Stellen der Haut beschränkt sind, während die früheren sich symmetrisch über einen beträchtlichen Theil der Körper-Oberfläche ausbreiten; 4) durch den Lieblingssitz an der Stirne (zumal am Saum der Haare), an den Nasenflügeln und Mund-Winkeln, an Brust, Rücken, Handtellern und Fusssohlen; 5) durch die Vielgestaltigkeit (*Polymorphie*), d. h. durch das synchronische Bestehen mehrerer Formen, deren Wechsel und Uebergang in einander, so dass an demselben Patienten gleichzeitig verschiedene Formen von Efflorescenzen in verschiedenen Entwicklungs-Stadien neben einander vorkommen können; 6) durch den chronischen, lentescirenden Verlauf und die Neigung zu Recidiven; 7) durch die häufige Complication mit syphilitischer Erkrankung anderer Organe (Affection der Lymphdrüsen und der Schleimhäute, Haar-Ausfallen etc.).

I. Das maculöse Exanthem. *Syph. cutanea maculosa. Roseola syphilitica.*

Flecken-Form. Das maculöse oder erythematöse Syphilid, die gelindeste und gewöhnlich auch die erste Form der syphilitischen Haut-Erkrankung, beruht auf umschriebener Hyperämie mit nur geringer Infiltration und erscheint bald gross-fleckig, bald klein-fleckig, mitunter Anfangs bloss als locale Hyperämisirung. Es bildet flache, rosenrothe oder etwas dunkel gefärbte, scharf begrenzte, symmetrisch ausgebreitete, besonders auf der Brust, am Bauch und am Rücken befindliche Flecken von verschiedener Grösse (meistens linsen- bis erbsen-gross), rundlich oder von unregelmässiger Gestalt, anfangs unter dem Fingerdruck verschwindend, dann einen gelblichen Fleck zurücklassend.

Indem sie dicht beisammen stehen und (ohne zusammenzufliessen) gesunde Parthien zwischen sich lassen, erlangt die Haut bei seitlicher Betrachtung ein marmorirtes Aussehen. Das Exanthem kommt nicht auf Einmal ganz zum Vorschein, so dass erblasste und pigmentirte Stellen (sogen. *Lentigo syph.*) neben frischen rothen Flecken vorhanden zu sein pflegen. Wie oben schon erwähnt, kann dasselbe öfters gänzlich ausbleiben; es kann jedoch auch von den Patienten übersehen werden, wenn es nicht im Gesichte (an der Stirne) hervortritt. Seine Dauer ist eine verschiedene; bei indifferenter oder mangelnder Behandlung währt es mehrere Wochen, umgekehrten Falls nicht über zwei Wochen; es kann recidiviren (sogar wiederholt). Seltener gleichzeitig, gewöhnlich bald nachher erfolgt eine katharrhalische Affection der Rachen-Schleimhaut; oder mit anderen Worten: es erscheint die Roseola auch auf der Schleimhaut des Rachens und zwar in der Form einer katarrhalischen, diffus-erythematösen Schwellung derselben.

II. Das papulöse Exanthem. *Syph. cutanea papulosa.*

Knötchen-Form. Das papulöse Exanthem ist ebenso wichtig wie das maculöse, weil es nicht viel weniger häufig ist. Es beruht auf einer circumscripten Infiltration des Papillar-Körpers der Cutis und bildet darum gewöhnlich linsen- bis halberbsen-grosse, über das Niveau der Haut hervortretende, rothe bis braun-rothe, rundliche, scharfbegrenzte Knötchen, welche sich hart anfühlen, eine glatte oder sich leicht abschuppende Oberfläche haben und immer symmetrisch auf beiden Körperhälften in grosser Anzahl verbreitet sind, bald mehr vereinzelt, bald dichter in kreisförmigen Bogen- oder Schlangen-Linien gruppirt.

Das Knötchen-Syphilid erscheint gewöhnlich nicht früher als drei Monate nach der Ansteckung, oft aber viel später; es folgt mehrentheils auf ein vorausgängiges Flecken-Syphilid, kann jedoch auch als erste Haut-Erkrankung erscheinen; es ist von multipler Drüsen-Schwellung, Blässe (anämischer Zustand), Haar-Ausfallen, Erkrankung der Mund- und Rachen-Schleimhaut, mitunter auch von *Iritis syphil.* begleitet; es findet sich besonders an der Stirne (sogen. *Corona Veneris, Corona syphilitica*), an den Nasenflügeln, am Mundwinkel, am Kinn (sogen. *Mentagra*), am Nacken (bes. bei Weibern) und an den Rändern der Achselhöhle, in der Kniekehle, am Hodensack, aber auch an der Brust, am Bauch, am Rücken und am behaarten Kopf; es hat einen sehr langsamen, hartnäckigen Verlauf, zeigt nach längerem Bestehen eine leichte Abschuppung, verschwindet durch Resorption (indem die Knötchen allmälig erblassen, flacher, kleiner und gelblich werden), hinterlässt keine Narbe, sondern langwährende, dunkle Pigmentflecken und recidivirt gerne, speciell an den Handtellern und Fusssohlen. Mit der Abschuppung an der Spitze der Papeln erfolgt manchmal ein Aussickern von Serum und hierdurch Bildung einer dünnen Kruste, bes. am Kinn, resp. am Gesichtsbart, sowie an der Hand- und Fuss-Fläche. Bei vorwiegender Affection der Haarbälge und Talgdrüsen (Infiltration der Follikel-Wandungen) entstehen reichliche Gruppen von ganz kleinen, gelb-röthlichen Knötchen mit gelben, schuppigen Krüstchen: sogen. *Lichen syphiliticus.* Durch das Fehlen des Juckens unterscheidet sich derselbe sehr prägnant vom einfachen *Lichen scrophulosorum:* stecknadelkopf- bis hirsekorn-grosse, niemals grösser werdende, schwächer gefärbte, rothe, meist am Unterleib, sowie an der Beugeseite der oberen Extremitäten befindliche Knötchen, welche sich oberflächlich leicht abschuppen und von dem heftigsten Jucken begleitet sind.

An den Uebergangsstellen der Haut in die Schleimhaut und an feuchten oder sich dauernd berührenden Hautparthien (wie zwischen Scrotum und Oberschenkel, an der Basis der Mamma, am Nabel, an den Mundwinkeln, an den weiblichen Genitalien) können die Papeln nach längerem Bestehen allmälig die Form von breiten Condylomen annehmen, indem sie unter dem Einfluss von Feuchtigkeit und Wärme rascher wachsen, resp. (durch stärkere Wucherung des Papillarkörpers der Haut) zu grösseren Platten confluiren. Sie gewinnen dann auch dadurch, dass ihre Oberhaut sich zu einer grauen, schmierigen Masse macerirt, eine nässende Oberfläche, welche durch weiteren Gewebs-Zerfall ein ulceröses, zerklüftetes Aussehen bekommen kann und eine gleichartige Erkrankung der gegenüberliegenden Hautstellen (sogen. Abklatschung oder Auto-Inoculation) um so mehr begünstigt, je mehr es an der nöthigen Reinlichkeitspflege gebrechen würde (cf. §. 4).

Auf der Schleimhaut der Mandeln, der Gaumenbögen, der Rachenwand, der Wange, der Lippen und der Zunge erscheint das papulöse Syphilid als chronische Trübung und Verdickung des Epithels in der Form von hartnäckigen, langbestehenden, weissgraulichen oder grau-gelben Flecken mit gerötheter Umgebung (sogen. *Plaques opalines*), sowie als derbe, flache, rundliche, oberflächlich-zerfallende Infiltrate.

III. Das squamöse Exanthem. *Syph. cutanea squamosa. Psoriasis syphilitica.*

Schuppen-Form. Das Schuppen-Syphilid ist nicht als selbständige Krankheitsform aufzufassen, sondern als ein papulöses Syphilid mit Epidermis-Defect, resp. mit stärkerer Abschuppung. Es characterisirt sich durch kupferfarbige, flache, ausgebreitete, rockene Cutis-Infiltrate, an deren Oberfläche sich die Epidermist bald in grösseren, bald in kleineren, gelblich-weissen, blätterigen Schuppen abstösst. Die schuppigen Efflorescenzen befinden sich besonders an der Stirne, am Nacken, an den Nasen-Flügeln, an der Hand- und Fussfläche, an den grossen Labien, am Scrotum und an der Beugeseite der Extremitäten, seltener am behaarten Kopf, am Bauch, an der Brust etc., häufig in Kreis- oder Nieren-Form (sogen. Bogen- oder Schlangen-Linien). Sie gehören im Allgemeinen zu den späteren Erscheinungen; ihr Auftreten lässt immer mit Bestimmtheit auf ein mindestens fünfmonatliches Bestehen der Krankheit schliessen; sie dauern sehr lange und lassen nach der Involution einen dunklen Pigment-Fleck zurück. Die *Psoriasis palmaris et plantaris* ist ein häufiges Vorkommniss, welches sich durch Hartnäckigkeit auszeichnet, die Schweiss-Absonderung hindert und gewöhnlich mit verkrustenden Einrissen (Rhagaden) verbunden ist.

Von der genuinen *Psoriasis vulgaris* unterscheidet sich das Schuppen-Syphilid: durch die kleinere Form der leicht entfernbaren Schuppen (im Gegensatz zu der bei jener vorhandenen dichten, weissglänzenden, mehr plattenförmigen Schuppenbildung), dann durch die bräunlich-kupfer-rothe Färbung der von den Schüppchen entblössten, nichtblutenden Haut, durch das Freibleiben der Streckseite der Extremitäten (bes. Knie und Ellenbogen), durch das erstmalig symmetrische Auftreten an beiden Körperhälften, durch das lange Stationärbleiben nach vollendeter Eruption.

IV. Das pustulöse Exanthem. *Syph. cutanea vesiculosa vel pustulosa (Acne, Impetigo, Ecthyma, Rupia.)*

Bläschen-Form. Krusten-Bildung. Das pustulöse Syphilid characterisirt sich durch Bläschen- oder Blasen-Form mit Eiterbildung, consecutiver Verkrustung, Ulceration und Zurücklassung eines kupferfarbigen Pigmentfleckes oder einer pigmentirten Narbe.[1] Von einem hyperämisirten Fleck, resp. einer Papel den Ausgangspunkt nehmend beruht es auf Infiltration mit subepidermidaler Eiterung, Vertrocknung zu Krusten oder Borken und oberflächlicher oder tieferer Ulceration der darunter befindlichen

[1] Die Pustel bildet, wie dies schon ihr Name ausdrückt, ein Bläschen, dessen anfangs seröser Inhalt sich rasch trübt und in Eiter *(pus)* verwandelt; *pustula est vesicula pus continens.*

Cutis; es betrifft besonders die Extremitäten, den Rücken und die Seiten des Rumpfes.

Befallen die Bläschen die Hautfollikel der Haarbälge und Talgdrüsen, so spricht man von *Acne syphilitica* (oder *Varicella syphil.*) sowie von *Impetigo syphilitica.*

Die *Acne* bildet sehr kleine, runde, gruppenweise (bes. am Haar-Saum, an den Nasen- und Mund-Winkeln, an den Extremitäten, am Rücken und behaarten Kopf) in grosser Anzahl vorhandene, auf rother oder kupferfarbiger Basis sitzende, spitze Pusteln, deren Inhalt zu einer braun-gelben Kruste vertrocknet. Die grössere Form der gleichartigen Eruptionsgattung (dichtgedrängte, varicella-ähnliche Bläschen, mit Bildung von grösseren, dickeren Krusten) nennt man *Impetigo syph.* Sie bildet den Uebergang zum *Ecthyma* und zur *Rupia,* mit denen sie sich häufig combinirt.

Als grossblasige (bullöse) und eigentlich typische Form des pustulösen Syphilides erscheint das *Ecthyma syphiliticum* oder der *Pemphigus syphiliticus.* Es kennzeichnet sich durch variola-ähnliche, auf geröthetem Grunde stattfindende, erbsen- bis haselnuss-grosse Erhebungen der Epidermis, mit trübem, bald eiterig werdendem Inhalt; durch Geschwürsbildung unter dem eingetrockneten Pustelinhalt und in Folge dessen Hinterlassung einer deprimirten Narbe; durch asymmetrisches, vereinzeltes Vorkommen an den verschiedensten Körperstellen, bes. an den Unterschenkeln, häufig gleichzeitig mit tiefgehender, ulcerativer Affection der Mund-, Rachen- oder Nasen-Schleimhaut, sowie Erkrankung des Periostes.

Eine zweite Form der schweren, tardiven, zu den späten Phänomenen der Syphilis gehörigen, hartnäckigen, mit Ulceration verbundenen und mehr isolirt auftretenden Haut-Erkrankungen bildet die *Rupia syph.* Sie characterisirt sich durch erbsengrosse Blasen *(bullae)* auf lividem, papulösem Boden, mit starken, dicken, schmutzigbraunen Krusten oder Borken, welche auf der flachen Geschwürs-Stelle fest anhaften; durch asymmetrische Eruption an den Extremitäten, am Rücken, an der Brust und am Kopf; durch monatelange Dauer sowie dadurch, dass sie nur mit Narben-Bildung heilt und vielleicht bloss bei scrophulösen, lymphatischen, cachectischen, unter ungünstigen Verhältnissen lebenden Personen vorkommt.

V. Das tuberculöse Exanthem. *Syph. cutanea tuberculosa sive nodosa. Lupus syphiliticus. Gumma.*

Knoten-Form. Das Knoten-Syphilid, die schwerste Form der syphilitischen Haut-Erkrankung, besteht aus zerstreuten, rundlichen, erbsen- bis haselnussgrossen, furunkelähnlichen, rothen Knoten oder auch aus grösseren Knoten-Gruppen mit halbmond- oder kreisförmiger Anordnung, beruhend auf einem specifischen Zellen-Infiltrat in der Haut oder im Unterhaut-Zellgewebe, besonders an der Stirne, Nase, Brust und Rücken, niemals vor $1\frac{1}{2}$, gewöhnlich erst zwei bis vier Jahre nach dem Krankheits-Beginn auftretend, und zwar besonders bei Leuten, welche der Scrophulose, Tuberculose oder Malaria unterworfen sind.

Die Haut-Infiltrationen können monatelang ohne Veränderung bestehen; sie können vollständig zur Resorption gelangen; häufiger aber erfolgt durch Erweichung ein beträchtlicher ulceröser Zerfall mit Krusten-Bildung und Hinterlassung unregelmässiger, anämischer, deprimirter Narben.[1] Die exulcerirenden Knoten (sogen. *Lupus exulcerans vel serpiginosus)* verursachen — im Gegensatz zu den trockenen — bedeutende Zerstörungen der Haut (hartnäckige, unregelmässige, unreine, ausgehöhlte Geschwüre), welche z. B. an der Nase eine missliche Verunstaltung zur Folge haben können.[2]

Das Knoten-Syphilid bietet sich häufig als die einzige Krankheits-Erscheinung oder ist mit Knochen-Affection *(Caries* und *Necrosis,* besonders *Ozaena)*, Hoden-Geschwulst und Erkrankung innerer Organe verbunden.

Im subcutanen Zellgewebe erscheinen die syphilitischen Knoten als elastisch-pralle (d. h. resistente und doch etwas elastische), rundliche oder kuglige, abgegrenzte, äusserst langsam vom Umfang einer Bohne bis zur Grösse einer Nuss oder eines Hühner-Eies fortschreitende Neubildung, welche fast immer erst mehrere Jahre nach der Ansteckung — besonders an den Extremitäten — zum Vorschein kommt und gern recidivirt. Wegen ihres gummiartigen, zähflüssigen, grau-gelben Inhaltes wird sie als Gummi-Geschwulst

[1] Dunkelbraune, pigmentirte, nichtentfärbte und nichtweiche Narben von syphilitischen Hautgeschwüren sind ein Zeichen der noch nicht getilgten syphilitischen Diathese und bleiben immer hinsichtlich der Recrudescenz verdächtig.

[2] Der *Lupus vulgaris scrophulosus* trifft sich nur im Gesichte und niemals mit gruppenweiser Form gleichzeitig an mehreren Körper-Stellen.

oder Gumma bezeichnet. Selten durch Resorption verschwindend, erfolgt gewöhnlich (unter Röthung der Haut) ein Aufbruch der Gummi-Geschwulst (mit Entleerung einer bräunlichen, dicklichen, eiterigen, mit Blut und Bindegewebs-Stücken vermischten Masse) und hierdurch bedingt sich dann ein hartnäckiges Geschwür mit unebenem Grunde sowie lividen, unterminirten Rändern. Hat dieselbe ihren Sitz am Periost (besonders an der Stirne, am Kopf, Schulterblatt, Schlüssel- oder Schienbein) oder an der Schleimhaut der Nasen- und Rachenhöhle, so entstehen durch den ulcerativen Zerfall üble Substanz-Verluste, resp. perforirende, necrotische Zerstörungen (Knochen-Syphilis). Der syphilitische Knoten oder das Gumma, das letzte Product des syphilitischen Krankheits-Processes, findet sich nicht bloss in der Haut, im subcutanen oder submucosen Zellgewebe (Tonsillen, Rachen, weicher Gaumen) und am Periost (harter Gaumen, knöcherne oder knorplige Nasen-Scheidewand, Stirn-, Schlüssel-, Schien-Bein, Ulna etc.), sondern auch an anderen Theilen, resp. fast in allen Geweben und Organen (Muskeln, Zunge, Auge, Mamma, Hoden, Leber, Lunge, Gehirn und dessen Häute etc.); sein Vorhandensein gibt daher einen wichtigen Anhaltspunkt für die Diagnose der visceralen Syphilis.[1]

VI. Anhang: Syphilitische Erkrankung der Haut-Adnexa (Haare und Nägel).

Haar-Ausfallen. Das Ausfallen der Haare, die sogen. *Alopecia syphilitica*, ist ein constantes, meistens frühzeitig (nämlich im zweiten Monat) vorkommendes Krankheits-Symptom, welches vorzüglich den Kopf — sehr selten auch die Haare des Bartes und der Augenbrauen — betrifft. Indem sich eine ziemlich gleichmässige Lichtung der Haupthaare zu vollziehen pflegt, kommt es gewöhnlich nicht zu einer eigentlichen, vollständigen, glatten Glatze; aber es entstehen umschriebene kahle Stellen immer dort, wo kleinere oder grössere Geschwüre sich befanden. Die syphilitische Erkrankung

[1] Die Gummi-Geschwulst bildet allemal die Grundlage der Erkrankung der Knochen und der inneren Organe, sowie der grösseren syphilitischen Haut-Geschwüre, indem sie (durch destructiven Zerfall) an den Knochen Necrose und Sequestration, an der Haut und dem Unterhautzellgewebe intensive Geschwürs-Processe verursacht, welche zuweilen sich durch einen serpiginösen Character auszeichnen: nämlich auf der einen Seite Bildung von Narben-Gewebe, auf der anderen Seite fortschreitender Gewebs-Zerfall.

der Haar-Papillen steht sowohl bezüglich ihres Grades, als bezüglich des Zeitpunktes ihres Eintretens in keinem directen Verhältniss zum ganzen Krankheits-Verlauf. Sie kann insofern recidiviren, als sie zuweilen als Vorbote einer Haut- oder Schleimhaut-Recidive sich in erhöhtem Maasse bemerklich macht. Mit dem Verschwinden der Syphilis hört der Haar-Ausfall auf und es erfolgt sogar — wenigstens theilweise — ein allmäliger Nachwuchs. Dieser Wiederersatz des Haar-Verlustes, welchen man als das verlässigste Zeichen einer wirklichen Heilung erachten darf, findet ausserdem bloss dann nicht statt, wenn die betreffenden Individuen schon das 40. Lebensjahr erreicht haben oder wenn sich am Kopfe syphilitische Efflorescenzen (besonders Pusteln oder Geschwüre) entwickelt hatten. Letzterenfalls bedingt sich eine solche Zerstörung der Haar-Wurzeln, dass hier die Haare sich niemals wieder regeneriren, sondern ein partieller, mehr oder weniger beträchtlicher Defect dauernd zurückbleibt.

Erkrankung der Nägel. Im Gefolge eines papulösen oder squamösen Syphilides ereignet sich zuweilen eine syphilitische Erkrankung des Nagel-Gliedes an den Fingern oder Zehen: die sogen. *Onychia* und *Paronychia syphilitica.*

Erstere besteht in einer nutritiven Störung, resp. in einer Textur-Veränderung des Nagels, so dass derselbe seine normale Röthe verliert, glanzlos und weiss-fleckig wird, dann rauh, grubig, brüchig, splitterig. Die Affection macht sich häufig zu gleicher Zeit mehrfach geltend und währt immer monatelang.

Bei der (gleichfalls an Fingern und Zehen vorkommenden) *Paronychia* erkrankt das Nagel-Bett, indem sich an der *Lunula* (Nagel-Falz) oder an den Seiten-Theilen (seitliche Nagel-Furchen) eine Papel entwickelt, welche unter Entzündung und Verschwärung sich auf das Nagel-Bett verbreitet, durch ulcerative Weiterentwicklung den Nagel abhebt, resp. von seinem Bette wegdrängt und so bewirkt, dass derselbe erweicht, missfarbig sowie brüchig wird und sich schliesslich abstösst. Wo diese Affection als isolirte Erscheinung auftritt, ist in diagnostischer Hinsicht Behutsamkeit erforderlich, insofern sie bei scrophulösen Individuen auch spontan (mit oder ohne Ezem) vorkommen kann und eine täuschende Aehnlichkeit mit der syphilitischen Nagelglied-Erkrankung besitzt.

§. 13. Syphilitische Erkrankung der Schleimhäute (Schleimhaut-Exantheme).

Characteristik. Die syphilitische Schleimhaut-Erkrankung betrifft die Mund- und Rachen-Höhle, die Nase und den Larynx; erstere kann (zumal an den Lippen) auch den Sitz der Primär-Affection bilden.[1] Sie besteht theils (entsprechend dem maculösen Syphilid) in katarrhalischer Schwellung mit diffuser, bläulicher Röthung (Schleimhaut-Erythem) und oberflächlichen Erosionen, theils in papulöser Infiltration (chronische, grau-weisse Trübung und Verdickung des Epithels mit gerötheter Umgebung [sogen. *Plaques opalines*, cf. pag. 94] oder derbe, oberflächlich zerfallende Infiltrate, resp. Geschwürs-Bildung), theils in gummösen, exulcerirenden Knoten (Schleimhaut-Gumma), gewöhnlich mit symmetrischer Verbreitung und vorwiegend chronischem Verlauf. Nur die dem pustulösen Syphilid entsprechenden tiefergehenden ulcerösen Affectionen; sowie insbesondere die durch Zerfall des Gumma entstehenden Geschwüre zeichnen sich durch grösseren Umfang und rascher erfolgende Zerstörung aus. Die Schleimhaut-Papeln haben eine grosse Neigung zum Recidiviren und sind häufig (zumal an den Lippen und an den Mund-Winkeln) mit Erosionen oder Einrissen (Rhagaden) verbunden.

In unliebsamer Weise wird das Krankheitsbild dann verundeutlicht, wenn die syphilitische Erkrankung der Mund-Schleimhaut sich noch mit den durch Mercurialismus (Quecksilber-Wirkung, resp. Quecksilber-Intoxication) bedingten Veränderungen combinirt. Die *Stomatitis mercurialis* kennzeichnet sich durch übelriechenden Athem, vermehrte Speichel-Secretion, leichtes Bluten des geschwellten und mit einem livid-rothen Rande versehenen Zahnfleisches, Schwellung der Wangen-Schleimhaut, Lockerung der Zähne, Bildung unregelmässiger, buchtiger, schmerzhafter Geschwüre, necrotischen Zerfall einzelner Schleimhaut-Parthien.

1. *Angina syphilitica.*

Erkrankung der Mund- und Rachen-Schleimhaut. Als *Angina syph.* bezeichnet man die am häufigsten und früheste auftretende Affection des *Isthmus faucium*, resp. der Gaumenbogen, des Zäpfchens, der Mandeln und der hinteren Rachenwand.

[1] cf. Vierteljahrsschr. f. Derm. u. Syph., 1881, p. 127.

Bei der erythematösen Form finden sich an den genannten Theilen Schwellung, Wulstung, livide Röthung und oberflächliche Erosionen; bei der papulösen Form: erhabene, grauliche Trübungen des Epithels auf hyperämischem Boden oder theils einzeln stehende, theils confluirende, dunkelrothe Auftreibungen (runde Wülste), welche durch Zerfall verschieden gestaltete Geschwüre liefern; in beiden Fällen machen sich Schling-Beschwerden (brennender Schmerz beim Schlucken, besonders beim Genuss von sauren oder salzigen Stoffen), Trockenheits-Gefühl und näselnde Sprache geltend. Noch mehr trifft sich dies bei der gummatösen Form, wo überdies Schwerhörigkeit sowie Ohrensausen vorhanden zu sein pflegen und symmetrische, tiefgreifende, speckige Geschwüre zu Stande kommen, welche beträchtlichen Substanz-Verlust (Perforation, resp. Verlust des Zäpfchens etc.) und constringirende Narben zur Folge haben.

Die durch Syphilis geschwellten Tonsillen bilden sich — ebenso wie die indolenten Inguinal-Drüsen-Schwellungen — nie vollkommen zurück, d. h. sie erreichen nicht mehr ihren vormaligen Umfang, sondern bleiben dauernd grösser, als sie es früher waren. Mitunter ist es desshalb nothwendig oder vortheilhaft, eine derselben zu exstirpiren.

An der Zunge, nämlich an den Seitenrändern, an der Spitze und auch an ihrer unteren Fläche finden sich häufig kleine Papeln, runde oder oblonge, umschriebene Erhabenheiten (Infiltrate), welche von sehr belästigenden Erosionen, resp. spaltförmigen Fissuren begleitet sind und zur Entwicklung von Geschwüren führen können. Die Affection der Zungen-Schleimhaut verursacht — wie überhaupt jede syphilitische Erkrankung der Mund- und Rachen-Höhle — immer viele Beschwerden. Sehr selten begegnet eine eigentliche *Glossitis* (schmerzhafte Anschwellung der ganzen Zunge) oder die submucose Knoten-Form (Gumma-Bildung), welche sich entweder resorbirt oder durch Aufbruch ein übles Geschwür erzeugt.[1]

2. *Laryngitis syphilitica.*

Erkrankung des Kehlkopfes. Die syphilitische Erkrankung der Luftröhren-Schleimhaut besteht in chronischer, weit verbreiteter Röthung, Schwellung und Verdickung oder papulöser Infiltration, wodurch mehr oder weniger Störung der Stimmbildung *(Raucedo, Aphonia syph.)* veranlasst wird. An allen Theilen der

[1] cf. Vierteljahrsschr. f. Derm. u. Syph., 1876, p. 126.

Larynx-Schleimhaut können ausserdem Geschwüre vorkommen und eventuell durch Knorpel-Necrose theilweise Zerstörung der Epiglottis etc. zur Folge haben. Wichtiger ist die

3. *Ozaena syphilitica.*

Erkrankung der Nasen-Schleimhaut. Als die leichteste Affection der Nasen-Schleimhaut erscheint der oft frühzeitig, besonders bei Kindern vorkommende chronische Katarrh *(Coryza syphilitica)*, verbunden mit Excoriationen an den Aperturen, Verstopfung der Nase, Trockenheits-Empfindung und Abschwächung des Geruches.

Papulöse Wucherungen finden sich sowohl am Rande der Nasen-Flügel und Nasen-Oeffnungen als wie an der Nasen-Schleimhaut selbst, wo sie zu Erosionen und Ulcerationen mit Krusten-Bildung führen. Letztere bleiben beim Sitze an den oberen Nasen-Parthien nicht ohne Einfluss auf den Geruchs-Nerven, indem sie nicht selten Beeinträchtigung des Geruchs-Sinnes sowie eigenthümliche subjective Empfindung eines unangenehmen Geruches (sogen. *Kakosmia)* veranlassen. Tiefere Geschwürs-Processe, welche eine mucopurulente Secretion, Minderung oder Verlust des Geruchs-Vermögens *(Anosmia)*, Mitleidenschaft des Periostes oder Perichondrium bedingen, beruhen auf gummatöser Erkrankung und gehören der sogen. *Ozaena syphilitica* an. Letztere characterisirt sich durch eine dickliche, grün-gelbe, mitunter blutig-tingirte, höchst übelriechende Absonderung, hartnäckige Verstopfung der Nase (theils durch chronische Schleimhaut-Schwellung, theils durch Bildung von Borken und Pfröpfen), übelklingende, sogen. näselnde Sprache, allmälig erfolgende necrotische Zerstörung mit langsamer Knochen-Exfoliation (Perforation des knorpligen oder knöchernen Septums oder des *Os vomer,* seltener des harten Gaumens) und hieraus resultirender dauernder Verunstaltung der Nase.

Die syphilitische Erkrankung der Nasen-Schleimhaut kann sich mitunter bis auf den Thränen-Nasen-Kanal fortsetzen und *Dacryo-cysto-blennorrhoe* mit necrotischem Process am Thränen-Bein sowie Obliteration des Thränen-Nasen-Ganges verursachen.

---

§. 14. Periostitis und Ostitis syphilitica.

Syphilitische Erkrankung der Knochen und der Knochen-Haut. Während die Erkrankung der Knochen zu den spätesten tardiven Formen der Syphilis gehört und meistens erst mehrere

Jahre nach dem Krankheits-Beginn sich zu entwickeln pflegt, kann eine einfache, irritative, nicht-gummöse Beinhaut-Affection schon zur Zeit der papulösen Erkrankung der Haut und Schleimhäute sich bemerklich machen: anfangs in der Form von rheumatoiden, wechselnden Beschwerden an einzelnen Knochen und Gelenken auftretend, später als mehr localisirte, mit Periost-Schwellung verbundene Schmerz-Empfindung. Dieser heftige, dumpfe, bohrende Schmerz — die sogen. *Dolores osteocopi* — hat das Eigenthümliche, dass er sich hauptsächlich zur Nachtszeit einstellt sowie an den oberflächlichen Knochen, besonders an der Innenfläche der *Tibia*. Auch die durch periostale Schwellung entstehenden, permanenten, harten, ovalen, flachen Auftreibungen (unter der unveränderten Haut) betreffen vornehmlich die oberflächlich gelagerten Knochen (Schienbein, Stirne, Scheitel-, Schlüssel- und Brustbein, Ulna, Schulterblatt) und werden als *Tophi* oder *Nodi* bezeichnet. Sie können nach langem Bestehen noch zur Resorption gelangen oder verknöchern (*Hyperostosis, Periostosis*).

Langsam und wenig schmerzhaft entwickeln sich nicht selten am Periost auch Gummi-Geschwüre, umgeben von einem scharfen, wallförmigen Knochenrand. Indem das periostale Gumma — ebenso wie das subcutane oder submucose — vom Centrum aus zerfällt, bewirkt es dann Exulceration und Caries. Selten vom Knochen-Marke, gewöhnlich von der Knochen-Oberfläche (Periost) ausgehend, erscheint das Knochen-Gumma als vereinzelte, gleichmässig feste aber doch elastische Geschwulst, welche nach dem Aufbruch der Haut ein umfangreiches, übel aussehendes Geschwür bildet, in dessen Tiefe der rauhe, unebene, seiner Beinhaut beraubte, cariöse Knochen frei liegt. Abstossung von kleineren oder grösseren Knochen-Stücken hat theils Substanz-Verlust, resp. unregelmässige, grubige Vertiefungen (mit wallförmiger Hyperostose an den Rändern) sowie eventuell Neigung zur Brüchigkeit oder Perforation des Knochens zur Folge, theils entstellende Difformitäten, besonders an der Stirne und an der Nase (Einsinken des Nasenrückens). Es können aber auch durch den Druck, welcher von Seite des periostalen Exsudates, resp. der Hyperostose oder Osteophyten-Bildung, auf Nerven und Gefässe ausgeübt wird, heftige Neuralgien, epileptiforme Anfälle und sogar Gehirn-Krankheit (Geistesstörung) bedingt werden.[1]

Die Erkrankung der Knochen wird durch den syphilitischen

[1] cf. Vierteljahrsschr. f. Derm. u. Syph., 1879, 541; 1880, 410.

Krankheits-Process, nicht durch das Quecksilber hervorgerufen; letzteres kann nur *Stomatitis mercurialis* sowie *Necrose* des Kieferknochen erzeugen, nicht aber die gummatöse Periostitis oder die gummatöse *Osteomyelitis*.[1]

§. 15. Sarcocele syphilitica. — Syphilis visceralis.

Erkrankung des Hodens. Die syphilitische Entartung des Hodens bildet ein selten vorkommendes Spät-Product der acquirirten Syphilis, indem sie erst mehrere Jahre (2 bis 4) nach der Ansteckung auftritt. Sie besteht in einer, mit characteristischer Schmerzlosigkeit vor sich gehenden, auf den ganzen Hoden sich erstreckenden, massenhaften, indurirenden, interstitiellen Bindegewebs-Wucherung, wodurch derselbe eine sehr bedeutende, das normale Volumen um mehr als das Doppelte überschreitende Vergrösserung erfährt. Er bietet sich dann als eine harte, sehr schwere, gegen den Druck ganz wenig empfindliche, mit unveränderter, normaler Haut bedeckte Geschwulst von der Grösse eines Gänse-Eies. Die Affection nimmt immer einen höchst langsamen Verlauf, besonders dann, wenn Gummata (harte, runde, knollige Knoten) sich entwickelt haben. Sie betrifft meistens nur einen Hoden, selten beide nach einander, ganz selten beide Drüsen gleichzeitig. Im Falle von bilateraler Hoden-Erkrankung kann es (durch Atrophie und Usur der Hoden-Substanz) leicht zu dauernder Impotenz (resp. *Aspermatismus* oder *Aspermatocie)*[2] kommen, wenn nicht durch frühzeitige Anwendung von Jodkalium (welches hier eine vorzügliche Wirksamkeit besitzt) Resorption erzielt wird.

Ein Hoden-Carcinom unterscheidet sich von der *Sarcocele* theils durch das schnellere Wachsthum, die unregelmässige Form, höckerige Oberfläche, livid-rothe Färbung der congestionirten Haut, theils

[1] Wenn man behauptet, der Mercur erzeuge die Knochen-Erkrankungen, so ist dies gerade so unrichtig, als wenn man sagen wollte, der Leberthran erzeuge die Scrophulose oder Tuberculose. Finden sich ja doch syphilitische Knochen-Affectionen auch bei der hereditären Syphilis; und ist es doch eine unumstössliche Thatsache, dass jene Zerstörungen an den Knochen, welche man einzig und allein dem *per inunctionem* angewendeten Mercur zuschreiben will, auch in solchen Fällen vorkommen, welche ohne alles Quecksilber behandelt wurden (cf. Parrot, Vierteljahrsschr. f. Derm. u. Syph., 1880, p. 417—420).

[2] cf. Vierteljahrsschr. f. Derm. u. Syph., 1879, 575.

durch die entschiedene Schmerzhaftigkeit und die Mitleidenschaft der benachbarten Lymphdrüsen, theils durch den Aufbruch nach aussen. Die Tuberculose des Hodens findet sich in der Regel nur bei tuberculösen Individuen, beginnt immer am Neben-Hoden, geht erst von diesem auf den Hoden über und führt unter ziemlichen Schmerzen allmälig zur Entstehung von Eiter-Depots, resp. zu Abscessen und Fistelgängen.

Erkrankung innerer Organe. In Folge von Syphilis können auch an den inneren Organen (Leber, Lunge, Herz, Milz, Nieren, Darm, Gehirn) mehr oder minder beträchtliche Entartungen sich entwickeln. Ihre Diagnose ist allerdings meistens sehr schwierig und unsicher, insofern wir zur Zeit vornehmlich nur die (durch die *Necropsie* eruirbaren) desfallsigen pathologisch-anatomischen Veränderungen kennen, aber noch sehr wenig die hierdurch am lebenden Körper bedingten krankhaften Erscheinungen.

Zu den häufigeren Vorkommnissen zählt die syphilitische Leber-Cirrhose, die gummöse *Hepatitis* mit Schwund des normalen Parenchymes, gewöhnlich begleitet von Dyspepsie (Magen-Katarrh) und Diarrhoe. Ferner kann sowohl hier wie auch in der Milz und Niere speckige Degeneration eintreten.

Gummatöse Infiltrate (circumscripte Knoten-Bildung, welche von den Tuberkeln sich durch ihre Grösse, Trockenheit und Gleichmässigkeit unterscheidet) begegnen — ebenso wie partielle oder diffuse, indurirende Bindegewebs-Hyperplasie — ausserdem noch in der Lunge, in der Milz, in der Niere, im Herzen und am Darm (besonders *Rectum*).

Die Lungen-Syphilis ist von *Bronchitis* mit spärlichem Auswurf und Kurzathmigkeit sowie von syphilitischen Krankheits-Erscheinungen in anderen Organen begleitet.

Dass die Niere syphilitisch erkrankt sei, darf man überzeugt sein, wenn bei bestehender gummatöser Erkrankung der Haut oder Schleimhaut sich der Harn eiweisshaltig zeigt.

Desgleichen kann das Nervensystem, resp. das Gehirn und seine Häute sowie einzelne Nerven-Stämme (*N. oculimotorius, abducens* etc.) theils direct in Folge von Syphilis erkranken, theils durch den Druck seitens syphilitischer Neubildungen (periostale Geschwülste oder Exostosen am Cranium). Papulöse oder gummatöse Wucherungen können auch an den Gehirnhäuten stattfinden und dann chronische *Meningitis* bedingen; es können Gummi-Knoten sowohl in der Cortical- als in der Mark-Substanz des grossen und kleinen Gehirnes, der *Pons Varoli*, der Seh- und Streifenhügel etc. entstehen; und nebstdem bildet die Erkrankung der Gehirn-Arterien (syphilitische *Endarteriitis*) kein seltenes Vorkommniss.[1] Verdacht auf syphilitische Affection des Nervensystems ergibt sich dort, wo nach vorausgängigem Krankheits-Verlauf Lähmungs-Erscheinungen in einem einzelnen Nerven-Gebiet, besonders an Gehirn-Nerven (z. B. *Strabismus* oder *Ptosis)* eintreten oder Beeinträchtigung des Geruchs- oder Gehörsvermögens, epileptoide oder chorea-ähnliche Anfälle, hartnäckige Neuralgien, chron. Kopfschmerz, Schlaf-Mangel, Schwindel, Unsicherheit des Ganges, Schwäche des Gedächtnisses, erhebliche Veränderung der Gemüthsstimmung (psychische Excentricitäten) in Verbindung mit Anämie, Abmagerung, nächtlichen Knochen-Schmerzen, Abortus etc. sich geltend machen.

In diagnostischer Hinsicht wäre betreffs der genannten Phänomene zu berücksichtigen: einerseits das Auftreten von Gehirn- und Nerven-Affectionen erst nach einer Zwischenzeit von mehreren Jahren *a dato* der Ansteckung oder in einem Alter, welchem sie sonst fremd sind, andererseits die Neigung zu Recidiven sowie die günstige Wirkung einer Jod- oder Mercur-Behandlung (letztere bei *Retinitis* und *Epilepsia syphilitica)*.

§. 16. **Hereditäre Syphilis** (Kinder-Syphilis).

Aetiologische Verhältnisse. Die erbliche Krankheits-Uebertragung kommt, wie man annimmt, dadurch zu Stande, dass entweder durch den Samen eines syphilitischen Mannes ein gesundes Ovulum oder durch einen gesunden Samen das Ovulum eines syphilitischen Weibes befruchtet wird oder dass das Weib erst nach der Conception, also während der Gravidität, eine Ansteckung mit Syphilis erleidet.

Unter allen Umständen beruht die *Syphilis congenita* darauf, dass das syphilitische Virus sich dem Blut und mithin einerseits dem männlichen Samen, andererseits dem weiblichen Placentar-Kreislauf mittheilen kann. Der Boden, auf welchem das Kind

[1] cf. Vierteljahrsschr. f. Derm. u. Syph., 1882, p. 65. 221.

wie eine Pflanze wächst, ist die Placenta und diese kann ebenso syphilitisch erkranken wie die Vaginalportion oder die Mamma. Es wird darum ein Weib, welches zur Zeit der Conception bereits syphilitisch ist oder einige Zeit hernach syphilitisch wird, in jedem Fall die Krankheit auf die Frucht übertragen. Gleiches geschieht auch dann, wenn die Contagion sich nach der halben Schwangerschafts-Zeit vollzieht; es ist nicht richtig, dass das Kind von Syphilis ganz frei bleibt, wenn die Mutter erst im letzten Dritttheil der *Grossesse* angesteckt wird.[1]

Ferner bildet die latente Syphilis keine ungewöhnliche Ursache der erblichen Krankheits-Uebertragung.[2] Wenn die Mutter an latenter Syphilis leidet, d. h. wenn sie früher an Syphilis erkrankt war und eine unzureichende Behandlung durchmachte, so dass die Krankheit durch Zeitdauer und medicamentöse Einwirkung wohl abgeschwächt, jedoch nicht behoben wurde: kommen die Kinder ausgetragen und scheinbar gesund an's Tageslicht, aber sie erweisen sich nach einer ziemlich verschieden langen Zwischenzeit als hereditär-syphilitisch und sterben mehrentheils an Lebensschwäche, Atrophie oder Convulsionen *(Meningitis)*. Die latente oder manifeste Syphilis der Eltern hat einen grossen Antheil an der Mortalität der Kinder im ersten Lebensjahr, gleichwie sie speciell weiblicherseits als eine häufige Ursache von Abortus oder Sterilität erscheint.[3] In jenen Fällen, wo der Vater mit sogen. tertiärer Syphilis behaftet

---

[1] So entwickelten sich z. B. bei einem gut aussehenden, ausgetragenen Kind, welches bei der Geburt keine syphilitischen Merkmale an sich hatte und dessen Mutter erst in der 28. Woche angesteckt worden war, im 4. Lebensmonat ganz exquisite, unzweifelhafte Krankheitsproducte. In einem anderen Fall, wo die Contagion sich in der 29. oder 30. Woche ereignete, kamen an dem ausgetragenen Kind nach drei Monaten Papeln an den Lippen, sowie breite Condylome am After zum Vorschein.

[2] Die Frequenz der hereditären Syphilis steht ganz entschieden in Zusammenhang mit der Behandlungsweise der Syphilis. Je mehr man im Stande ist, dieselbe zu heilen, resp. Recidiven zu verhüten, um so mehr wird und muss die erbliche Syphilis eine geringere werden. Sie war auch früher häufiger und dennoch weniger Gegenstand ärztlicher Beobachtung als wie dermalen, weil es sich jetzt die Eheleute mehr angelegen sein lassen, Hilfe zu suchen, und weil sie nunmehr diese — da es überall Specialärzte gibt — auch wirklich, d. h. besser und leichter finden als wie ehedem.

[3] Wenn, wie von Einzelnen versichert wird, syphilitische Eltern bald ein gesundes, bald ein krankes Kind erzeugten, so wäre zu berücksichtigen, dass es sich hierbei wohl um therapeutische Influenzen handelte, welche auf die durch die syphilitische Intoxication bewirkten Veränderungen des Blutes

ist, bleiben die Kinder meistens frei von exquisiten, unzweifelhaften syphilitischen Erscheinungen, aber sie verfallen gern der Atrophie oder Scrophulosis; ist hingegen die Mutter tertiär-syphilitisch, so wird sie nicht leicht mehr concipiren oder es wechseln dann Frühgeburten mit Todtgeburten. Insofern jene Weiber, welche während der Schwangerschaft evidente syphilitische Phänomene an sich tragen, in der Mehrzahl der Fälle im siebenten bis achten Monat eine Frühgeburt eines todt-faulen Kindes oder schon vorher eine Fehlgeburt (Abortus) machen, und da die Gefahr des Abortus um so grösser ist, je recenter die Krankheit zur Zeit der Conception besteht: so möchte man meinen, dass die Syphilis der Neugeborenen häufiger von einem kranken Vater herrühren müsse. Indess muss es meines Erachtens vollends in Frage gestellt werden, ob die hereditäre Syphilis ausschliesslich Erbtheil von Seite des Vaters oder ausschliesslich Erbtheil von Seite der Mutter sein könne; es muss vollends bezweifelt werden, ob die eine Ehe-Hälfte krank sein könne, ohne die Krankheit auch auf die andere Hälfte zu übertragen, oder mit anderen Worten: ob die Syphilis von Seite des Vaters so mitgetheilt werden könne, dass dabei der Uterus, resp. der weibliche Organismus ganz intact bleibt?[1]

---

temporär einen corrigirenden Eindruck übten. Immerhin könnte die Erzeugung eines gesunden Kindes keinen stricten Beweis der erloschenen Syphilis Seitens des Vaters ausmachen, sondern sie würde nur darauf hinweisen, dass zur Zeit der Befruchtung die Samen-Organe eine gesunde Absonderung lieferten und mithin jene Veränderungen des Blutes nicht zu jeder Zeit ganz gleichwerthig seien.

[1] Dieser Ansicht entspricht die Doctrin vom sogen. „*Choc en rétour*“ d. h. die Annahme, dass durch den Foetus, welcher von einem an latente Syphilis leidenden Vater gezeugt wird, das syphilitische Gift auch auf die schwangere Mutter krankmachend einwirke, mithin auf einem Umwege sich eine Krankheits-Mittheilung vollziehe, welche einer sogen. *Syphilis d'emblé* gleichkäme.

Mögen immerhin Andere Grund haben zu gegentheiliger Meinung: ich sehe mich durch Beobachtung und Erfahrung zu der Ueberzeugung gedrängt, dass ein gesundes Weib nicht durch den Samen eines syphilitischen Mannes ein krankes Kind erzeugen könne, ohne selbst syphilitisch afficirt zu werden. Kurz gesagt: der kranke Vater steckt immer die Mutter an und die Mutter immer das Kind. Allein die Krankheit des Kindes entspricht nicht immer der Krankheit der Mutter; ich habe mich oft darüber gewundert, dass an unzweifelhaft syphilitischen Weibern gerade nach der Entbindung gar keine krankhafte Phänomene wahrnehmbar waren und dass auch von Müttern mit sehr unbedeutenden Krankheitsproducten dennoch solche Kinder geboren wurden, welche beträchtliche Syphilis-Symptome an sich trugen und nur wenige Tage od

Von einer Ansteckung des Kindes durch den Act der Geburt kann natürlich keine Rede sein, weil die allerwärts mit der starken Hülle des *Vernix caseosa* überzogene Haut des Fötus nichts zu resorbiren vermag.

Symptome der hereditären Syphilis. Die angeborene Syphilis differirt selbstverständlich in ihren Symptomen sehr erheblich von jener der Erwachsenen. Sie manifestirt sich entweder schon gleich nach der Geburt, indem das Kind bereits mit ausgebildeten syphilitischen Symptomen aus dem Mutter-Leibe hervorkommt, oder es wird das Kind scheinbar gesund geboren und es erfolgt der Ausbruch der pathognomonischen Erscheinungen dann zwischen der 3. und 15. Woche, sehr selten später, nämlich zwischen dem fünften und achten Lebensmonat. Die betreffenden Kinder sind meistens — aber keineswegs immer — von geringerem Gewicht, mager, schwächer, mit welker, schlaffer, runzlig-faltiger Haut, eigenthümlich runzliger Einkerbung an den Mund-Winkeln und zuweilen auch ödematöser Schwellung an den Extremitäten. Den Sitz der Krankheits-Phänomene bildet vornehmlich die Haut, und zwar besonders an den Uebergangs-Stellen in die Schleimhaut. Ist die Krankheit schon bei der Geburt ersichtlich, so bietet sich meistens ein pustulöses, resp. bullöses Syphilid (sogen. *Pemphigus syphiliticus*): zahlreiche, grosse Blasen und Pusteln am ganzen Körper, wovon einzelne sich in geplatztem Zustand (mit herabhängenden Epidermis-Fetzen) befinden können. Kinder mit pustulösem Syphilid sterben in der Regel schon im Mutter-Leib oder bald nach der Geburt.

Im anderen Fall, wenn nämlich die Haut-Erkrankung erst später erscheint, pflegt ihr eine characteristische Entfärbung vorherzugehen, indem auf der blassen Haut (an der Stirne sowie in der Umgebung der Augenbrauen) sich gelb-bräunliche Flecken bilden. Sowohl hieran als wie an dem „schnüffelnden“, lauten Athmen durch die Nase — indem die Kinder wegen Schleimhaut-Schwellung (*Coryza syphil.*) und Ansammlung von vertrocknetem Secret, resp. Krusten-Bildung, nicht gut durch dieselbe zu schnaufen vermögen — dann an den Rhagaden um die Mund- und Nasen-Oeffnung sowie

---

wenige Wochen am Leben blieben. Die Entwicklung des Fötus scheint nicht selten auf die Krankheit der Mutter einen ableitenden, attrahirenden Einfluss zu üben; es scheint sich hier eine Art von Eliminationsbestreben der Natur geltend zu machen; es scheint der mütterliche Organismus sich gewissermaassen dadurch zu entlasten, dass der Krankheitsstoff auf den Fötus accumulirt wird.

an der eigenthümlich heiseren, meckernden Tonbildung etc. kann man es den Kindern sozusagen schon von der Ferne ansehen, dass sie syphilitisch sind. Das Exanthem ist weit häufiger ein papulöses als wie ein maculöses, besonders im Gesicht (Nasen-Flügel, Augen- und Mund-Winkel), am Oberschenkel, am Gesäss, an der Handfläche und Fusssohle. Das maculöse Syphilid kennzeichnet sich durch schmutzig-rothe, getrennt stehende Flecken, die, wenn man mit dem Finger hindrückt, einer gelblichen Färbung Platz machen und mitunter eine kleienförmige Abschuppung zeigen; das papulöse Syphilid manifestirt sich durch braun-rothe, kupfer-farbige, über die Haut erhabene Knötchen, welche stellenweise eine Art Panzer bilden, am Gesässe oder in der Schenkel-Furche nässelnde Papeln vorstellen *(Transformatio ex situ)* und mit papulös-ulcerativer Affection der Nasen-, Mund- und Rachenschleimhaut verbunden sein können. An den *Nates*, wo sich, wie gesagt, gern breite Condylome entwickeln können, sowie an den Fersen, am Hodensack, an den Inguinal-Falten und der Innen-Fläche der Schenkel begegnet häufig eine decubitusartige Röthung und Haut-Maceration, so dass epidermislose, puriformen Schleim absondernde Flächen entstehen, welche an der gegenüberliegenden Haut-Parthie Abklatschung verursachen können. Ausser den gewöhnlichen Rhagaden und Excoriationen trifft sich in schwereren Fällen Krusten-Bildung mit infiltrirter Umgebung oder Entwicklung von Haut-Geschwüren mit indurirten Rändern.

Prognose und Verlauf. Die Prognose ist unbedingt, ja absolut schlecht, wenn das Kind schon bei der Geburt mit einem Syphilid behaftet ist; hingegen nicht besonders ungünstig, wenn die Krankheit erst in der Folgezeit hervortritt. In diesem Fall ist die hereditäre Syphilis heilbar und die Prognose nur dann sehr zweifelhaft, wenn das Kind nicht an der Brust ernährt werden kann; sie hängt also vornehmlich davon ab, ob dasselbe gesäugt wird oder nicht. Mehr als irgendwie sonst kann man sich hier deutlich davon überzeugen, von wie grosser Bedeutung die naturgemässe Ernährung sei. Die Brust ist für solche Kinder gewissermaassen das einzig zuträgliche Nahrungsmittel; und nur dann, wenn diese gegeben werden kann, ist die erste und wichtigste Bedingung erfüllt, um eine antisyphilitische Behandlung mit Erfolg durchführen zu können. Wird hierdurch das Leben erhalten, so bleiben doch solche Kinder auffallend in der Entwicklung zurück, laboriren öfters an multiplen Furunkeln (sogen. *Furunculosis*) oder oberflächlichen

Haut-Abscessen und besitzen eine eminente Prädisposition zur Scrophulosis.

Der Verlauf ist immer ein langwieriger und es sind bis über das erste Jahr hinaus Recidiven zu befürchten.[1]

---

§. 17. Therapie des syphilitischen Krankheits-Processes.

Allgemeine Grundsätze. Da die Syphilis als das Gegentheil von einer localen Krankheit aufzufassen ist, kann hier eine locale Behandlung nicht ausreichend sein; es kann auch, wie bereits im §. 7 erwähnt, von einer Abortiv-Behandlung keine Rede sein, weil eine solche weder durch innerliche, noch durch äusserliche Mittel erzielt zu werden vermag. Es gibt kein Mittel und kein Verfahren, wodurch man mit Sicherheit das Eintreten der Primär-Affection verhindern oder der progressiven Entwicklung der multiplen Drüsen-Schwellung, sowie der weiteren krankhaften Erscheinungen vorbeugen könnte; aber es gibt Behandlungsmethoden, womit man die Krankheit allmälig — oft schon in ihrer ersten Periode — aus dem Körper eliminiren kann.

Zu welchen medicamentösen Stoffen man zu diesem Behufe greifen soll, resp. ob man dem Quecksilber oder dem Jod den Vorzug einräumen müsse, erscheint heute um so weniger zweifelhaft, je mehr es durch die Erfahrung festgestellt ist, dass beide Mittel unentbehrlich sind: ersteres nämlich für die früheren, letzteres für die späteren Phasen der Krankheit. Von beiden wird man nur gute Wirkung sehen, wenn man sie zur rechten Zeit und in rationeller Weise mit Maass und Ziel gebraucht, d. h. immer mit solcher Vorsicht, dass ungünstige arzneiliche Nebenwirkungen sorglich vermieden werden. Gänzlich muss man vom Quecksilber nur dann absehen, wenn ein chronisches Nierenleiden mit Albu-

---

[1] In Rücksicht hierauf ist es selbstverständlich, dass man diesen Kindern eine besondere Aufmerksamkeit bei der Vaccination schenken muss. Ueberhaupt sollte man — solange die Impfung von Arm zu Arm nicht gänzlich ausser Gebrauch gesetzt werden kann — immer nur von solchen Kindern abimpfen, welche nicht bloss den 6. Lebensmonat überschritten haben und keine Erstgeburt sind, sondern wo der Arzt auch die Gesundheitsverhältnisse des Vaters wie der Mutter aus längerem persönlichen Verkehr sehr wohl kennt.

minurie obwaltet oder wenn der Patient sich in einem sehr herabgekommenen Zustand befindet, mithin eine tiefe Erschütterung des ganzen Organismus unverkennbar gegeben ist. Ferner ist zu berücksichtigen, dass bei einer so exquisit chronischen Krankheit, wie es die Syphilis ist, alle sogen. Schnell-Kuren, alle energischen Methoden, alle forcirten Heil-Versuche nichts Erspriessliches leisten, beziehungsweise wohl einen raschen Rückgang der jeweiligen Krankheits-Erscheinungen aber keine dauernde Heilung, keinen Schutz vor Recidiven bewirken können.

Mercur und Jod sind die alleinig wirksamen Medicamente, alle sonstigen Stoffe haben nur einen geringen, supplementären Werth. Man kann aber nicht mit dem Jod allein auskommen, weil das Quecksilber sich als das vorzüglichste Heilmittel für die früheren (zumal die papulösen) Krankheitsformen erweist, wenn man es so anwendet, dass keine mercuriellen Erscheinungen entstehen. Nur in Folge einer ungeeigneten Gebrauchsweise war es vielfach in Misscredit gekommen und über Gebühr verlästert worden; allein so oft und so heftig man auch dagegen ankämpfte: immer sah man sich genöthigt, wieder auf dasselbe zurückzukommen, immer wieder jene Surrogate, welche es entbehrlich machen sollten, zu verlassen und immer wieder gestehen zu müssen, dass dasselbe die syphilitischen Affectionen besser heile als jedes andere Mittel.

Der seit so langer Zeit vorwiegend übliche Gebrauch des Quecksilbers bei Behandlung der Syphilis kann und darf nicht auf theoretischem Eigensinn beruhen; er beruht vielmehr auf der Thatsache, dass man eine sehr grosse Zahl von Kranken nicht heilen kann, wenn man auf dessen Anwendung verzichtet. Man muss sich also — solange kein äquivalentes Ersatzmittel gefunden wird — mit demselben zufrieden geben und gerechterweise seine Heilwirkung anerkennen, indem man eingesteht, dass jene Nachtheile, wegen deren man das Quecksilber ausser Cours setzen wollte, nicht unvermeidliche Folgen des Stoffes selbst sind, sondern Folgen einer fehlerhaften Anwendung desselben.[1] Bei dem gegenwärtigen Stand des therapeutischen Apparates muss man wahrheitsgemäss zugeben, dass

[1] Es gibt wohl nichts Abgeschmackteres als den alten Streit zwischen Mercurialisten und Antimercurialisten, weil ein verständiger Arzt keine von diesen beiden extremen Richtungen einnehmen kann, sondern immer ein Eclectiker sein muss. Ich für meine Person muss den Titel eines „extremen Mercurialisten", welchen mir Herr Dr. PROKSCH in Wien widmete, pure refüsiren mit dem Hinweise darauf, dass ich zur rechten Zeit gerade so gern

in überwiegender Mehrzahl aller Fälle die syphilitischen Krankheitsformen durch das Quecksilber kürzer, leichter und besser geheilt werden als durch ein anderes Mittel. Ich sage „in überwiegender Mehrzahl der Fälle", weil es einerseits natürlich kein Medicament gibt, welches für alle Patienten allemal von gleichem Werth wäre, andererseits auch unheilbare Fälle — und zwar unheilbar durch mercurielle wie nicht-mercurielle Arzneistoffe — gerade so vorkommen wie umgekehrt Fälle von Spontan-Heilung.

Der Mercur ist zweifelsohne *in concreto* das beste Mittel, aber er ist — ebenso wie das Jod — kein specifisches Mittel, weil wir für keine einzige Krankheit ein Specificum besitzen und weil es auch bezüglich der Syphilis keine Methode gibt, durch welche Recidiven sicher verhütet werden oder durch welche dieselbe in jedem Fall und unter allen Umständen ausnahmslos zur Heilung käme. Wenn auch immerhin selten, so begegnen doch vereinzelte Fälle, wo — wie bei der *Malaria* und anderen chronischen Krankheiten — alle Bemühungen zur Erzielung einer definitiven Heilung erfolglos bleiben. Aerzte, welche vorgeben, die Syphilis allemal radical heilen zu können, versprechen etwas, das sie absolut nicht zu leisten vermögen, und werden jedenfalls nur auf eine kurze Beobachtungs-Zeit sich beziehen können. Es gibt kein Mittel, wodurch sie immer gründlich geheilt wird, aber es gibt Methoden, wodurch sie in der überwiegenden Mehrzahl der Fälle — wenn auch nach wiederholten Recidiven — wirklich vollständig zur Heilung gelangt.

Zeitpunkt des Beginnes einer allgemeinen, methodischen Behandlung. Besitzen wir im Quecksilber ein Mittel, welches auf den syphilitischen Krankheits-Process unbestreitbar einen heilenden Einfluss ausübt, so möchte man meinen, dass man von demselben möglichst frühzeitig Gebrauch machen müsse, um dadurch dem Weiterschreiten der Krankheit Einhalt zu thun, ja sie vielleicht schon in ihrer Erstlings-Erscheinung zur Heilung zu bringen. Sonderbarerweise wird indessen diese Meinung keineswegs durch die Erfahrung bestätigt. Eine prophylactische Behandlung der Syphilis im

---

vom Jod Gebrauch mache als wie vom Mercur, ja dass ich oft genug — theils freiwillig, theils auf dringendes Verlangen der Patienten — die Krankheit ohne allen Mercur behandelt habe und dass ich dies auch heute noch thun würde, wenn nicht das Eintreten enorm vieler Recidiven mich davon hätte abbringen müssen. Man gebe mir ein äquivalentes Ersatzmittel für das Quecksilber und ich werde gerne sofort von demselben gänzlich Umgang nehmen.

Sinne einer möglichst bald bethätigten Quecksilber-Kur erzielt das nicht, was man dadurch erreichen will. Man kann nicht im Ernste von erfolgreichen Vorbauungs-Mitteln, von erfolgreichen Früh- und Schnell-Kuren sprechen, weil man damit dem Ausbruche weiterer syphilitischer Phänomene nicht wirklich vorbeugen kann, sondern bloss deren Auftreten verzögert. So widerspruchsvoll, so paradox es auch klingen mag, so muss man es doch offen sagen, dass auch die früheste Anwendung des Quecksilbers nicht im Stande ist, die Proruption ernsterer syphilitischer Krankheitsformen, resp. die progressive Sclerose der Lymphdrüsen, das Erythem der äusseren Haut sowie die Affection der Rachen-Schleimhaut zu verhindern.[1]

Offenbar dürfte man daher, wenn auch immerhin über den Zeitpunkt des Beginnes einer allgemeinen, methodischen antisyphilitischen Behandlung in Fällen von recenter Erkrankung verschiedene Ansichten bestehen werden, diese doch niemals schon gleich mit dem Zustandekommen der Initial-Sclerose oder gar zu deren vermeintlicher Verhütung bewerkstelligen, sondern ehestens erst dann, wenn die Entwicklung der indolenten Drüsen-Schwellungen sich vollzogen hat.

Mittel-Wahl. Betreffs der Wahl der anzuwendenden Arzneikörper sind drei Gruppen zu statuiren: nämlich 1. die Behandlung mit Quecksilber-Mitteln, 2. mit Jod-Präparaten und 3. mit anderweitigen Stoffen. Eine gedrängte Erörterung derselben wird über deren jeweilige Indication oder Contra-Indication den nöthigen Aufschluss geben.

---

[1] So gewiss es ist, dass auf die specifische Induration immer eine characteristische Affection der Lymphdrüsen, der Haut und der Rachenschleimhaut folgt, ebenso gewiss ist es, dass diese Folgeschaft durch keine medicamentöse Einwirkung verhindert werden kann. Wie es ein Irrthum ist, zu glauben, dass die Syphilis in jedem Fall radical geheilt werden könne, so ist es nicht minder ein Irrthum, wenn man meinen würde, man könne zum Zwecke der Heilung der Syphilis nicht frühzeitig genug mercurielle Mittel anwenden. Man erwirkt damit nicht ein Ausbleiben aller weiteren syphilitischen Phänomene, sondern nur ein späteres Eintreten derselben, also zusagen einen verschleppten, verzettelten Krankheits-Verlauf. Gerade dieser Umstand kann aber leicht zu Täuschungen Anlass geben, insoferne vielleicht die Hälfte der betreffenden Patienten nicht mehr zu demselben Arzt zurückkehrt, wenn sie sehen, dass ihr Glaube an eine gelungene Kur ein vergeblicher war.

I. Mercurielle Behandlung.

Hygienische Notizen. Hat man es nicht mit den sogen. tertiären Erscheinungen einer weit vorgerückten Syphilis zu thun, sondern mit den vorausgängigen, der primären oder secundären Periode beizurechnenden Krankheitsformen, so ist der Gebrauch des Quecksilbers um so mehr von gutem Erfolg, je mehr es gelingt, dessen ungünstige Nebenwirkungen auf den Organismus fernzuhalten. Die mercurielle Behandlung muss allemal mit Vorsicht, aber auch zugleich mit Consequenz durchgeführt werden; sie darf ebensowenig zu lange fortgesetzt als wie zu früh abgebrochen werden. Man muss unbedingt von allen Schnell-Kuren abstehen, weil sich durch dieselben nur die Zahl der Recidiven erhöht und weil eine so chronische Krankheit, wie es die Syphilis ist, offenbar nicht eine kurzwährende, sondern eine lang-dauernde, gründliche Behandlung erfordert; man muss jeden forcirten, accumulirten, präcipitirten Mercur-Gebrauch um so mehr perhorresciren, je mehr dabei Gefahr besteht, missliche Folge-Erscheinungen zu provociren, welche es unmöglich machen, die Kur lange genug ohne Unterbrechung fortführen zu können. Der Mercur ist ein wirkliches, vorzügliches Heilmittel, aber nur in der Hand derjenigen, welche ihn rationell zu gebrauchen wissen. Dahin gehört es vor Allem, dass man 1. immer mit kleinen Dosen beginnt und allmälig, langsam dieselben steigert; 2. dass man mit den Präparaten wechselt; 3. dass man sorgsam trachtet, das Eintreten von Mercurial-Symptomen (*Stomatitis mercurialis* sowie Speichelfluss) möglichst fernzuhalten.[1]

Zu letzterem Behufe ist es unerlässlich, bei der innerlichen wie äusserlichen Anwendung von Mercurialien allemal der Pflege der Mund-Schleimhaut eine ernste Aufmerksamkeit zu widmen, weil der Mercur eine nachtheilige Einwirkung auf dieselbe[2] zu er-

[1] Das Quecksilber wird sowohl durch den Darm als durch die Haut und die Lungen in den Organismus aufgenommen, aber rasch wieder aus demselben ausgeschieden.

Die Quantität des resorbirten Mercurs schwankt je nach der Resorptionsfähigkeit der Darmschleimhaut und diese scheint bei den einzelnen Individuen ziemlich variabel zu sein. Gerade wegen der verschiedenen Empfänglichkeit des Organismus gegen die Quecksilber-Wirkung ist es geboten, immer mit einer kleinen Dosis zu beginnen, allmälig damit zu steigern und dann wieder mit der Dosis herunterzugehen.

[2] Vermehrte Schleim-Absonderung, Schwellung und Lockerung des Zahnfleisches, Bildung eines violett-rothen Saumes an demselben, sowie Neigung zum Bluten; bes. bei scrophulösen Personen (cf. pag. 100).

zeugen vermag und in diesem Betreff keine Methode einen besonderen Vorzug hat. Man darf es nicht als überflüssig erachten, die Schleimhaut der Mund-, Rachen- und Nasen-Höhle zu untersuchen und für deren Reinhaltung specielle Aufträge zu ertheilen; man muss darauf dringen, dass wenigstens einmal im Tage ein purificirendes Zahn-Pulver gebraucht, dass nach jeder Mahlzeit der Mund ausgespült, resp. dreimal täglich eine 3 % Chlorkali-Lösung als Gurgelwasser angewendet werde, dass — wenn die Nasenschleimhaut afficirt oder auch nur die Nasenhöhle verstopft ist — mit der gleichen Solution eine Reinigung, resp. Durchspülung derselben mittels eines Kautschuk-Schlauches stattfinde, dass bei gelockertem, leicht blutendem Zahnfleisch eine öftere Bepinselung mit adstringirenden Stoffen vorgenommen werde etc. Weiter ist es nöthig, dass man allgemeine Reinlichkeits-Pflege, zumal körperliche Waschungen, warme Bäder, Wechsel der Wäsche und Reinhaltung der Luft (Ventilation) sich angelegen sein lasse, dass man den Leib offen halte und die Transspiration fördere, resp. sich warm kleide und keinen grossen Temperatur-Differenzen sich aussetze. Ein hydrotherapeutisches Verfahren kann weder vor, noch neben einer antisyphilitischen Behandlung zweckdienlich sein; nach derselben eventuell dann, wenn Erscheinungen von chronischer *Hydrargyrose* (sogen. Mercurialismus: herabgekommener Kräfte-Zustand, schlechtes Aussehen, Abmagerung, Dyspepsie, chronische Diarrhoe, Zittern der Hände etc.) obwalten. Im Uebrigen empfehlen sich zur Nachkur russische Dampf-Bäder, Land-Aufenthalt im Sommer und Verbringung des Winters in einem südlichen, warmen Klima.

Diätetik. Bezüglich der Nahrungs-Weise liegt es gewissermaassen auf flacher Hand, dass bei einer Krankheit, welche das Blut und die ganze vegetative Sphäre ergreift, gute Nahrung nicht minder als wie grosse Reinlichkeit ein wichtiger Bestandtheil des allgemeinen Regimes sei. Alle Nachklänge an das früher übliche und bis zur eigentlichen Entziehungs-Kur gesteigerte Restrictions-Verfahren sind völlig unvereinbar mit unseren heutigen physiologischen Kenntnissen. Eine Minderung der Nahrungsmittel würde eine allgemeine Schwächung bedingen und eben hierdurch nur von ungünstiger Influenz auf den Verlauf der Krankheit sein. Es muss sohin bei jeder Behandlungs-Weise der Grundsatz gelten: der Kranke bleibe möglichst bei seinem gewohnten Verhalten; er werde so gut genährt, als es ihm seine persönlichen Verhältnisse gestatten; es werde ihm Alles gegeben, was zur Erhaltung und Förderung seiner normalen Functionen dienlich ist; es werde ihm Nichts entzogen, was nicht im Interesse des Heilverfahrens factisch geboten wäre. Man muss also den Syphilitischen die entsprechende Quantität von Nahrungs- und Genussmitteln gewähren, man muss ihnen auch den Tabak-Consum erlauben und man darf ihnen ebensowenig bezüglich der Bewegung in freier Luft, der Beschäftigung und Zerstreuung eine unnöthige Einschränkung auflegen.

Die alcoholischen Getränke bilden für diejenigen, welche daran gewöhnt sind, einen wichtigen Factor der Verdauung und der Kräfte-Erhaltung, so dass eine Minderung oder gar eine Entziehung derselben offenbar in dieser Richtung schaden würde. Es hat der Genuss von Bier so wenig einen Einfluss auf die Syphilis als wie jener von Wein oder Caffee, Thee und Chocolade. Man darf, wie gesagt, auch das Tabak-Rauchen und Tabak-Schnupfen nicht verbieten; doch muss man den Rath geben, dass während jener Zeit, wo die Mund- oder Rachen-Schleimhaut heftig erkrankt ist, eine möglichste Minderung oder temporäre Sistirung des Rauchens stattfinde und dass dann, wenn die Lippen afficirt sind (d. h. Geschwüre oder papulöse Erosionen am Munde bestehen), stets eine Cigarren-Spitze in Gebrauch gezogen werde. Gänzlich unstatthaft sind von allen Speisen bloss diejenigen, welche die Function der Genitalien zu erhöhen vermögen; ausserdem soll bei der innerlichen Anwendung von Quecksilber-Präparaten (zumal *Calomel)* der Genuss von Obst sowie von stark gesalzenen oder sauren Stoffen (Salat, Häring, Schinken etc.) vermieden werden.

Methoden der mercuriellen Behandlung. Welches Mittel und welche Methode man jeweilig wählen soll, ist so sehr Sache der Erfahrung und der Beurtheilung jedes einzelnen Falles, dass hierüber keine speciellen, fixen Regeln sich aufstellen lassen, sondern nur im Allgemeinen und sozusagen der Hauptsache nach einige Winke gegeben werden können.

Das Quecksilber kann theils regulinisch, theils als Chlorür, Chlorid, Jodür, Jodid etc. verordnet werden, und zwar entweder innerlich als Solution, Pulver, Pillen oder äusserlich als subcutane Injection, als Salbe (Einreibung), als Waschung oder Zusatz zu Bädern, als Räucherung oder Suppositorium. Das regulinische Quecksilber lässt sich nur in der Form der sogen. grauen Salbe anwenden; unwirksam ist dessen innerlicher Gebrauch in der Form des *Mercurius gummosus Plenkii (Mucilago Hydrargyri)*, des *Hydrargyrum cum creta* sowie der SEDILLOT'schen oder der sogen. blauen

Pillen *(blue pills)*, weil es da nicht in entsprechender Weise zur Resorption gelangt; auch die (in jüngster Zeit fabricirte) Mercur-Seife erweist sich als vollends unzureichend.

Suppositorien. Werthlos, theuer und ganz ungenügend ist ferner die täglich zweimalige Application eines Mastdarm-Suppositorium, bereitet aus grauer Salbe (*Unguentum Hydrargyri cinereum* 3,0 *pro dosi*) und *Oleum Cacao quantum satis.*

Räucherungen. Gleiches gilt von der (in der Türkei und in West-Indien noch gebräuchlichen) Räucherungs-Methode (Einwirkung von Quecksilber-Dampf auf den Organismus) mittels 5,0 bis 15,0 Calomel oder Zinnober, 10 bis 25 Minuten lang angewendet und solange fortgesetzt, bis die krankhaften Erscheinungen schwinden oder eine Affection des Zahnfleisches eintritt. Bei exanthematischen Krankheitsformen erzielt man wohl mit circa 20 Räucherungen einen entschiedenen Erfolg, aber — auch bei weit längerem Fortgebrauch — durchaus keine nachhaltige Wirkung. Es scheinen bei diesem Verfahren Recidiven häufiger zu sein als wie bei jedem anderen; überdies werden die Sclerosen uud die Lymphdrüsen dadurch gar nicht verändert.

Proto-Joduret. Zu den besten und gebräuchlichsten Mercurialien gehört das Quecksilber-Jodür, *Hydrargyrum jodatum flavum.* Es ist dies ein mildes Präparat, welches sich besonders zum Beginne einer mercuriellen Behandlung (also bei leichten Frühformen) eignet und zumal für scrophulöse Personen passend erscheint. Es besteht aus einem Theil Jod und zwei Theilen Mercur, vereinigt aber nicht die Wirkung dieser beiden Stoffe in sich, sondern ist als ein *Novum tertium* zu betrachten, welches seine besonderen Eigenschaften besitzt. Contraindicirt ist es bei den schweren Formen einer vorgerückten Syphilis sowie bei vorhandenem Magen- oder Darmkatarrh oder Neigung zu Magen-Krampf, nicht aber bei obwaltender Schwangerschaft, bei Tuberculose oder Malaria. Da dasselbe unlöslich ist, wird es besser in Pillen-Form verordnet wie als Pulver (in Oblate) oder als Schüttel-Mixtur. Es muss allemal in Verbindung mit Opium gereicht werden, weil es sonst den Darm reizt, d. h. Diarrhoe und Leibschmerzen verursacht; es muss ferner, zumal anfangs, eine mässige Dosis eingehalten werden (0,015 bis 0,03), weil ein längerer Gebrauch des Mittels erforderlich ist; und es muss auf eine entsprechende Pflege der Mund- und Rachen-Schleimhaut Bedacht genommen werden, weil das Proto-Joduret auch Speichelfluss erzeugen kann. Nach Verbrauch von vier Gramm des Jodürs geht man zum Sublimat über. [65]

Deutero-Joduret. Das Quecksilber-Jodid, *Hydrargyrum bijodatum rubrum*, verhält sich beiläufig zum Jodür wie das Calomel zum Sublimat. Es wirkt so reizend auf den Magen, dass es für sich allein nicht gegeben werden kann, sondern bloss als Zusatz zu Solutionen oder Pillen von Jodkalium; es eignet sich für die schweren, tardiven Spätformen: Recidiven von Schuppen- oder Bläschen-Syphilid, Erkrankung der Nase, des Kehlkopfes, des Hodens, der Beinhaut, der Knochen und innerer Organe (Visceral-Syphilis). [66. 67]

Calomel. Das Quecksilber-Chlorür, *Hydrargyrum chloratum mite*, passt zum innerlichen Gebrauch bloss für den kindlichen Körper, nicht für Erwachsene, weil man hier dasselbe in solcher Dosis und in solcher Zeitdauer geben müsste, dass dadurch Reizung der Verdauungs-Organe (Magen- und Darmkatarrh), Affection des Zahnfleisches und sogar Salivation verursacht würde. Es käme daher einem *Faux pas* gleich, wenn man das Quecksilber-Chlorür (das sogen. Calomel oder *Mercurius dulcis*) bei einem Erwachsenen in Pillen- oder Pulverform verordnen würde.

Calomel-Injectionen. Anders verhält es sich mit der subcutanen Einspritzung desselben. Diese bringt papulöse, squa-

[65] *Hydrargyrum jodatum flavum 2,0*
Extractum Opii 0,3—0,5
Pulvis et Extractum Liquiritiae āā quantum satis, ut fiant pilulae sexaginta.
Consperge. Signa: Anfangs täglich einmal, später zweimal je 1 Pille zu nehmen.
(1 Pille enthält 0,03 Protojoduret).

[66] *Hydrargyrum bijodatum rubrum 0,1—0,2*
Kalium jodatum 2,0—3,0
Aqua destillata 30,0
filtra et adde
Aqua destill. (oder *Aqua Melissae*) *150,0*
Syrupus simplex (oder *Syr. cort. Aurantii*) *30,0*
M. S. In 10 bis 12 Tagen zu verbrauchen (täglich zweimal einen Esslöffel voll in $^1/_2$ Schoppen Wasser zu nehmen).[1]

[67] *Hydrargyrum bijodatum rubrum 0,5*
Kalium jodatum 6,0
Pulvis et Extr. Liquiritiae āā qu. s. ut f. pilulae 60.
Conspg. S. Ein- bis zweimal täglich je 1 Pille zu nehmen.
(1 Pille enthält 0,008 Quecksilber-Jodid und 0,1 Jodkalium).

[1] Die Capacität des gewöhnlichen Esslöffels schwankt zwischen 8 und 10 Gramm. Im ersteren Fall würde also eine Flüssigkeitsmenge von 200 Gramm 25 Esslöffel ausmachen, im letzteren bloss 20.

möse und pustulöse Eruptionen sehr rasch zum Verschwinden und dient demgemäss noch weit mehr zum Zwecke einer Schnell-Kur als wie die Sublimat-Injectionen oder die Quecksilber-Räucherungen; allein sie ist sehr schmerzhaft und schützt so wenig vor Recidiven, dass sie dadurch den Character eines verlässigen und für sich allein ausreichenden Verfahrens einbüsst. Zum Behufe der desfallsigen Application mischt man das Calomel besser mit Glycerin als wie mit *Mucilago gummi arabici* und zwar in solcher Dosis, dass mit je einer Einspritzung nicht mehr als 0,05 bis 0,1 einverleibt wird. Nur durch so kleine Quantitäten lässt sich das Vorkommen lästiger Abscess-Bildung (welche indess keine Eröffnung erfordert, sondern sich wieder resorbirt) besonders dann verhüten, wenn man die Injectionen jedesmal an ziemlich von einander entfernten Körper-Stellen vornimmt sowie in einem zeitlichen Zwischenraum von anfänglich 10 bis 14, später 5 bis 7 Tagen. [68]

Sublimat. Das Quecksilber-Chlorid, *Hydrargyrum bichloratum corrosivum (Mercurius sublimatus corrosivus)* darf als das wichtigste, werthvollste Präparat bezeichnet werden. Es wird am leichtesten resorbirt und erzeugt seltener Speichelfluss, seltener *Stomatitis mercurialis* als die anderen Mercurialmittel, zumal das Quecksilber-Chlorür; aber es greift (noch mehr als das Proto-Induret) die Verdauungs-Organe an. Man soll es desshalb niemals bei leerem Magen geben, sondern nur nach der Mahlzeit und bloss bei solchen Leuten, welche einen intacten Magen und intacten Darm haben; Individuen, welche zu Magenkrampf, zu Magen- oder Darmkatarrh incliniren, vertragen dasselbe weder in jener Dosis, noch während jener Zeitfrist, als sie zur Behandlung der Syphilis erforderlich sind. Es eignet sich ferner nicht für junge, zarte, schwächliche Personen, nicht für Solche, welche nierenkrank oder unzweifelhaft tuberculös sind (insbesondere Hämoptoiker) oder Solche, welche einen Herzfehler besitzen. Viele meinen, man dürfe dasselbe auch den Schwangeren nicht verordnen, um nicht einen Abortus zu beschleunigen oder zu provociren. Es ist wohl plausibel, dass das Bichlorat unter Umständen in dieser Richtung eine Misslichkeit bereiten könne; allein ich habe noch nie eine einschlägige Wahrnehmung gemacht und zweifle desswegen, dass der Zustand der

[68] *Hydrargyrum chloratum mite 1,0*
Glycerinum 10,0
S. Aeusserlich zu subcutanen Injectionen.
(Eine ganze Spritze enthält 0,1; eine halbe Spritze 0,05 Calomel.)

Gravidität an und für sich als eine Gegenanzeige seines Gebrauches erachtet werden könne. Also kurz gesagt: man gebe es nur erwachsenen, rüstigen Personen, welche sich gesunder Verdauungs-Organe erfreuen, aber nicht Solchen, bei welchen letzteres nicht der Fall ist oder welche zu Blutungen incliniren oder nieren-, herz- oder lungenkrank sind. Abgesehen von diesen Contra-Indicationen erweist sich das Quecksilber-Chlorid als ein schätzbares, wirksames Mittel; es ist dasselbe kräftiger als wie das Quecksilber-Jodür und eignet sich darum sowohl für die leichteren, früheren als auch für die höheren und älteren Krankheits-Formen (z. B. bei *Psoriasis*, jedoch nicht bei Knochen- oder Visceral-Syphilis), mithin auch für Fälle, wo die Schmier-Kur indicirt wäre, aber aus irgend einem Grund nicht vorgenommen werden kann. Die Anwendung desselben darf nicht zu lange oder in zu grossen Dosen bethätigt werden; man beginnt immer mit einer kleinen Gabe (0,01) und verordnet das Mittel am besten in Pillen-Form oder in alcoholischer Lösung (nach dem Muster des ursprünglichen *Liquor van Swietenii*[1]) oder in einfacher wässeriger Lösung ohne weiteren Zusatz. [69—72]

Sublimat-Bäder. Die äusserliche Anwendung in der Form von warmen Bädern ist ganz unempfehlenswerth, weil sie höchst

[1] *Rhum optimum (Spiritus Sacchari) 16,0*
Hydrargyrum bichloratum corrosivum 0,06
M. S. Morgens und Abends den achten Theil hiervon in grünem Thee zu nehmen.

[69] *Hydrargyrum bichloratum corrosivum 0,15*
Natrium chloratum 3,0
Aqua destillata 200,0
M. S. In 10 oder 7 Tagen zu verbrauchen.
(*per diem* = 0,015 oder 0,021 Sublimat.)*

[70] *Hydrargyrum bichloratum corrosivum 0,15*
Spiritus Vini dilutus 50,0
Aqua destillata 150,0
M. S. Wie vorstehend.

[71] *Hydrargyrum bichloratum corrosivum 0,6*
solve in Aqua destill. qu. s.
Pulvis Opii 0,3
Mica panis qu. s.
ut f. pilulae 80.
Cspg. S. Anfangs 1, dann 2, 3 und 4 Pillen per Tag z. n.
(1 Pille enthält 0,0075 Sublimat.)

[72] *Hydrargyrum bichloratum corrosivum 0,6*
solve in Aqua destillata qu. s.
Pulvis Opii 0,25
Mica panis qu. s.
ut f. pilulae 60.
Cspg. S. Anfänglich, 1, später 2 Pillen per Tag z. n.
(1 Pille = 0,01 Sublimat.)

* Als Maximalgaben verzeichnet die *Pharmacopoea germ. 0,03 pro dosi* und *0,1 pro die.*

unsicher, langwierig und theuer ist. Sie eignet sich bloss für die Kinder-Praxis, nicht für Erwachsene, insofern die Haut derselben mehrentheils sehr wenig für die Resorption des Mittels disponirt zu sein scheint. Noch mehr als bei den Räucherungen bleibt es hier problematisch, ob und wieviel davon in die Blutmasse aufgenommen wird. Ferner müsste man immerhin zuvor präparatorisch zu Werke gehen, d. h. durch ein Dampf-Bad oder eine feucht-warme Wicklung oder durch längeres Frottiren die Haut zu grösserer Aufnahms-Fähigkeit anregen; ferner müsste die Dauer des Bades (zu 28° R.) mindestens eine Stunde währen (was hinwiederum einen schwächenden Einfluss ausübt), es sollte demselben $^1/_2$ bis 1 Kilogr. Kochsalz zugesetzt werden, es sollte dasselbe alle zwei Tage, also dreimal in der Woche, wiederholt werden, es sollte zum Schutze der Respirations-Organe die Badewanne mit einem Tuch überdeckt werden, es sollte die letztere nicht von Metall sein und es sollte nach dem Bade keine Transspiration stattfinden. Dazu kommt noch, dass in der Privat-Praxis wenige Patienten Gelegenheit haben werden, sich so häufige Bäder in bequemer Weise zu verschaffen, und dass es nicht ganz gleichgiltig ist, den Laien ein solches Gift in solcher Dosis in die Hand zu geben. Die erforderliche Anzahl von Bädern ist natürlich eine sehr variable; bei Einzelnen zeigt sich mitunter schon ziemlich bald ein günstiger Einfluss auf die vorhandenen Krankheits-Producte, während bei Anderen, resp. in der Mehrzahl der Fälle, auch ein lang fortgesetzter Gebrauch keine entsprechende Wirkung zur Folge hat. [73] Einfacher, bequemer und billiger als wie die Bäder sind die Waschungen mit einer Sublimat-Lösung, wechselweise an verschiedenen Körper-Stellen vorgenommen; doch sind auch diese — wegen ihrer zu langsamen und zu unsicheren Wirkung — für Erwachsene nicht empfehlenswerth. Blosse Hand- oder Fuss-Bäder sind (wo es sich nicht speciell nur um *Psoriasis palmaris* oder *plantaris* handelt) eine vollends ungenügende, halbe Maassregel.

Sublimat-Injectionen. Eine weitere Anwendung des Sublimates besteht in der Application von hypodermatischen Injectionen. Sie hat ihre Vortheile, indem hierdurch die Ver-

---

[73] *Hydrargyrum bichloratum corrosivum 8,0—10,0*
Ammonium chloratum 10,0
Aqua destillata 100,0
S. Aeusserlich für je 1 Bad.

dauungs-Organe gar nicht belästigt werden und die Quantität des dem Organismus einverleibten Mittels keinem Zweifel unterliegt; aber sie ist auch nicht ohne Nachtheile: sie schützt weder vor Salivation noch vor Recidiven und sie ist unangenehm, weil sie schmerzt und gern Zellgewebs-Induration oder Abscedirung zur Folge hat.[1] Zum Behufe der Verhütung von Speichelfluss muss man daher auch bei diesem — immerhin sehr wirksamen und empfehlenswerthen — Verfahren eine gehörige Pflege der Mund-Schleimhaut (häufiges Ausspülen des Mundes mit Bromkalium- oder Chlorkali-Lösung, Bepinselung des Zahnfleisches mit adstringirenden Stoffen etc.) sich angelegen sein lassen. Die Dosis beträgt 0,01 bis 0,015 für jede Einspritzung; eine höhere Gabe ist wegen ihrer local-reizenden Eigenschaft unzulässig. Als Injections-Stelle benützt man die Streckseite der Extremitäten, die seitliche Brustgegend und den Rücken. Die Behandlungs-Zeit umfasst wenigstens vier Wochen, da mindestens 20 Einspritzungen erforderlich sind, so dass im Ganzen circa 0,2 bis 0,3 Sublimat verbraucht werden. [74—76]

Die Pepton-Quecksilber-Salmiak-Injectionen haben keinen Vorzug vor dem einfachen Sublimat; Gleiches gilt auch vom *Hydrargyrum formamidatum solutum* (0,5 : 50,0), indem dasselbe entschieden weniger wirksam und überdies schmerzhafter ist; das *Bicyanetum Hydrargyri* kann ebenso wegen seiner geringen Wirksamkeit wie seiner leichten Zersetzlichkeit etc. in gar keinen Vergleich mit dem Sublimat gebracht werden.

[1] Am Injectionsorte entstehen nicht nur harte Haut-Anschwellungen, sondern auch leicht nussgrosse, dickflüssige, dem geronnenen Eiweiss ähnliche Infiltrate, welche lange Zeit persistiren können und keineswegs immer, ja verhältnissmässig selten, zu einer eigentlichen Abscess-Bildung führen. Man darf sich darum durchaus nicht beeilen, hier vorschnell eine Incision zu machen.

[74] *Hydrargyrum bichloratum corrosivum 0,1—0,15*
Aqua destillata
Glycerinum āā 5,0
S. Aeusserlich zu subcutanen Injectionen.
(1 Spritze voll enthält 0,01—0,015 Sublimat.)

[75] *Hydrargyrum bichloratum corrosivum 0,25*
Aqua destillata 15,0
S. ditto
(1 ganze Spritze = 0,0166
$^1/_2$ Spritze = 0,008.)

[76] *Hydrargyrum bichloratum corrosivum 0,25*
Natrium chloratum 1,5
Aqua destillata 25,0
Filtra. S. Aeusserlich zu subcutanen Injectionen.
(1 Spritze = 0,01 Sublimat.)

Quecksilber-Salbe. Einreibungs-Kur. Den Vorrang unter allen Methoden verdient die Einreibungs-Kur (auch Inunctions-, Frictions- und Schmier-Kur genannt), d. h. die systematische Anwendung der Quecksilber-Salbe oder grauen Salbe (*Unguentum Hydrargyri cinereum*). Sie ist diejenige Methode, welche gerade bei den schlimmsten Fällen sich am zweckdienlichsten erweist, am wenigsten Recidiven zurücklässt und — bei völliger Schonung der Respirations- wie Nutritions-Organe — am schnellsten und sichersten Heilung bewirkt, indem sie am meisten die syphilitische Diathese zu modificiren und eliminiren vermag. Gleichwohl ist sie durchaus keine Radical-Kur, weil wir zur Stunde noch keine solchen Mittel besitzen und keine solche Behandlungs-Weise kennen gelernt haben, durch welche eine sichere Gewähr geboten würde, dass nicht späterhin Krankheits-Rückfälle sich einstellen. Es kommen auch bei der Inunctions-Kur Recidiven vor, aber es ist deren Frequenz und Qualität eine verminderte: sie sind seltener als wie bei jeder anderen Methode, sie sind von minderer Graduität, von milderer Form und kürzerer Dauer. Daher ist man — trotz alles Missbrauches, welcher mit der Schmier-Kur getrieben wurde — immer wieder zu diesem viel geschmähten Verfahren zurückgekehrt. Es war eben dasselbe bloss dadurch in Misscredit gerathen, dass man es nicht allein in maassloser Weise, d. h. in viel zu grossen Dosen sowie ohne Beachtung der nöthigen hygienischen Vorsichtsmaassregeln vollzog, sondern auch zu vorzeitig, resp. bei solchen Krankheits-Formen, wo es überhaupt nicht indicirt ist. Wendet man aber ein Medicament zur unrechten Zeit, in unrechten Fällen und in unrechter Weise an, so ist dies nicht ein Fehler des betr. Mittels, sondern ein Fehler seitens der dasselbe handhabenden Person.

Indication der Schmier-Kur. Die Einreibungs-Kur passt nicht bei den leichten Phänomenen der sogen. ersten Periode, wo Protojoduret und Sublimat ausreichend sind, sondern bei den schweren Erkrankungsfällen, bei abnorm rapid und intensiv verlaufenden Fällen (*Syph. praecox*), bei intensiver Erkrankung mehrerer Organe, bei vollständig entwickelten höheren Krankheitsformen sowie bei Recidiven nach vorausgängiger, fruchtloser Behandlung mit anderen Methoden. Ein Paar Papeln an den weiblichen Genitalien, ein Erythem der Haut (*Roseola*) oder der Schleimhaut (*Angina*) können die Vornahme einer Inunctions-Kur nicht rechtfertigen, wohl aber die syphilitische Erkrankung der Vaginalportion sowie der Zustand der Schwangerschaft. Sie eignet sich also vornehmlich bei den Erscheinungen der sogen. secundären Peoiode: bei breiten Condylomen, bei papulösen Affectionen der Haut und Schleimhaut, bei squamösem und vesiculösem, resp. pustulösem Exanthem, bei Recidiven von höheren Haut- und Schleimhaut-Affectionen, bei heftiger Erkrankung des Auges (*Iritis* und besonders *Retinitis*); hingegen ist sie bei den späten, tardiven, sogen. tertiären Symptomen in der Regel dem Jod nachzusetzen.

Contra-Indication. Contraindicirt ist die Einreibungs-Kur sowie der Mercur-Gebrauch überhaupt, wenn ein bedeutender allgemeiner Schwäche-Zustand oder ein chronisches Nieren-Leiden besteht. Ausserdem muss man von ihr absehen, wenn der Patient wegen familiärer oder beruflicher Verhältnisse absolut nicht in der Lage ist, dieselbe in gehöriger Weise zu bethätigen, oder wenn die Beschaffenheit der Haut (z. B. grosse Reizbarkeit, resp. Neigung zu Erythem, Acne und Eczem, ferner *Prurigo* oder ausgebreitete *Scabies* etc.) die Inunctionen mit grauer Salbe nicht zulässt. Auch eine sehr fettreiche, derbe, blasse, wenig blutreiche oder ungewöhnlich stark behaarte Haut kann von so hinderlichem Einflusse sein, dass man selbst nach einer hübschen Zahl von Einreibungen mitunter gar keinen ernstlichen Erfolg wahrnimmt.[1] In solchen Fällen muss man dann zum Sublimat greifen.

Weiter kann es geschehen, dass man zuweilen von der Inunction sowie von sonstigem Gebrauche des Quecksilbers gänzlich aus dem

[1] Bei fettreichen Personen erfordert die Einreibungskur eine längere Dauer, weil das Zellgewebe straffer ist und die Haut-Follikel enger sind. Die Wirkung der Inunction kann sich nur dadurch vollziehen, dass die Quecksilber-Kügelchen in die Haut-Follikel eindringen und von dort aus — wahrscheinlich unter Umwandlung in Sublimat — zur Resorption gelangen. Fast bei allen mit grauer Salbe behandelten Patienten macht sich beiläufig am 7. Tage oder zwischen dem 7. und 10. Tag eine Veränderung des Pulses, nämlich eine scharf-accentuirte Vermehrung desselben, sowie gleichzeitig eine eigenthümliche Alteration der Gemüthsstimmung geltend. Es ist dies die Folge der Einwirkung des Mercurs auf das Blut, es ist dies die Reaction des Organismus auf die Einverleibung, resp. Aufnahme dieses Stoffes. Sein Uebergang in die inneren Organe unterliegt keinem Zweifel; es kann das Quecksilber schon am Ende der ersten Einreibungs-Woche immer im Harn nachgewiesen werden, aber nur selten nach Beendigung der Kur. Es wird also dasselbe sehr rasch wieder aus dem Körper eliminirt, so dass man keine Mittel zu dem vermeintlichen Zwecke anzuwenden braucht, um es künstlich hinauszutreiben. Eine ungenügende Ausscheidung desselben wird bloss in solchen Fällen wahrgenommen, welche sich als unheilbar erweisen.

Grunde abstehen muss, weil es ausnahmsweise von den betr. Individuen nicht vertragen wird. Es findet dann nicht nur bezüglich der Rückbildung der vorhandenen Krankheits-Producte gar kein Fortschritt mehr statt, sondern es leidet auch sichtlich die ganze vegetative und animale Sphäre der Patienten, indem sie — unter dem Obwalten von ängstlicher, gedrückter Gemüthsstimmung, Schlaf-Mangel und Nutritions-Störung — in einen Zustand der allgemeinen Erschlaffung gerathen.[1] Selbstverständlich ist die Tuberculose ebensowenig ein Hinderniss zur Anwendung der grauen Salbe als wie die Scrophulose; doch bedürfen gerade solche Individuen einer guten und ausreichenden Nahrung während der Behandlung und müssen nach derselben (wenn sie nicht in der Lage sind, eine sogen. Trauben-Kur zu vollziehen und sich in eine warme, südliche Gegend zu begeben) einen Land-Aufenthalt oder wenigstens einen längeren Gebrauch des Leberthrans (*Oleum jecoris aselli*) sich angelegen sein lassen.

Anwendungs-Weise. Bei Vornahme der Einreibungs-Kur bedarf es keiner eigentlichen Vorbereitung; es bedarf nicht (wie dies vormals üblich war) einer öfteren Anwendung von Purgir-Mitteln, wohl aber mehrentheils einer präparatorischen Reinigung der Haut, insofern von den meisten Leuten die Haut-Pflege mehr oder weniger vernachlässigt wird. Es ist indess nicht nöthig, wochenlang warme Voll-Bäder oder gar Dampf-Bäder gebrauchen zu lassen; es kann auf einfache und billige Weise durch wiederholte, kräftige Waschung mittels warmem Seifen-Spiritus und darauffolgender warmer

[1] Würde man unter solchen Umständen mit der Einverleibung von Mercur rücksichtslos ununterbrochen fortfahren, so würde eine förmliche Quecksilber-Intoxication herbeigeführt werden. Glücklicherweise ist man heutzutage dahin vorgeschritten, dass eine acute oder chronische Quecksilber-Vergiftung bloss in den Bergwerken, Spiegel- und Barometer-Fabriken beobachtet werden kann, aber nicht mehr in den Spitälern bei Behandlung der Syphilitischen. In diesen wird jetzt — im Gegensatz zu den Ungeheuerlichkeiten der früheren „grossen Schmierkur" — der Beweis geliefert, dass, wenn man vorsichtig und maassvoll zu Werke geht, diese Methode nicht eine chronische Quecksilber-Intoxication (sogen. *Mercurialismus*) verschuldet und dass durchaus nicht zu befürchten ist, es würde das in den Organismus aufgenommene Quecksilber nicht wieder eliminirt werden. Es muss dies speciell gegenüber Denjenigen betont werden, welche nicht bloss eine besondere Besorgniss vor seinem Zurückbleiben im Organismus hegen, sondern so weit gehen, dass sie sogar die tertiären syphilitischen Symptome (zumal die Knochen-Affectionen) als Resultante des Mercur-Gebrauches betrachten, mithin nicht als Krankheits-, sondern als Kunst-Producte auffassen. Das heisst man die Dinge auf den Kopf stellen.

Einwicklung eine energische Haut-Reinigung erzielt werden. Ferner wird es kein überflüssiger Rath sein, dass vor der Einreibungs-Kur allenfalls vorhandene cariöse Zähne sorgfältig durch Metall-Plomben geschützt werden sollen. Unerlässlich muss man insbesondere darauf dringen, dass der Reinigung der Mund- und Rachenschleimhaut eine specielle Aufmerksamkeit zugewendet werde und dass, sobald das Zahnfleisch anschwillt, ein fleissiger Gebrauch eines verstärkten Mund- und Gurgel-Wassers sowie Bepinselung des Zahnfleisches mit *Tinct. Gallarum, Tinct. Ratanhae* etc. stattfinde. [77—81]

Betreffs der Technik des Verfahrens sind folgende Punkte zu berücksichtigen. Es soll die graue Salbe (welche aus einem Theil Quecksilber und zwei Theilen Schweinefett — ohne weiteren Zusatz — bestehen muss und nicht zu alt sein darf) mit eigener, blosser Hand eingerieben werden und zwar *pro dosi* nicht unter zwei Gramm und nicht über vier Gramm, welche man jedesmal in zwei Hälften an je zwei verschiedenen Körper-Stellen inunguirt. Als Einreibungs-Ort benützt man — wofern nicht grelle syphilitische Producte (sehr reichliche, durch Exsudation in die Haut-Follikel oder Pustel-Bildung sich auszeichnende Eruptionen) daran hindern — der Reihe nach: am 1. Tag die innere Parthie des Ober-Armes und Vorder-Armes beiderseits; am 2. die ganze vordere Thorax-Fläche, vom Schlüsselbein bis zum Nabel (doch mit Vermeidung der Brustdrüsen); am 3. die seitlichen Thorax-Flächen, von der Achselhöhle an; am 4. die Bauch-Gegend mit Einschluss der Leistengruben und Ausschluss der Genitalien; am 5. die vordere und innere Schenkel-Gegend; am 6. die innere und hintere Fläche der Unterschenkel. Die am vorhergehenden Tag benützte Stelle wird jedesmal mit Seifen-Wasser oder Seifen-Spiritus gereinigt, am 7. Tag bloss ein warmes Vollbad genommen und dann am 8. Tag die Inunction wieder in der gleichen Weise erneuert. Die behaarten Plätze (Achsel-Höhle

---

[77] *Kalium bromatum 5,0*
Aqua communis 200,0
S. Aeusserlich, als Mund- und Gurgelwasser.

[78] *Kali chloricum 10,0*
Aqua communis 250,0—300,0
S. Wie vorstehend.

[79] *Kali chloricum 15,0*
Alumen 6,0
Aqua communis 300,0
S. Wie oben.

[80] *Tinctura Gallarum 10,0*
Spiritus Menthae piperitae 5,0
Aqua communis 200,0
S. Aeusserlich. Ebenso.

[81] *Tinctura Gallarum*
Tinctura Ratanhae āā 2,0
Tinctura Myrrhae 1,0
M. S. Aeusserlich, zum Bepinseln des Zahnfleisches.

und *Mons Veneris)* müssen ebenso umgangen werden wie die Brustdrüsen, der Nabel und die Genitalien; an haarreichen Stellen kann noch leichter ein schmerzhaftes, langwieriges Erythem oder Eczem entstehen, als dies bei reizbarer Haut auch an haarlosen Körper-Parthien mitunter der Fall ist.

Man beginnt mit einer Quantität von zwei Gramm Salbe, welche man an den genannten beiderseitigen Körper-Stellen in nachdrücklicher Weise mittels ovaler Frictionen inunguirt. Es ist dies eine langsame, wirklich ermüdende Procedur; man muss beiläufig eine Viertelstunde lang reiben, weil ein zu schnelles, heftiges, hastiges Manipuliren — in Folge der Wärme-Entwicklung — die Haut zu sehr reizen würde. Indess ist eine eigenhändige Inunction keineswegs erforderlich und darum wäre es keine geringe Erleichterung, wenn dieselbe durch eine geübte, fremde Hand (mit Hilfe eines mit Oel imprägnirten Handschuhes) bewerkstelligt werden kann; in diesem Fall lässt sich dann auch der Rücken sehr gut als Einreibungs-Ort benützen. An jedem 7. Tag cessirt die Inunction und wird statt derselben ein warmes Reinigungs-Bad gebraucht. Ferner cessirt sie bei Malaria-Kranken immer an jenen Tagen, wo ein Fieber-Paroxysmus sich geltend macht oder eine andere krankhafte Erscheinung, welche sich auf Malaria zurückführen lässt; desgleichen muss beim Weibe zur Zeit der Menstruation eine fünftägige Pause und nach einem Accouchement eine zwölftägige Unterbrechung statthaben; sodann aber kann — wenn der Uterus sich gehörig involvirt hat und der Wochen-Fluss wohl von statten geht — auch bei einer Wöchnerin die Schmier-Kur ohne Bedenken vorgenommen, resp. fortgesetzt werden.

Ob die Einreibung am Abend oder am Morgen oder im Laufe des Vormittags vollzogen wird, richtet sich lediglich nach den individuellen, häuslichen und beruflichen Verhältnissen der Patienten. Unthunlich ist sie am Abend bei solchen Individuen, welche zu nächtlichen Schweissen incliniren, indem durch die Transspiration unbedingt die Wirkung abgeschwächt wird; unthunlich ist sie am Morgen, wenn der Patient bald darauf in's Freie gehen und grössere körperliche Bewegung machen müsste. Allemal muss man nach der Inunction (die regelmässig zur gleichen Zeit stattfinden soll) ein Paar Stunden lang — ohne zu transspiriren — sich der Ruhe hingeben, mithin immer wenigstens zwei, lieber drei Stunden verstreichen lassen, bis man das Zimmer verlässt. Es muss ein darauffolgendes Schwitzen sowie ein baldiger bedeutender Temperatur-

Wechsel ernstlichst vermieden werden, damit die Resorption begünstigt, nicht durch gegentheilige Einflüsse erschwert wird.

Der Wärme-Grad des (stets gut zu ventilirenden) Aufenthalts-Ortes soll 16 bis 18° R. betragen. Milde, möglichst gleichmässige Temperatur sowie frische Luft sind geringe, aber nicht zu unterschätzende Erfordernisse; es mag wohl hiermit die Thatsache im Zusammenhang stehen, dass *caeteris paribus* in warmen Gegenden die Behandlung der Syphilis rascher und günstiger von Statten geht als wie in den kalten. Doch wäre es hinwiederum eine verwerfliche Marotte, wenn man meinen würde, man müsste während der Kur stetig zu Hause bleiben und sich gänzlich seiner beruflichen Beschäftigung entziehen; es kann dies bloss in einzelnen Fällen, nämlich bei besonderen ungünstigen Witterungs-Verhältnissen oder Berufs-Obliegenheiten (wie z. B. bei Soldaten, Forstleuten, Fischern etc.) geboten sein. Jene Zeit, wo man glaubte, die Syphilis hinaustransspiriren zu können und zu müssen, ist glücklich vorüber und wird hoffentlich nie mehr zurückkehren.

Dauer der Einreibungs-Kur. Wird die systematische Anwendung der grauen Salbe achtsam und in solcher Weise bethätigt, dass die Nachtheile, welche dadurch entstehen können, möglichst ferngehalten werden, so kann man sie eventuell sehr lange Zeit fortsetzen, ohne dass Erscheinungen von Mercurialismus eintreten (entzündliche Schwellung, Infiltration oder Necrose des Zahnfleisches, Stomatitis, Speichelfluss etc.). Es lässt sich aber nicht im Allgemeinen ziffermässig bestimmen und niemals im Voraus taxiren, wie lang und wie viel man einreiben soll, weil dies völlig von dem jeweiligen Krankheits-Zustand und Krankheits-Verlauf abhängig ist. Wofern nicht besondere Zwischenfälle sich ereignen, welche eine dauernde oder eine temporäre Unterbrechung der Kur nöthig machen, wird letztere so lange fortgeführt, als sie eine gute Wirkung äussert, resp. bis sie das gewünschte Resultat liefert. Sie wird mithin dann geendigt, wenn alle Krankheits-Erscheinungen verschwunden sind, wenn inzwischen keine neuen Phänomene bemerklich wurden und der Patient ein besseres Aussehen gewonnen hat. In dem einen Fall ist hierzu eine viel grössere, in dem anderen eine viel geringere Zahl von Einreibungen erforderlich. Folgemässig ist die Behandlungs-Dauer eine ziemlich verschiedene, bedingt theils von der Form der vorhandenen syphilitischen Affectionen und der Intensität der Krankheit, theils von der subjectiven Zuständlichkeit der Patienten, theils von dem Umstand, ob vorher schon Mercur gebraucht wurde oder nicht, und ob man mit der Anwendung des Mittels ununterbrochen fortfahren konnte oder einige Zeit damit aussetzen musste. Im Allgemeinen darf man sagen, dass eine Zeitfrist von vier bis sechs Wochen (also beiläufig 30 bis 40 Tage) benöthigt sei und dass circa 25 Einreibungen als die Mindestzahl, 35 als Mittelzahl und 45—50 als Maximalzahl zu betrachten sind. Eine erheblich mindere Dauer würde sich dann ergeben, wenn kurz vorher bereits Einreibungen bethätigt wurden, so dass es sich nur um Ergänzung einer vorausgängigen unzulänglichen oder unterbrochenen Schmier-Kur handeln würde. Nach Beendigung des Inunctions-Verfahrens bedarf es jedoch noch einer längeren Beobachtung, welche wenigstens auf sechs Wochen zu beziffern ist (cf. pag. 88); mit Einrechnung dieses Termines würde sich dann eine Gesammtdauer von immerhin 10 bis 12 Wochen ergeben.[1]

In extremen Fällen von inveterirter, oft recidivirender Krankheit — zumal wenn die Recidiven sich als progressive Syphilis manifestiren — ferner bei gefahrdrohender, foudroyanter Erkrankung des Augen-Hintergrundes, bei tiefgehender, ulcerativer Zerstörung an der Mund-, Rachen- oder Nasen-Schleimhaut, bei serpiginösen Haut-Geschwüren, bei *Epilepsia syphil.* etc. kann man im Verlaufe einer Schmier-Kur auch innerlich Jodkalium geben.

Nachkur. Von einer Nachkur kann keine Rede sein oder vielmehr darunter nichts Anderes verstanden werden als wie die Rücksichtnahme auf alles Das, was geeignet ist, die körperliche Erkräftigung zu fördern: also roborirende Speisen und Getränke, Fernhaltung besonderer leiblicher und geistiger Anstrengung, Luftwechsel resp. Land-Aufenthalt, Gebrauch warmer Bäder oder natürlicher Thermen. Von diesem Gesichtspunkte aus darf und soll man den Leuten den Rath geben, in ein Bad zu reisen: nämlich nur zu dem

---

[1] Nach Beendigung der Kur darf man die betreffenden Patienten nicht als gesund und unfehlbar von Syphilis geheilt erklären, sondern man muss sich weiterhin eine längere Beobachtung angelegen sein lassen. Mit dem Verschwinden der vorhanden gewesenen Krankheitsformen schwindet nicht immer auch definitiv die syphilitische Diathese; die Heilung der Syphilis-Symptome kommt nicht immer der dauernden Heilung des syphilitischen Krankheits-Processes gleich. Es gibt keine Behandlungs-Methode, welche dies ausnahmslos zu erzielen vermöchte, weil es eben z. Z. noch keine Radicalkur der Syphilis gibt. Unzweifelhaft könnte die Behandlung nicht als vollendet und gelungen erachtet werden, so lange noch umschriebene Pigmentflecke, resp. Pigmentirung syphilitischer Narben oder *Defluvium capillorum* fortbestehen.

Zweck, damit sie sich einige Zeit aus ihrem gewöhnlichen Berufsleben herausreissen, einen Klima-Wechsel vollziehen, eine milde, gesunde Luft einathmen, sich längere Zeit der Ruhe hingeben, längere Zeit nur für ihre Erholung leben; aber man darf — wofern nicht anderweitige körperliche Ursachen einen hinreichenden Anlass bieten — ihnen nicht den innerlichen Gebrauch einer Mineral-Quelle empfehlen, weil nirgends eine einzige solche existirt, welche in Bezug auf Syphilis einen effectiven Einfluss zu üben vermöchte.

II. Behandlung mit Jod-Präparaten.

Indication. Die Jod-Präparate nützen nichts bei den Früh-Formen der Syphilis; sie eignen sich vielmehr umgekehrt für die höheren, späteren, tardiven Phänomene, zumal für die sogen. tertiären Krankheits-Symptome. Sie passen demgemäss vornehmlich bei rapider ulcerativer Erkrankung der Schleimhaut des Rachens, des Kehlkopfes und der Nase, bei Recidiven von pustulösen Eruptionen sowie bei isolirten Formen der secundären Periode (besonders nach vorausgängigem, reichlichem Quecksilber-Gebrauch), bei serpiginösen Geschwüren, bei den gummatösen Affectionen der verschiedensten Organe, bei der Sarcocele, bei Erkrankung des Periostes, der Knochen, der Knorpel, Gelenke, Muskeln sowie überhaupt bei der Visceral-Syphilis, zumal bei Erkrankung des Gehirns und Nerven-Systemes.[1] Ausserdem bedarf man derselben speciell bei solchen Patienten, welche in höherem Alter stehen. Hier wird das Jodkalium entschieden besser vertragen als wie das Proto-Joduret und wie der innerliche oder subcutane Gebrauch des Sublimates.

Contra-Indicationen. Contra-indicirt sind dieselben bei vorgeschrittener Tuberculosis, bei Herzfehler, chron. Magen-Katarrh sowie bei subjectiver Antipathie gegen diese Stoffe (sogen. Idiosyncrasie). Die Jod-Präparate werden nämlich nicht von allen Personen vertragen; bei sehr Vielen verursachen sie — wenn sie in relativ

[1] Folgemässig eignet sich das Jod auch bei latenter Syphilis, beziehungsweise in solchen Fällen, wo Verdacht besteht, dass eine Erkrankung innerer Organe (bes. des Nerven-Systemes) auf syphilitischer Basis beruhe. Es begegnen mitunter dunkle Erscheinungen, welche sich einer sicheren Diagnose entziehen, aber mehr oder weniger auf die Wahrscheinlichkeit einer obwaltenden syphilitischen Diathese hinweisen. Eine probeweise Anwendung von Jodkalium ist dann ganz zweckdienlich, weil man durch dessen Wirkung (oder wie man zu sagen pflegt: *ex juvantibus vel nocentibus*) ein verlässiges Kennzeichen erlangt.

zu grosser Dosis gegeben werden — oft schon sehr bald unangenehme Erscheinungen: nämlich heftigen Schnupfen, Kopfschmerz (besonders an der Stirne), Magenschmerz, Darm-Katarrh (Diarrhoe), abnorme Puls-Frequenz und vorzüglich acneartige Efflorescenzen an der Gesichts-Haut (sogen. Jod-Exanthem).[1]

Anwendungs-Weise. Der Jod-Gebrauch bedingt keine Veränderung der gewohnten Lebensweise; die Kranken müssen sich auch hierbei so gut ernähren, als es ihre Verdauungs-Organe und ihre Geldmittel gestatten. Nothwendig ist nur dies, dass man immer mit einer geringen Dosis beginnt und behutsam damit successive steigert, theils weil manche Individuen gegen das Jod ebenso empfindlich sind wie andere gegen das Quecksilber, theils weil es nur hierdurch möglich wird, es längere Zeit fortsetzen zu können, ohne zu ungewöhnlich hohen Gaben greifen zu müssen. Es ist aber — um die (nicht selten rasch eintretenden) Recidiven zu verhüten — allemal geboten, das Mittel längere Zeit fortzugebrauchen, ja selbst nach dem gänzlichen Verschwinden der Symptome noch mit der geringeren Anfangs-Dosis einige Zeit fortzufahren. Und es kann dasselbe (bei wohlgewählter Dosirung) wirklich erstaunlich lang ohne allen Nachtheil genommen werden.

Ob man Jod-Natrium und Jod-Ammonium oder Jod-Kalium gebraucht, ist nicht von besonderem Belang. Wenn das letztere nicht gut ertragen wird, so macht man in der Regel auch von den ersteren beiden nur einen vergeblichen Gebrauch. Man gibt das Jodkalium besser in einfacher Lösung als wie in Pillenform; die entsprechende Tagesdosis ist anfänglich 0,3, dann 0,5 bis 1,0; höhere Gaben, wie z. B. 2,0 *per diem* sind — wenn sie auch von Vielen sogar längere Zeit ohne Nachtheil consumirt werden können — nur sehr selten rathsam, resp. erforderlich, weil in der Regel schon durch die geringere Menge die gewünschte Wirkung erzielt wird und mithin hierdurch der Organismus in unnöthiger Weise belästigt würde. Nicht unpassend ist es, die Einzeln-Dosis jedesmal in einer grösseren Quantität Flüssigkeit, nämlich in $^1/_2$ Schoppen Wasser zu nehmen, und zwar besser nach der Mahlzeit als wie vor derselben. Verstärken lässt sich die Solution durch Beimischung von *Jodum purum* oder *Tinctura Jodi* oder *Hydrargyrum bijodatum rubrum*. Ferner kann man das Jod-Kalium combiniren mit

[1] cf. Vierteljahrsschr. f. Derm. u. Syph., 1879, p. 369—372.

dem Brom-Kalium (bei syphilitischer Affection des Gehirnes sowie der Nerven) oder mit *Ferrum citricum ammoniacale* (bei Anämie). [82—86]

Der Gebrauch von jodhaltigem Mineralwasser oder jodhaltiger Milch (von Kühen, welche unter dem Futter Jod erhielten) sowie Jod-Bädern oder Jod-Seife ist wohl in Bezug auf Scrophulose bei jugendlichen Individuen wirksam, nicht aber in Bezug auf gründliche Heilung der Syphilis bei Erwachsenen. Das Jod-Wasser erweist sich bei innerlicher wie äusserlicher Anwendung (in der Form von Bädern, Ueberschlägen oder Waschungen) für sich allein als ganz unzureichend und mithin nur als Nachkur rathsam. Es enthält eben dasselbe allzu geringe Quantitäten von Jod und deshalb ist selbst ein reichlicher täglicher Consum (5 bis 15 Gläser), wie er in den Bade-Orten beliebt wird, von geringem Nutzen und häufig von ungünstiger Einwirkung auf die Verdauungs-Organe.

Wegen zu starker örtlicher Reizung (erysipelatöse Entzündung) eignet sich das Jod-Kalium (welches schon in der gleichen Menge Wassers sich löst) nicht zur hypodermatischen Anwendung (3,0:10,0). Auch das Jodoform lässt sich nur schwer als subcutane Einspritzung gebrauchen — nämlich suspendirt in Glycerin — weil es sich selbst in Aether nicht vollkommen löst, in Wasser und Weingeist aber ganz unlöslich ist.[1] Die unvollkommene Lösung in Aether, welche den Nachtheil rascher Verdunstung hat, ist wegen ihres intensiven Brenn-Schmerzes nicht gut zur subcutanen Application verwendbar. Uebrigens haben die Injectionen von Jodoform — auch abgesehen von der

[1] Auch durch Behandlung mit *Saponin* kann das Jodoform nicht zur Löslichkeit gebracht werden.

[82] *Kalium jodatum 5,0*
Aqua destillata 200,0
S. In 10 Tagen esslöffelweise zu verbrauchen.

[83] *Kalium jodatum 5,0*
(Ammonium carbonicum 0,5)
Aqua destillata
Vinum rubrum āā 100,0
S. Ebenso.

[84] *Tinctura Jodi 2,0*
*Aqua Melissae (*oder *Aqua Rubi Jdaei) 180,0*
Syrupus simplex 30,0
M. S. Drei- bis viermal täglich 1 Caffelöffel voll in 1/2 Schoppen Wasser z. n.

[85] *Kalium jodatum 10,0*
Pulvis et Extractum Liquiritiae āā qu. s. ut f. pilulae 60.
Cspg. S. Zwei- bis dreimal täglich 1 Pille z. n.
(1 Pille enthält 0,16 Jodkalium.)

[86] *Kalium jodatum 10,0—12,0*
Pulvis Pepsini 2,0
Pulvis rad. Althaeae 1,0
Mucilago gummi arabici qu. s. ut f. pilulae 80.
Cspg. S. Zweimal täglich 2 Pillen z. n.
(1 Pille = 0,125—0,15)

Misslichkeit ihrer Ausführung — nichts Empfehlenswerthes an sich; die Resultate dieses Verfahrens (wobei mindestens 15 Einspritzungen erforderlich sind) müssen als ganz unbefriedigend bezeichnet werden. [87. 88.] Der innerliche Gebrauch des Jodoform (welches 90 % Jod enthält, während das Jod-Kalium bloss 76 % hat) in Pillen-Form zu 0,05 *pro dosi* (zwei- bis dreimal täglich) bewirkt nichts anderes als wie Gastricismus und Intoxications-Erscheinungen. Die sogen. Jod-Schmier-Kur, d. h. länger fortgesetzte Einreibung von Jod-Kalium-Salbe (5,0 : 10,0) gehört gleichfalls in das Gebiet der therapeutischen Utopien.

III. Behandlung mittels Decocten (sogen. Holztrank-Kur).

Wesen und Werth dieser Methode. Aus jener Zeit, wo man die Syphilis in der übelsten Weise mit maasslosen, zu acuter Intoxication führenden Quecksilber-Einreibungen behandelte,[1] datirt der Gebrauch einiger exotischer, vegetabilischer Stoffe. Es sind dies die *radix Sassaparillae, rad. Chinae nodosae, rad. Bardanae; lignum Guajaci, lignum Sassafras, Astragalus escarpus*, welche man — in Verbindung mit laxirenden und schweisstreibenden Beimischungen — als Decocte in enormen Quantitäten consumiren liess. Mit Recht sind sie seit Langem gänzlich obsolet geworden und fast allerwärts ausser Cours gekommen. Denn sie haben keine andere Bedeutung wie jene eines irrationell zusammengesetzten, heftigen Purgirmittels und können sowohl während einer Einreibungs-Kur als auch nach

[1] Will man sich einen Begriff machen von der horriblen Maasslosigkeit, mit welcher ehedem (ja noch Anfangs dieses Jahrhunderts) die Schmier-Kur vollzogen wurde (indem man den Speichelfluss als wichtiges, unerlässliches Erforderniss zur Heilung betrachtete und ihn desshalb gewaltsam provocirte), so lese man die Schrift Ulrich von Hutten's über seine eigenen desfallsigen Erlebnisse, sowie J. de Bethencourt's *„Nova poenitentialis quadragesima nec non purgatorium in morbum gallicum sive venereum, opus fructiferum, Parisiis 1527"*. Hutten hatte sich siebenmal einer „solchen" Kur unterzogen und starb schliesslich an Mercurial-Siechthum; nach einer Zeit von bloss 14 Tagen hatte er bei jenem Verfahren nicht weniger als 32 Pfund an seinem Körper-Gewicht verloren etc. etc.

[87] *Jodoformium 3,0—6,0*
Glycerinum 10,0
S. Aeusserlich. Stark geschüttelt zu subcutanen Injectionen.
(1 Spritze = 0,3—0,6)

[88] *Jodoformium*
Glycerinum
Aether āā 2,0
S. Aeusserlich. Ebenso.
(1 Spritze = 0,5 Jodoform).

derselben um so weniger passend sein, als durch das viele Trinken, durch das übertriebene Purgiren, durch die vermehrte Diurese und die beträchtliche Diaphorese immer ein ganz unzurechtfertigender Stoff-Verlust bedingt wird. Mittel, welche zugleich als *Diaphoreticum, Diureticum* und *Laxans* wirken, können — wenn sie wochenlang in grösserer Menge fortgebraucht werden müssen — nicht ohne ungünstigen Einfluss auf die Verdauungs-Organe bleiben und daher weder während oder nach einer Mercurial- oder Jod-Behandlung, noch auch zum Ersatz einer solchen (als specielle, alleinige Behandlungs-Weise) jemals rathsam erscheinen. Es könnte dies um so weniger der Fall sein, als die genannten Stoffe *in concreto* gar keinen therapeutischen Werth haben; es besitzt sowohl die *Sassaparilla* wie das *Guajac* etc. nicht die mindeste Wirkung in Bezug auf die Syphilis.

Zittmann'sches Decoct. Einen besonderen Ruf hatte das sogen. *Decoctum Zittmanni (fortius et mitius)* erlangt; und es mag dasselbe desshalb nicht wirkungslos gewesen sein, weil es ausser den Pflanzenstoffen auch Zinnober und Calomel enthält, mithin eine mercurialhaltige Mischung bildet. Allerdings ist in demselben das Quecksilber nur in geringen Quantitäten beigefügt; aber Gleiches ist meistens auch bei unserer heutigen Medication der Fall, indem wir mit Recht bloss sehr kleine Gaben zu verordnen pflegen und indem von diesen geringen Dosen, welche wir innerlich oder äusserlich in Anwendung bringen, gewiss häufig nur ein minimales Quantum vom Darm oder von der Haut aufgenommen wird. Je mehr und je länger man Mercur verordnet, kann man sich überzeugen, dass bei vielen Patienten auch sehr kleine Dosen von Vortheil sind, resp. dasselbe wirken als wie grössere und starke Dosen. Insofern liesse sich nicht behaupten, dass Diejenigen, welche dem *Decoct. Zittmanni* eine Wirkung zuschrieben, nothwendigerweise in Irrthum oder Unwahrheit befangen gewesen sein müssten. Andererseits dürfte man jedoch nicht hieraus folgern, dass der Gebrauch dieser abenteuerlichen Composition (wovon man circa vier Wochen lang mindestens Morgens einen halben und Abends einen ganzen Liter lauwarm consumiren und zum Zwecke der Diaphorese den grösseren Theil des Tages im Bette zubringen müsste) heute noch statthaft sein könnte. Da seine Anwendung überhaupt einem therapeutischen Missgriff gleichkommt, so wäre es auch nicht gerechtfertigt, dasselbe von solchen Individuen gebrauchen zu lassen, welche an sogen. *Syphilophobie* leiden, d. h. welche in der unbegründeten Besorgniss leben, syphilitisch zu sein, resp. von einer längst überwundenen Syphilis noch nicht ganz geheilt zu sein, und desshalb von einem Arzt zum andern gehen und Kur auf Kur zu häufen wünschen. Auch hier könnte ein so theures, eingreifendes, schwächendes Verfahren durchaus nicht erlaubt sein, weil es eine Menge anderer Arzneistoffe und Behandlungsweisen gibt, mit welchen man dem Willen der betr. Syphilophoben nachzukommen und auf ihre hypochondrische Gemüthslage beruhigend einzuwirken vermag. Der Gebrauch von Aloë-Pillen, *Syrupus Ferri jodati*, Eisen-Leberthran, China-Eisen-Wein, Brom-Kalium, Cocablätter-Thee, ja unter Umständen selbst eine Kaltwasser-Kur etc. etc., wäre weit gerathener und unschädlicher als wie ein lang fortgesetzter, reichlicher Consum eines magenverderbenden warmen Holztrankes, resp. eines warmen *Decoctum specierum lignorum*, oder *Dect. Guajaci*, oder *Dect. Sassaparillae*, oder des so theueren *Syrupus Sassaparillae compositus*.

IV. Locale Behandlung der syphilitischen Krankheitsformen.

Nothwendigkeit derselben. Die allgemeine antisyphilitische Behandlung mit Mercur- oder Jod-Präparaten muss thunlichst durch eine gleichzeitige örtliche Therapie unterstützt werden. Diese bildet allemal ein wichtiges Förderungsmittel, doch kann sie jene nicht entbehrlich machen, d. h. sie kann nicht für sich allein zum Ziele führen, weil sie nur die einzelnen Manifestationen des syphilitischen Krankheits-Processes zu reprimiren, nicht aber auch die syphilitische Diathese wirksam und nachhaltig zu beeinflussen vermag. Als diesbezügliche Fingerzeige mögen folgende flüchtige Notizen genügen.

Mittel zur localen Behandlung. Gegen die indolente, multiple Drüsen-Schwellung können abwechslungsweise Einreibungen in einer der beiden Leisten-Gruben mit 0,5 bis 1,0 grauer Salbe *(Ungt. Hydrargyri cinereum)* täglich vorgenommen werden.

Bei zurückbleibender Induration (nach Verheilung des indurirten Geschwüres), bei Erosionen, Rhagaden und zerfallenden Papeln an den Genitalien = Verband mit *Emplastrum mercuriale*, Calomel-Salbe, *Cuprum aluminatum* etc.

Bei Papeln, Rhagaden oder Geschwüren am Scrotum = *Empl. mercuriale*, *Ungt. praecipitati albi*, Jodoform-Salbe; Tragen eines Suspensoriums zum Zwecke der Isolirung und besseren Haftung des Verbandes; warme Sitzbäder zum Behufe der Reinhaltung.

Bei Rhagaden und Papeln, resp. breiten Condylomen am After = Einreibung mit *Ungt. mercuriale* oder Calomel-Salbe (2,0 : 8,0); Injection einer (1—1½%) Sublimat-Lösung; Aetzmittel (cf. §. 4); Verband mit einer Solution von Kupfer-Vitriol oder Sublimat; öftere warme Sitz- oder Voll-Bäder mit Auseinanderziehung der *Nates*.

Bei katarrhalisch-erythematöser Affection der Mund- und Rachen-Schleimhaut = reinigende, adstringirende Mund- und Gurgel-wässer mit Alaun (4%), *Kali chloricum, Kalium bromatum* (2%), Sublimat (¼%) etc. Unter Umständen kann die Exstirpation einer krankhaft geschwellten Tonsille geboten sein.

Bei papulöser Affection der Mund- und Rachenschleimhaut, Papeln und Erosionen an der Zunge oder an den Lippen = Gurgeln mit *Kali chloricum*, Touchiren mit *Lapis infernalis* oder *Cuprum sulfuricum*, Bepinseln mit *Acetum aromaticum, Tinct. Benzoës compos., Tinct. Gallarum, Tinct. Ratanhae* und *Tinct. Opii crocata*; *Unguentum praecipitati albi*.

Bei *Stomatitis*, bei Geschwüren am Zahnfleisch, an der Innenfläche der Lippen, an der Zunge, an den Tonsillen oder am Kieferwinkel = concentrirte Chlorkali-Lösung oder Theer-Wasser (je nach Belieben der Patienten kalt oder erwärmt), Touchiren mit *Lapis inf.* oder Kupfer-Vitriol, Bestreichen des Zahnfleisches mit *Tinct. Ratanhae* und *Tinct. Myrrhae, Tinct. Benzoës compos.* etc.

Bei Affection der Nasen-Schleimhaut und der Nasen-Gebilde (Verstopfung der Choanen, Erosionen, Geschwürs- und Krusten-Bildung, Abgang von blutig-gefärbten oder purulentem Schleim) = Untersuchung mit dem Rhinoscop; Cauterisation mit Höllenstein; tägliches Bepinseln mit Carbol-Oel (3% bis 5%), sowie Einlegung von damit befeuchteter Watte; dreimalig-tägliches Einschlürfen von warmer Carbolsäure-Lösung (1½—2%) oder besser Durchspülung (Irrigation) mittels eines Kautschuk-Schlauches (sogen. Nasen-Rachen-Douche) und zwar mit der erwähnten Solution oder mit *Kali chloricum* (5%) oder *Kali hypermanganicum* (½%). Oft sistirt die Verschwärung der Nasen-Schleimhaut erst mit der Entfernung von necrotischen Knochen-Stücken.

Bei papulösen Efflorescenzen im Gesichte (bes. zwischen Unterlippe und Kinn: *Mentagra*), sowie am Kopfe = Einreibung mit *Ungt. praecipitati albi* oder Calomel-Salbe oder Sublimat-Glycerin (3%).

Bei Papeln an den Handtellern und Fusssohlen (*Psoriasis palmaris et plantaris*) = *Ungt. praecipit. albi* (2,0 : 10,0), Sublimat- oder Naphthol-Salbe (3%); öfteres Bepinseln mit *Tinctura Jodi.*

Bei isolirten Haut-Affectionen, bei Haut-Schrunden und oberflächlichen Erosionen, bei kleinen, runden Geschwüren, bei Haut-Tuberkeln = *Emplastr. mercuriale, Ungt. Calomelanos, Ungt. praecip. alb., Ungt. Hydrargyri oxydati flavi* etc.

Bei Gumma = subcutane Punction, hierauf Bepinselung mit *Tinct. Jodi* und *Tinct. Gallarum,* bis eine trockene Borke entsteht.

Bei *Paronychia* = Calomel-Salbe oder *Ungt. praecipitati rubri*; Verband mit Jodoform.

Gegen *Alopecia* = Waschen des Kopfes mit *Spiritus saponatus,* verdünntem *Spiritus formicarum* oder sehr verdünntem Kölnischem Wasser; Gebrauch von *Ungt. populi* mit *Tinct. Cantharidum.*

Bei *Sarcocele* = Suspensorium, Einreibung von *Ungt. mercuriale*; innerlich Jod-Kalium.

Bei *Iritis* = Schutz gegen Licht-Einwirkung (Verdunkelung des Zimmers, späterhin blaue Brillen), völlige körperliche und geistige Ruhe, feucht-warme Ueberschläge (da kalte meistens nicht gut ertragen werden), Blut-Egel, Atropin-Einträufelung, *Ungt. mercuriale* mit *Extr. Belladonnae* zur Einreibung in der Umgebung des Auges; Morphium; Purgir-Mittel. Tritt die Affection frühzeitig ein, so muss sofort eine Inunctions- oder Injections-Kur (mit Sublimat) bethätigt werden; erfolgt sie umgekehrt sehr spät nach vorausgängiger Mercurial-Behandlung, so ist der Gebrauch des Jodkalium in höherer Dosis indicirt.

Bei nächtlichen Knochen-Schmerzen (*Dolores osteocopi*), bei Erkrankung des Periostes (Beinhaut-Anschwellung) und der Knochen = synchronischer äusserlicher und innerlicher Jod-Gebrauch: innerlich Jodkalium, äusserlich Bepinselung mit *Tinct. Jodi* (alle 4 bis 5 Tage); ferner Blut-Egel, warme Ueberschläge (Kataplasmen oder *Fomenta humida*), öftere Vesicatore und Morphium-Einspritzungen in der Nachbarschaft; eventuell Incision zur Herausnahme von zerstörten Knochen-Stücken, mit darauffolgender Anwendung von Jodoform-Pulver oder Jodoform-Aether oder Carbol-Oel, fleissiger Ausspritzung und warmen Bädern. Hyperostosen in Folge von Gumma lassen sich ganz und gar nicht beseitigen; man kann hier nichts Anderes thun, als gegen den Schmerz sich mit Morphium-Injectionen und zeitweiser Application von Vesicantien zu behelfen. Ebenso bei Gelenk-Schmerzen = öftere Bepinselung mit Jod-Tinctur, warme Einwicklung, resp. Immobilisirung des betreffenden Gelenkes und Morphium-Einspritzungen.

V. Behandlung der hereditären Syphilis (Kinder-Syphilis).

Diätetik. Den wichtigsten Punkt bildet hier die Ernährung des Kindes, und zwar entweder an der Mutter-Brust oder (was noch besser ist) durch eine gesunde Amme, welche natürlich auf die Krankheit des Kindes aufmerksam gemacht und zu besonderer Vorsicht instruirt werden muss.[1] Der Gebrauch von sogen. Warzen-Hütchen ist nicht ausführbar, weil die Kinder in Folge ihrer verstopften Nase ohnedies meistens schwer saugen.

Innerliche Anwendung von Mercurial-Präparaten. Zur medicamentösen Behandlung eignet sich vornehmlich die längere Anwendung von Quecksilber-Chlorür in kleinen Dosen, nämlich 0,02 *per diem*, abgetheilt in 4 Portionen zu 0,005 oder in zwei zu 0,01. Nach Verbrauch von 0,2 (also nach 10 Tagen) setzt man einige Tage aus, gibt inzwischen *Ferrum lacticum* und dann wiederum *Calomel.* Letzteres kann unter gehöriger Vorsicht nöthigenfalls monatelang fortgebraucht werden. [89] Ebenso kann auch vom *Hydrargyrum oxydulatum nigrum* (sogen. *Mercurius solubilis*) Gebrauch gemacht werden, zu 0,008—0,01 oder 0,015 *per diem* nebst Zusatz von *Opium* oder *Gummi arabicum.* Viel weniger rathsam ist das Proto-Joduretum (*Hydrargyrum jodatum flavum*) wegen seiner reizenden Wirkung auf den Magen und Darm.

Aeusserliche Anwendung derselben. Zweckdienlich sind ferner Sublimat-Bäder, bes. bei pustulösen Eruptionen; sie

[1] Durch die Milch einer gesunden Amme gedeiht das kranke Kind entschieden besser als wie durch die Milch der syphilitischen Mutter. Kann man ihm diese Wohlthat ermöglichen, so erkräftigt sich dasselbe auffallend schnell und es wird hierdurch allein der stereotype Magen-Darm-Katarrh (welcher jedenfalls mit der Syphilis in causalen Zusammenhang gebracht werden muss) am besten beseitigt.

[89] *Hydrargyrum chloratum mite 0,1—0,25*
Pulvis Opii 0,03—0,05
Saccharum album 5,0—10,0
M. f. pulvis. Divide in doses aequales X—XX.
S. Zweimal täglich 1 Pulver in einem Löffel Wasser oder in Milch zu nehmen (oder viermal täglich 1/2 Pulver).

können unter Umständen auch gleichzeitig mit dem innerlichen Gebrauche des Calomels verbunden werden. Man nimmt auf ein Bad von beiläufig $^1/_2$ Hectoliter (1 Eimer) Wasser je 0,3 bis 0,6 oder 0,8, äusserstens 1,0 Sublimat. Eine grössere Dosis ist ganz inopportun, weil sonst bei der nothwendigen längeren Anwendung der Bäder (in einer Dauer von 10 bis 20 Minuten, sowie mit einer Temperatur von 26—28° R.) die Haut sich röthet und durch die Haut-Reizung dann der Weitergebrauch der Bäder verhindert, mithin der beabsichtigte Zweck vereitelt würde. [90]

Einfacher ist die Vornahme von Sublimat-Waschungen, indem man das Kind nach dem gewöhnlichen Bad gut abtrocknet und nun eine Sublimat-Lösung wechselweise an verschiedenen Körperstellen auf die Haut einpinselt oder mit einem zarten Schwämmchen einwäscht. Dies wird 25 bis 40 Tage fortgesetzt; es genügt meistens eine 30- bis 35-malige Application. Uebrigens muss man bei jeder mercuriellen Behandlungs-Weise mit Vorsicht zu Werke gehen und nicht vergessen, dass auch bei solchen Kindern, welche noch keine Zähne haben, Speichelfluss entstehen kann.

Einreibungen mit *Ungt. mercuriale* (Schmier-Kur) erscheinen für den kindlichen Organismus in so früher Lebenszeit als zu heftig und darum unrathsam, abgesehen davon, dass sie wegen der vorhandenen Haut-Affection häufig nicht gut anwendbar sind. Ihre Bethätigung bietet in diesem Alter immer Schwierigkeiten, insofern sie die Haut zu sehr reizen, resp. ein unangenehmes Erythem verursachen, welches sich bis zur Pustel-Bildung (künstliches *Eczem*) steigern kann. Blosses Auflegen eines mit Quecksilber-Salbe bestrichenen Leinwand- oder Flanell-Lappens (auf der Brust oder auf dem Rücken) ist von keinem entsprechenden Erfolg. Hingegen dürften Einreibungen mit Quecksilber-Seife eine specielle Beachtung verdienen.

Jod-Gebrauch. Was den Rath betrifft, jodhaltige Kuh- oder Menschen-Milch zu reichen (indem man Jodsalz unter das Futter der betr. Kühe mischt oder die Mutter oder Amme täglich 1,0 Jod-Kalium in zwei Hälften consumiren lässt), so muss man bedenken, dass hierbei der consumirende Theil zu viel Jod und der säugende Theil zu wenig bekommt. Die Milch von Menschen

[90] *Hydrargyrum bichloratum corrosivum 0,3—0,8—1,0*
Ammonium chloratum 2,0
Aqua destillata 50,0
S. Aeusserlich, für je 1 Bad.

wie von Thieren, welchen Jod oder Mercur gegeben wird, enthält von beiden Stoffen allzugeringe Quantitäten, als dass dieselben eine Heil-Wirkung zu erzielen vermöchten. Ferner muss man berücksichtigen, dass das Jod sich für Kinder im ersten Lebensjahr ganz und gar nicht eignet und um so weniger benöthigt ist, als hier der Mercur ganz vorzüglich nützt; endlich liesse es sich vom humanitären Standpunkt aus nicht rechtfertigen, einen so wenig indifferenten Stoff, wie es das Jodkalium ist, einem gesunden menschlichen Organismus ohne persönliches Bedürfniss längere Zeit hindurch einzuverleiben.

Eine im Kindes-Alter *post partum* acquirirte Syphilis wird — natürlich *mutatis mutandis* — ebenso behandelt wie die hereditäre. Hier führt (bei älteren, kräftigen Kindern) eine vorsichtige, maassvolle Einreibungs-Kur mit *Ungt. mercuriale* am raschesten zum Ziel und hier kann dann eventuell (z. B. bei interstitieller Keratitis und prononçirter Scrophulosis) auch von einem Jod-Präparat ein bemessener Gebrauch gemacht werden.

Locale Behandlung. Breite Condylome, sowie papulöse Affectionen an der Haut oder Mund-Schleimhaut (Lippen) bedürfen einer localen Medication, ähnlich wie bei Erwachsenen (*Ungt. mercuriale* oder Calomel-Salbe).

Papulöse Ulcerationen, Excoriationen und Fissuren (Rhagaden) am After, sowie in der Umgebung der Genitalien, an der Ferse, am Mund- oder Nasen-Winkel etc. erfordern besondere Reinhaltung und örtliche Behandlung mit *Emplastr. mercuriale, Ungt. Hydrargyri oxydati flavi, Ungt. praecip. albi.*

Zur Minderung der Affection der Nasen-Schleimhaut ist es zweckdienlich, täglich etwas rothe Präcipitat-Salbe (*Ungt. Hydrargyri oxydati rubri*) mit einem Pinsel in die Nasen-Höhle einzustreichen.

Nach-Kur. Bei grösseren Kindern empfiehlt sich zur sogen. Nach-Kur, resp. in Bezug auf Anämie und Scrophulose: Land-Aufenthalt, sowie längerer Gebrauch von *Oleum jecoris Aselli* oder *Ferrum carbonicum saccharatum, Syrupus Ferri jodati* mit *Glycerin* etc., Bäder mit See-Salz, Soole oder Jod-Salz etc.

Sechstes Kapitel. Anhang (Diverse Notizen).

§. 18. Prophylaxis.

Generelle Prophylaxis. Wer kurzweg eine Ausrottung der venerischen Krankheiten verlangt, der fordert etwas Unmögliches. Jene entzündlichen Vorgänge an der weiblichen Genital-Schleimhaut, jene blennorrhoischen und ulcerösen Gewebserkrankungen, welche in Folge von mechanischen Insulten, Unreinlichkeit und Zersetzung normaler Secrete sich bedingen, werden in unvernichtbarer Weise so lange existiren, als wie die Prostitution selbst. Diese aber wird nie und nirgends aussterben, insofern sie sich durch eine sociale Nothwendigkeit bedingt und so auf natürlicher Grundlage ruht.

Es wird also niemals gelingen, solche Affectionen auszurotten, welche unter dem Einflusse der Prostitution — als Product örtlicher Reizung *ex frictione, conquassatione et immunditie* — sich entwickeln und mit jener in unzertrennlichem Zusammenhang stehen. Allein man kann durch ernstliche Beobachtung hygienischer Cautelen erwirken, dass sie viel weniger häufig vorkommen, und man kann — was noch wichtiger ist — ihre Uebertragung dadurch in höchst erheblichem Maasse beschränken, indem man durch entsprechende Beaufsichtigung dafür sorgt, dass sie frühzeitig wahrgenommen und zweckmässig behandelt werden.

Letzteres muss in noch höherem Grade bezüglich der Syphilis gelten, die ja nicht ein auf gleichen Ursachen beruhendes örtliches Reizungsproduct bildet, sondern eine constitutionelle, vererbbare Krankheit von wahrhaft specifischer Dignität. So unmöglich eine Extinction aller venerischen Affectionen ist, ebenso möglich erscheint es andererseits, eine Fernhaltung der Syphilis, beziehungsweise eine Reduction derselben auf ein der Extinction nahekommendes Minimum, erzielen zu können. Und diese Möglichkeit ihrer Beseitigung würde um so mehr die Bethätigung aller zweckdienlichen Maassnahmen zur grössten Pflicht machen, als es sich hier um eine so folgenschwere und so verbreitete Volkskrankheit handelt, dass allen desfallsigen Realisirungsbemühungen der Character einer wichtigen und dringlichen Cultur-Aufgabe zukäme. Der erste Schritt hierzu könnte nur darin bestehen, dass man die maassgebenden Behörden vollkommen von der Nothwendigkeit und Möglichkeit wirksamer internationaler Maassregeln zum Schutze gegen die Syphilis überzeugt. Denn gegenüber einer so verbreiteten, pandemischen, internationalen Krankheit werden nicht vereinzelte Bestrebungen, sondern nur gemeinsame, internationale Schutzmittel zweckerreichend sein; oder mit anderen Worten: es kann die fragliche Aufgabe nicht Seitens der einzelnen Verwaltungsbehörden, sondern vielmehr nur Seitens der gesetzgebenden Behörden gelöst, resp. bloss von ihnen mit Aussicht auf Erfolg in Angriff genommen werden. [1]

Man muss mit der Prostitution als einem uneliminirbaren Factor rechnen und man vermag den aus ihr hervorgehenden sanitären Gefahren und Nachtheilen nur dadurch ernstlich entgegenzuwirken, dass man jene soviel als möglich unschädlich zu machen sucht, indem man die Quellen der Krankheitsübertragung ermittelt und beseitigt. Zu diesem Behufe muss man nicht allein allerwärts die Prostituirten unter eine strenge, möglichst einheitliche ärztliche Controle stellen, sondern man muss insbesondere auch die Existenz von Toleranzhäusern thunlichst erleichtern, weil sie allein — trotz Allem, was man immerhin an ihnen auszusetzen haben wird — die beste Gewähr geben zur Verhütung der Syphilis, sowie zur möglichsten Restriction der venerischen Erkrankungen überhaupt.

Nebstdem ist zu berücksichtigen, dass die geheime Prostitution in einem noch weit höheren Grade die Gefahr der Verbreitung der Syphilis bedingt als wie die öffentliche Prostitution. Offenbar hätte man also auch gegen jene möglichst die Spitze zu richten: — eine Forderung, die sich wohl leicht aussprechen lässt, aber bezüglich ihrer Erfüllung grossen Schwierigkeiten begegnet.

Insofern der Schwerpunkt darin liegt, dieselbe zu eruiren und brach zu legen, würde man vielleicht den kürzesten Weg gehen, wenn man die Civil- wie Militär-Aerzte veranlassen würde, jeden Patienten, der mit einer venerischen Affection, beziehungsweise mit einer recenten syphilitischen Erscheinung sich präsentirt, allemal nach der Ansteckungsquelle zu befragen und, wenn diese mit genügender Wahrscheinlichkeit angegeben werden kann, hiervon der zuständigen Behörde Meldung zu machen. Auf diese Weise würde — da nicht anzunehmen ist, dass das Publicum die Absicht dieser Maassnahme verkennen möchte oder die Aerzte dieselbe nicht entsprechendermaassen vollziehen würden — sicherlich eine Menge von Ansteckungsheerden entdeckt und unschädlich gemacht werden können; es würde damit zwar nicht mit einem Schlage Alles erreicht werden, aber immerhin bei beharrlicher Fortsetzung ungemein Vieles, ja es würde hiemit ein Exempel statuirt werden, das wohl mehr als alle anderen Bestrebungen factisch von Einfluss auf die möglichste Restriction der geheimen Prostitution wäre. Zweifelsohne wird man sie kaum besser bekämpfen können als dadurch, dass man sie thunlichst zu erforschen trachtet und überdies den verursachten Nachtheil nicht ungeahndet lässt. Kommt es doch einer Benachtheiligung an Eigenthum und Erwerbsthätigkeit gleich, wenn man einen Mann an seinem strictesten Eigenthum, nämlich an seiner Gesundheit und körperlichen Intactheit schädigt, indem man ihm wissentlich eine Krankheit mittheilt, welche von weitgehenden Folgen ist oder, wenn auch dies nicht der Fall wäre, demselben immerhin besondere Unkosten, sowie eine mehr oder weniger beträchtliche Behinderung bezüglich seiner Berufserfüllung verursacht. Warum dürfte man die Uebertragung einer venerischen Krankheit nicht als eine Art Körperverletzung erachten, nachdem es sich hier fast jedesmal um die wissentliche Mittheilung einer ansteckenden Krankheit handelt? Warum dürfte man nicht das Weib, welches mit seinem Körper einen nicht zu verbietenden Handel treibt, d. h. seine Genitalien zur momentanen Benutzung verkauft, dann als Betrügerin behandeln, wenn es an denselben eine ansteckbare Erkrankung trägt? Wird nicht dieser Kauf immer von Seite des Mannes nur unter der Bedingung vollzogen, dass das betreffende Weib reine, gesunde Genitalien darbiete, und wird nicht derselbe — sobald dies nicht der Fall ist — ebenso betrogen und an seiner Gesundheit geschädigt als wie beim Kaufe irgend eines gefälschten Nahrungs- oder Genussmittels?

Mag man wie immer hierüber denken, so wird man doch zugestehen müssen, dass — wenn die Sorge für das öffentliche Gesundheitswohl volle Geltung haben soll — unbedingt gegen die Verbreitung der venerischen Erkrankungen (ebenso wie hinsichtlich jeder anderen ansteckenden Krankheit) alle wirklich zweckdienlichen und ausführbaren Schutzmittel in Anwendung kommen müssen und dass alles Manquement in diesem Betreff gewiss um so mehr beklagt werden darf, je mehr eine gründliche Hilfe wahrhaft benöthigt ist. [2] Diese Hilfe kann aber, wie gesagt, weder von einzelnen Personen, noch von einzelnen Gruppen und Associationen (wenn auch desfallsige dankenswerthe Bemühungen immerhin in beschränktem Umfange Gutes leisten werden) genügendermaassen allein erwirkt werden, sondern nur von Behörden, welche hierzu befähigt sind. Sanitätsangelegenheiten dürfen nicht Sache der Gemeinde-Verwaltungen sein, sondern sie müssen Object der Legislative und Executive sein.

Subjective, medicinische Prophylaxis. Was die individuelle Prophylaxis betrifft, so kann man sich hierüber in aller Kürze dahin aussprechen, dass es ausser dem Condom weder *ante coitum*, noch *post coitum* ein wirkliches Schutzmittel gibt. Beim Gebrauche desselben ist meines Wissens noch niemals eine Ansteckung vorgekommen und desshalb characterisirt er sich als ein wahres Präservativ und auch als das einzige. Alle Waschungen, alle Einspritzungen, alle Salben, alle Oele, alle Seifen, welche man männlicher- wie weiblicherseits vor oder nach dem Coitus anwendet, sind durchaus ohne Werth, ja häufig, wenn sie zu scharf sind, sogar schädlich. Insofern sind insbesondere Waschungen mit Carbolsäure-Lösung oder Carboltalg etc. als geradezu verwerflich zu bezeichnen. Man kann sowohl hierdurch, als wie auch durch den Gebrauch einer unreinen Seife etc. veranlassen, dass ein kleiner Einriss, der bald wieder verschwinden würde, durch diesen Reiz sich entzündet und vergrössert. Noch fehlerhafter ist es, irgend eine Läsion am Penis ohne Weiteres mit Höllenstein oder Kupfervitriol zu touchiren. Auf diese Weise würde man oft Manches ätzen, was einer Aetzung durchaus nicht bedarf, und sonach durch übereiltes Zuvielthun sozusagen künstlich Etwas aus Nichts machen. Oder woraus könnte man die Opportunität dieser Procedur ableiten? Wie könnte man — ohne stattgehabte Confrontation — wissen, ob irgend eine Epithelsverletzung etc. jeweilig mit einem Ansteckungsstoffe in Berührung gekommen war? Uebrigens darf man — wenigstens in Bezug auf die Syphilis — die Bedeutung der Aetzung selbst dann nicht zu hoch anschlagen, wenn diese als begründet erscheint. Ist einmal das syphilitische Gift in die Schleimhaut eingedrungen, so hat es den Anschein, als ob es durch Nichts mehr an seinem Fortschreiten, resp. an seiner Wirkungsentfaltung, gehindert werden könne. Die Cauterisation, welche immer nur in dem Fall berechtigt ist, wo über die geschehene Mittheilung eines Ansteckungsstoffes kein Zweifel bestehen könnte, wäre mithin auch dann etwas Unzuverlässiges, wenn sie möglichst frühzeitig und möglichst energisch vorgenommen würde. [3]

Man wird den Werth aller sogen. Präventivmittel am besten

ermessen, wenn man berücksichtigt, dass beim Coitus ein vorhandener Ansteckungsstoff nicht auf den Penis deponirt wird oder vielmehr nicht deponirt bleibt, sondern dass er hineingerieben wird und auch wirklich eindringt. Gelangt er aber in die Haut hinein, wie will man ihn dann mittels Abspülungen und dergleichen entfernen können? Dazu kommt noch, dass ein kleiner Einriss, welcher während des Coitus an der hyperämisirten, intumescirten Schleimhaut des expandirten Gliedes dem Eindringen des Contagiums leicht zugänglich war, nach dem Coitus unter einer Hautfalte unauffindbar verborgen und so der Einwirkung des fraglichen Prophylacticum vollkommen entzogen sein kann. Man täuscht sich also, wenn man glaubt, dass durch Anwendung irgend einer Solution oder Seife etc. *post coitum* die stattgehabte Berührung mit einem Ansteckungsstoffe würde unwirksam gemacht werden können.

In Wirklichkeit haben alle Waschmittel nur den Character eines puren Reinigungs-, nicht eines effectiven Präservativmittels. Indem sie aber als ein solches erachtet werden, bildet diese Meinung einen schätzbaren Impuls zu erhöhter Reinlichkeitsbethätigung; und desshalb darf man sie nicht verwerfen oder dort, wo sie eingeführt sind, ausser Cours setzen. Ich sage dies in Bezug auf die Injectionsflüssigkeiten, welche in den meisten Bordellen üblich sind und aus dem genannten Grunde einen wirklichen Werth besitzen. Diese darf man nicht discreditiren, wenn man auch noch so sehr überzeugt ist, dass die geeignete Anwendung des einfachen Wassers ein ausreichendes Reinigungsmittel sei. [4]

Im Uebrigen möchte ich von den vielen Stoffen, welche zu Vaginal-Injectionen gebraucht werden, nur das *Kali chloricum* als empfehlenswerth bezeichnen und die Carbolsäure für wenig rathsam halten. Adstringirende Stoffe (Bleiwasser, Alaun, *Kali hypermanganicum*, Eichenrinde, Citronensaft etc.), welche bei längerem Gebrauch der weiblichen Scheide eine merkliche Rauheit verleihen, passen besonders dann, wenn eine habituelle Neigung zu blennorrhoischer Hypersecretion obwaltet. Etwas Blennorrhoe (chronischer Scheiden- oder Uterinkatarrh) findet sich ja — besonders kurz vor und gleich nach der Periode — fast bei allen Prostituirten als die Folge der meistens zu beträchtlichen mechanischen Reizung. Im Zusammenhang hiermit sind auch die älteren Prostituirten fast insgesammt mit Menstruationsstörungen (bes. *colica scortorum*) behaftet, sowie mit chronischer Hypertrophie der Vaginalportion und der

Scheidenschleimhaut, die dann zur Zeit der Menstruation eine stärkere folliculäre Schwellung zeigt. [5]

Natürlich muss jede Prostituirte eine eigene Spritze, beziehungsweise einen eigenen Irrigationsschlauch besitzen, und es müssen diejenigen, welche vorzüglich mit *Fleurs blanches* zu thun haben, auch unmittelbar vor dem Coitus sich eine purificirende Vaginal-Ausspülung angelegen sein lassen. Ganz unpassend erscheint der Gebrauch von Seifen, insofern diese bekanntlich von sehr verschiedener Qualität sind und überdies an so schlüpfrigen, winkel- und faltenreichen Stellen sich nicht in entsprechender Weise appliciren lassen.

Gegen den männlicherseits viel verbreiteten Usus, alsbald nach dem Beischlaf zu uriniren und das Glied mit dem warmen Urin zu waschen sowie vor dem Coitus die Innenfläche der Vorhaut mit Glycerin oder Goldcrème einzureiben, lässt sich nichts einwenden.[1] Die letztere Manipulation, welche natürlich auch keinen Schutz gegen Ansteckung bewirkt, mag (insofern sie die Haut geschmeidiger macht) das Zustandekommen von Einrissen oder Aufreibungen (Excoriationen) vermindern und sonach dann nicht unpassend sein, wenn ein Missverhältniss der Genitalien besteht, resp. einerseits ein voluminöses Glied, andererseits eine enge Scheide. Indess entsteht durch den Gebrauch von fetten oder öligen Substanzen, sowie parfümirten Wässern, Citronensaft, Carboltalg etc. ein sehr widerlicher Geruch, der die häufige Anwendung solcher Stoffe nicht wünschenswerth erscheinen lässt und wiederum davon überzeugt, dass das reine, unvermischte Wasser immerhin nicht nur das einfachste und natürlichste, sondern auch das beste Reinigungsmittel ist. Das warme Wasser dürfte dem kalten vorzuziehen sein; und darum ist es gut, wenn man in der Lage ist, *post coitum* ein warmes Vollbad nehmen zu können. Endlich muss es männlicherseits strictest vermieden werden, eine Cohabitation mit einem Weibe zu vollziehen, welches gerade seine Menstruation hat oder kurz vorher gehabt hat oder demnächst haben wird, weil um diese Zeit immer ein erhöhter Succulenz- und Congestionszustand der weiblichen Genitalschleimhäute obwaltet. Es ist dies unbedingt eine Forderung der Salubrität und Propretät.

[1] Das Uriniren kommt ja einer von rückwärts nach vorn wirkenden Ausspritzung der Harnröhre gleich.

Anmerkungen zu §. 18.

[1] Die Syphilis ist die verbreitetste und gefährlichste, beständig und überall wuchernde Volkskrankheit, weil sie in allen fünf Erdtheilen zu Hause ist und zufolge einer üblichen Verheimlichung, resp. Vernachlässigung, mehr und mehr einen höcht namhaften Theil der Städte-Bevölkerung bedroht. Die Bethätigung geeigneter, wirksamer Maassregeln zum Zwecke ihrer möglichsten Minderung und endlichen Fernhaltung wäre um so mehr ein dringliches Bedürfniss, insofern ihre beträchtliche Verbreitung nur als die Resultante von mangelhafter öffentlicher Gesundheitspflege erscheint. Es kann jedoch die Realisirung dieser humanitär-socialen Aufgabe erst dann erhofft, erst dann erreicht werden, wenn sich der Staat damit auf legislatorischem Wege befasst und sie schliesslich zu einer internationalen Angelegenheit erhebt; es können erfolgreiche Maassregeln nur durch einheitliche Gesetzgebung zu Stande kommen und sie können darum nur von den Regierungen selbst angeordnet und ausgeführt werden.

[2] Die Syphilis ist kein Schimpf, sondern ein Unglück wie jede andere chronische, constitutionelle Krankheit. Sie ist dieses um so mehr und jenes um so weniger, als einerseits dieselbe dermalen unter den Cultur-Völkern der ganzen Welt die verbreitetste Volks-Krankheit bildet, andererseits die Befriedigung nothwendiger natürlicher Bedürfnisse weder bemäkelt, noch verboten werden kann. *Naturalia non sunt turpia.* Aber gerade weil durch Förderung der öffentlichen Gesundheitspflege mehr und mehr ihrer Verbreitung Einhalt gethan werden kann: gerade darum hat die Passivität, welche man sich gegenüber den Verheerungen der Syphilis zu Schulden kommen lässt, wirklich etwas Befremdendes an sich. Wie sehr würden nicht alle Behörden und Körperschaften eine rege Thätigkeit entfalten, wenn die Syphilis unter den nützlichen Hausthieren grassiren und dort solche Gesundheitsstörungen veranlassen würde, wie dies unter dem Menschengeschlechte der Fall ist!

Der in prophylactischer Absicht oft gemachte Vorschlag zur Errichtung von poliklinischen Ambulatorien mit unentgeltlicher Arznei-Abgabe für Personen, welche an venerischen Affectionen erkrankt sind, gehört bezüglich des besagten Zweckes vollkommen in das Gebiet der medicinischen Utopie.[1] Ein solches Dispensatorium

[1] cf. Kosack, in Friedreich's Blätter für gerichtliche Medicin, 1878, 1. 2.

würde gerade von jenen Personen nicht besucht werden, im Hinblick auf welche man es insbesondere creirt wissen möchte: nämlich von den heimlichen Prostituirten. Wer dies erwarten würde, der kennt die Wirklichkeit der Verhältnisse ganz und gar nicht. Diejenigen, welche sich der Prostitution hingeben, wollen nicht von der Syphilis ordentlich geheilt werden, sondern sie wollen nur augenfällige Krankheitssymptome (Efflorescenzen an der Stirne, an der Nase, am Munde und an den Händen) möglichst rasch beseitigt haben; sie sind durchaus nicht darüber beunruhigt, wenn sie noch so bedeutende Krankheitserscheinungen auf der Haut des Rumpfes oder am After oder selbst an den Genitalien mit sich herumtragen und — mag der Arzt sagen, was er will — es fällt ihnen gar nicht ein, während der Behandlung sich der fortgesetzten Bethätigung des Coitus zu enthalten, weil es ihnen ganz gleichgiltig ist, ob sie den beiwohnenden Männern eine Ansteckung mittheilen oder nicht. Kennt man die Sachlage und nimmt man die Dinge, wie sie hierzulande wirklich sind, so muss man die complete Inopportunität des obigen Vorschlages eingestehen und constatiren, dass es für das gesammte Corps der öffentlichen wie geheimen Prostituirten keine andere geeignete (nämlich einerseits genügend erfolgreiche, andererseits genügend schutzbringende) Behandlung geben könne, als wie die Behandlung in einem Krankenhause.

Verlange man also nicht nach Errichtung specieller Dispensatorien, die nur wenige Frequentanten und noch weniger oder gar keine Frequentantinnen haben würden, mithin auf Minderung der venerischen Contagion soviel wie gar keinen Einfluss haben könnten; verlange man vielmehr wirklich zweckdienliche Maassregeln, wodurch systematisch die Prostitution streng überwacht und hinsichtlich ihrer Gefahr für die öffentliche Gesundheit thunlichst unschädlich gemacht werden kann; verlange man vor Allem wohl bestellte Bordelle, weil nur diese allein unter entsprechender ärztlicher Controle den möglichsten Schutz gegen Ansteckung gewähren; verlange man ferner, dass durch vereintes Zusammenwirken mehr und mehr der geheimen gewerbsmässigen Prostitution der Boden entzogen werde; verlange man genaue statistische Recherchen über die Frequenz der venerischen Erkrankungen, insbesondere der Syphilis, sowie betreffs deren Uebertragungsquellen; verlange man, dass für Hebung der öffentlichen Gesundheitspflege eifrig und allseitig das Möglichste geschehe, dass hierfür das Interesse der Gesammtbevölkerung wachgerufen werde, dass im Publicum bessere Ansichten über die

Bedeutung und die Ursachen der venerischen Krankheiten sich einbürgern, dass dem ungemein schädlichen Treiben von Pfuschern uud unberufenen Praktikern (Apotheker, Bader, Hebammen etc.) kräftig entgegengewirkt werde und dass zumal unsere gegenwärtigen Institutionen, die, wenn sie auch noch auf einer bescheidenen Stufe stehen, doch immerhin Vieles zur Minderung der Syphilis leisten, durch Nichts beeinträchtigt werden mögen.

[3] Die Absorption aller Ansteckungsstoffe vollzieht sich naturgemäss immer allsogleich; und jedes Contagium muss nothwendigerweise, wenn es einem lebenden, nicht schon angesteckten Organismus einverleibt wird, nach seiner Resorption sogleich seine Wirksamkeit beginnen, d. h. es wird allmälig — in einer verschieden langen Zeit, je nachdem es sich um ein acut- oder chronisch-wirkendes Contagium handelt — dem gesunden Gewebe seine anomale Beschaffenheit mittheilen und dasselbe zur krankhaften Zuständlichkeit assimiliren.

Wie rasch die Resorption erfolgt, sieht man deutlich bei den Morphium-Einspritzungen und bei allen vergifteten Wunden, besonders bei Verletzungen mit Leichengift, bei Stichwunden von Schlangen oder Insecten, Biss eines wüthenden Hundes etc. sowie bei der Vaccination, wo das mittels zartester Punction übertragene Impfgift nicht mehr eliminirt werden kann, wenn man auch die betreffende Stelle gleich hernach mit Speichel oder warmem Wasser abwäscht. Vermag man bei vergifteten Wunden nicht sofort energisch dagegen zu verfahren oder den verletzten Theil gleich durch Unterbinden resp. Abschnürung ausser Circulation zu setzen, so erweisen sich alle Mittel in der Regel ganz ohnmächtig, um den einverleibten Giftstoff unwirksam zu machen. Alle späteren Aetzungen bewirken nichts weiter mehr, als dass sie zur Beruhigung der betreffenden Personen dienen und die Wunde zur Eiterung anregen.

[4] Es kommt darauf an, dass vom Wasser (Einspritzungen, Irrigationen und zumal Sitzbäder) ein eifriger, entsprechender und rechtzeitiger Gebrauch gemacht wird, nicht darauf, ob demselben wohlriechende oder medicamentöse Substanzen beigemischt sind oder nicht. Dass es in fraglichem Betreff hierzulande sehr schlecht bestellt ist und geradezu ein hochgradiger Reinlichkeitsmangel als ein pandemisches Uebel beklagt werden muss, kann eigentlich nicht sehr befremden bei einer Bevölkerung, welche Unreinlichkeit, Rohheit und Bigotterie zu ihren vorzüglichsten Eigenschaften hat. Uebersehe man nicht, dass die letztgenannte Eigenthümlichkeit auch auf das physische Leben der Einzelnen wie der Familien einen ent-

schiedenen Einfluss übt. Besitzt ja doch die christliche Kirche mehrere sogen. Heilige beiderlei Geschlechtes, denen es als besonderes, nachahmungswürdiges Verdienst angerechnet wird, dass sie den Gebrauch eines Reinigungsbades als etwas Ungeziemendes verachtet, viele Jahre lang sich nie ihr Gesicht und ihre Hände gewaschen haben! Kein Wunder, wenn dort der Reinlichkeitssinn ein minimaler ist und die nachkommende Generation genau in die üblen Fussstapfen der Eltern tritt, wo das Kind inmitten von habituellem Schmutz und Gestank aufwächst und vorwiegend nur bildungswidrige Eindrücke empfängt. Solange einerseits in der Familie nur ungünstige Einflüsse auf Geist und Gemüth des Kindes sich geltend machen, andererseits auch in den Schulen nicht auf Geistesbildung und wahre Ethik, sondern vielmehr auf Prüderie und extremen Confessionalismus das Hauptgewicht gelegt und auch hier — zufolge der üblichen Prügel-Pädagogik — stetig die Rohheit *ad oculos* demonstrirt wird: solange können bessere Sitten nicht platzgreifen. Was könnte von Rohheit, Bigotterie und Confessionalismus Gutes kommen oder was ist von daher noch je Gutes gekommen?

[5] Die ausgeweiteten, abgenützten Genitalien der Prostituirten können in Bezug auf die functionelle Beschaffenheit ihrer Schleimhäute nicht auf gleiche Stufe gestellt werden mit den Genitalschleimhäuten gleich alter weiblicher Individuen, bei welchen keine solche accumulirte mechanische Reizung stattfindet. Es ist doch offenbar etwas ganz anderes, ob ein Weib täglich einmal und nur immer mit dem nämlichen Manne geschlechtlichen Verkehr hat oder ob es Tag für Tag vier- bis achtmal (und zuweilen noch öfter) mit ganz verschiedenen Männern den Coitus ausübt und aus einer so reichlichen Bethätigung des sexuellen Verkehres sich während einer Reihe von Jahren förmlich eine Lebensaufgabe macht. Wie könnte dies ohne Einfluss bleiben auf die physiologische Function der betreffenden Organe und selbst auf den ganzen Organismus? *Ubi irritatio, ibi affluxus.* Jedes Organ des Körpers, welches sich in vermehrter Thätigkeit befindet, muss nothwendigerweise auch einem vermehrten Blut-Zufluss unterworfen sein, weil die Blutvertheilung, indem sie von vasomotorischen Reizen abhängig ist, eine sehr verschiedene sein kann.

§. 19. Nicht-venerische Haut-Erkrankungen an den Genitalien.

Die männlichen und weiblichen Genitalien können der Sitz verschiedener krankhafter Zustände und Vorgänge sein, welche nicht venerischen Ursprunges sind und mithin zu den im Vorhergehenden geschilderten Affectionen in keinerlei Beziehung oder Zusammenhang stehen.

Wie an anderen Organen, so können auch hier angeborene Missbildungen vorkommen (*Epi-* und *Hypospadie, Atresie* etc.); ferner Lage-Veränderungen (*Enterocele,* resp. *Hernia scrotalis, Prolapsus uteri vel vaginae);* carcinomatöse Neubildungen; traumatische Verletzungen aller Art: Wunden und Contusionen (z. B. Hoden-Quetschung, *Orchitis traumatica)*, Einrisse (Fissuren), Haut-Abschürfungen (Erosionen, Excoriationen); Entzündungen und deren Folgen (erythematöse Reizung, Oedem, Exsudation (z. B. *Hydrocele)*, Zellgewebs-Entzündung, resp. Abscessbildung, Fisteln, tuberculöse Entartung des Hodens etc.); Neuralgien (an der Clitoris, am Hoden, am Samenstrang und zwar hier mit oder ohne *Varicocele)* etc.

Am häufigsten begegnen die verschieden-gradigen Entzündungsformen, die Einrisse und die grösseren Epithels-Verletzungen (Erosionen, Excoriationen). Erstere entstehen nicht bloss in Folge von mechanischen Insulten (z. B. forcirte Entjungferungs-Versuche oder erhebliche Dimensions-Differenzen der beiderseitigen Genital-Organe), sondern auch durch Ansammlung und Zersetzung normaler Secrete. Auf diesem Umstand beruht die *Vulvitis* des Weibes (cf. §. 3, pag. 35) und die *Balano-Posthitis* des Mannes (cf. §. 1, pag. 8).

Balano-Posthitis, sogen. Eichel-Tripper. Letztere characterisirt sich demnach als Entzündung an der Eichel (*Balanitis*) oder am inneren Blatte der Vorhaut (*Posthitis*) — gewöhnlich an beiden Theilen zugleich — bedingt durch vermehrte Absonderung und Zersetzung jenes Secretes, welches von den in der *Fossa coronaria sive Sulcus retroglandularis* mündenden Talgdrüsen geliefert wird und — bei Mangel an Reinlichkeit — als ein vertrockneter oder verhärteter, mehr oder weniger reichlicher Beleg die Eichel-Grube und deren Nachbarschaft bedeckt (sogen. *Sebum* oder *Smegma prae-*

putii).[1] Wie sehr das Vorhandensein einer langen, engen, feuchten Vorhaut (*Phimosis congenita*) factisch von begünstigendem Einfluss auf die Zersetzung des Eichel-Sebums ist, zeigt die Erfahrung, dass bei Männern mit trockener, entblösster Eichel, d. h. mit kurzer, zurückgezogener oder circumcidirter Vorhaut, sich niemals diese Affection vorfindet.

Es ist sehr unzutreffend, dass sie vulgär als „Eichel-Tripper" bezeichnet zu werden pflegt; denn hier kann nicht von einem Trippen, Tröpfeln, nicht von einem Ausfluss oder einer eigentlichen Blennorrhoe die Rede sein. Das Zersetzungsproduct bildet vielmehr nur eine geringe, schmierig-schleimige, breiähnliche, weiss-gelbliche, übelriechende Masse, welche (durch Arrosion der Schleimhaut) umfangreiche Excoriationen und selbst oberflächliche Ulceration veranlassen kann. Es macht sich dann auch — neben Röthung und Schwellung der afficirten Parthie — ein brennender Schmerz geltend, während anfänglich ein intensives Jucken obwaltet.

Die Behandlung besteht in der Anwendung von Glied-Bädern, Einlegung von isolirenden Charpie-, Leinen- oder Lint-Stückchen (welche mit einer schwach adstringirenden Solution oder Jodoform-Salbe etc. imprägnirt sind), Einstreuen von Bor-Säure oder Tannin-Pulver oder Jodoform etc. Wäre in einem vernachlässigten Fall eine entzündliche Phimosis vorhanden, so dass die (durch seröse Exsudation) intumescirte Vorhaut nicht über die gleichfalls angeschwollene Eichel zurückgebracht werden könnte, so sind Sitzbäder, Ueberschläge mit Blei-Solution (5—8 %) über den Penis, Einstreichen von Jodoform-Salbe und insbesondere purificirende Einspritzungen zwischen Vorhaut und Eichel erforderlich.

Als eigentliche Hautkrankheiten kommen an den Genitalien beider Geschlechter vor: *Furunculus, Eczema, Acne, Herpes, Pruritus, Scabies* und *Pediculi*. Betreffs ihrer Characteristik mag folgende kurze Specification genügen.

1. **Furunkel.** Der Furunkel findet sich am Hodensack, an der Aussenfläche der grossen Labien und am *Mons Veneris*. Bestehend in einem umschriebenen, isolirten Entzündungs-Herd in der Cutis und im Unterhaut-Zellgewebe, kennzeichnet er sich durch Schmerz und verbreitete, d. h. nicht scharf abgrenzbare Verdickung, resp. harte, knotige Prominenz an einer beschränkten Hautstelle. Unter Zunahme eines spannenden Schmerzes röthet sich die Haut

[1] cf. Vierteljahrsschrift für Dermatologie und Syphilis, 1880, p. 138.

über dem stärker hervortretenden Knoten; es erweicht allmälig dessen Inhalt und es erfolgt endlich ein Durchbruch der Haut an der Spitze des Knotens, wodurch sich ein (aus abgestorbenem Zellgewebe bestehender) Pfropf ausstösst und sodann — durch Bindegewebs-Neubildung — sich Verheilung und Vernarbung vollzieht.

2. **Eczem.** Das Eczem bildet eine oberflächliche Haut-Entzündung, ausgezeichnet durch heftiges Jucken und Eruption kleiner Bläschen, aus welchen (durch Berstung) eine wasserhelle Flüssigkeit aussickert und zu gelben Krüstchen vertrocknet. Intensive Juck-Empfindung, Bläschen-Bildung und Nässen sind die wesentlichen Symptome des Eczems. Statt kleiner Bläschen können auch kleine Knötchen vorhanden sein (*Ecz. papulatum*) oder es können die Bläschen sich mit Eiter füllen und dann die Pustelform darbieten (*Ecz. impetiginodes*, mit vermehrter Krustenbildung in Folge eines stärkeren Nässens, resp. eines stärkeren chronischen Exsudationsprocesses). Es findet sich an behaarten wie unbehaarten Körperstellen, mithin auch zwischen den Bart-Haaren am Kinn, resp. an jedem Theile des Gesichtes; ferner an der Brust (*Mamma*), um den Nabel, am Gesässe, am Penis, am Hodensack und an den grossen Labien. An letzteren beiden Stellen macht es sich in Folge des zu unwiderstehlichem Kratzen verleitenden Jucken sowie in Folge der Röthung, Anschwellung, Nässung und geschlechtlichen Aufregung als eine besonders lästige Affection geltend, welche Anlass zur Onanie werden kann. Als sogen. *Ecz. marginatum* begegnet es zuweilen an den Hinterbacken bei syphilitischen Weibern mit starkem *Fluor albus* und hinterlässt nach der Heilung braun-rothe Pigment-Elecken. Ueberhaupt trifft sich das Eczem häufiger beim weiblichen Geschlecht als wie beim männlichen und zwar zumal bei scrophulösen Personen mit Menstruations-Anomalien.

3. **Acne.** Die Acne kann ihren Sitz auch an der Haut des Penis, am Hodensack, an den grossen Labien und am *Mons Veneris* haben. Sie besteht in einer Entzündung der Talgdrüsen und Haarbälge, veranlasst durch Verstopfung ihrer Ausführungsgänge (sogen. *Comedo*), indem der Sebum-Pfropf — wie ein fremder Körper — reizend auf deren Wände wirkt. Hierdurch bedingen sich getrenntstehende, harte, rothe, meistens linsengrosse Knötchen, welche an der Spitze vereitern und so eine ziemlich kleine, von rothem Hof umgebene Pustel darstellen, gewöhnlich an der Stirne, am Gesichts-Bart, an den Schultern und am Rücken in grösserer Zahl und weiter Verbreitung vorkommend. Das der Acne eigene, lebhaft gefärbte

Roth differirt entschieden von der bei Syphiliden vorhandenen schmutzigen Kupfer-Röthe. Vereitern die Knötchen nicht, sondern werden sie fest, so spricht man von *Acne indurata*; nehmen sie einen grösseren Umfang an, so heisst man dies *Acne pustulosa*. Verwandt mit der Acne ist die *Sycosis* oder *Mentagra*, eine durch Knotenbildung sich kennzeichnende, äusserst hartnäckige Haut-Erkrankung am Kinn, resp. am Barte des Unterkiefers und der Oberlippe. Gleichfalls auf einer Entzündung der Haarbälge beruhend, findet sie sich bloss beim männlichen Geschlecht und auch hier bloss bei barttragenden Individuen. Die anfänglich rothen, festen Knoten (in deren Mitte ein Bart-Haar bemerklich ist) vereitern nach längerem Bestehen und erscheinen dann, indem der Eiter sich zu Borken vertrocknet, mit dicken, braunen, übel aussehenden Krusten bedeckt.

4. **Herpes.** Der Herpes characterisirt sich als eine auf gerötheter Haut sitzende Gruppe von nur stecknadelkopf- bis linsengrossen Bläschen, welche mit wasserhellem Serum gefüllt sind, nach ein Paar Tagen sich eiterig trüben und dann aufbrechen oder zu gelb-braunen Krüstchen vertrocknen, nach deren Abfallen sich eine vollständig normale Haut zeigt. Erreichen die Bläschen durch Confluenz eine grössere Form, so werden sie als *Herpes phlyctenodes* bezeichnet. Der Herpes hat einen begrenzten, acuten Verlauf im Gegensatz zum chronischen Character des Eczems; er ist beschränkt in seiner gruppenweisen Anordnung und in seinem typischen Verlauf, das Eczem aber ist ausgebreiteter, diffuser Natur, indem es eine unverkennbare Neigung besitzt, sich über eine grössere Fläche auszudehnen, fortzuschreiten und neue Nachschübe zu machen. Mit Recht spricht man nicht bloss von *Herpes zoster* (sogen. Gürtelkrankheit) und *H. labialis*, sondern auch von *H. praeputialis* oder richtiger *H. genitalium*. Denn er findet sich bei beiden Geschlechtern: beim Manne an der Innenfläche der Vorhaut, an der Eichel und am Rücken des Penis, beim Weibe an den grossen und kleinen Labien — und er scheint sogar öfter an den Genitalien aufzutreten als wie an anderen Körperstellen. Dem Ausbruche der eng aneinander gruppirten, kleinen, weissen Bläschen geht immer umschriebene Röthung, Jucken und Brennen vorher. Ausgenommen den Fall, dass durch Maltraitement mittels *Lapis infernalis* das Krankheitsbild verundeutlicht worden wäre, kann betreffs der Diagnose niemals der mindeste Zweifel obwalten, weil eben das gleichmässige, gruppenweise Auftreten mehrerer sehr kleiner, wasserheller Bläschen nur dem Herpes eigen ist. Die Herpes-Eruption (bezüglich deren sich

keine bestimmte Ursächlichkeit eruiren lässt) macht keine neuen Nachschübe, aber sie pflegt sich in verschieden langen zeitlichen Zwischenräumen oftmals an derselben Person zu wiederholen.

5. **Pruritus.** Der Pruritus bildet eine höchst widerliche, schlafstörende Juck-Empfindung ohne nachweisbare Haut-Veränderung oder sonstige Krankheits-Erscheinungen, nicht selten localisirt auf die Umgebung des Afters und die männlichen oder weiblichen Geschlechtstheile. In diesem Fall verleitet die qualvolle Affection, welche weiblicherseits immer vor und nach der Menstruation am stärksten ist, leicht zur Onanie. Bei jungen Mädchen kann das Jucken mitunter veranlasst werden durch Maden-Würmer (*Oxyuris vermicularis*), welche vom Mastdarm aus in die äusseren Genitalien vorgedrungen sind. Durch das Kratzen, zu welchem sich die Patienten unwillkürlich gezwungen sehen, wird ein eczematöser Zustand der betreffenden Hautparthie (sogen. *Eczema artificiale*) herbeigeführt. Glücklicherweise ist der noch wenig erforschte *Pruritus genitalium* ein sehr seltenes Vorkommniss.

6. **Scabies.** Die Scabies steht in ihrer äusseren Erscheinung am nächsten dem *Eczema impetiginodes* und ist — ebenso wie *Pruritus* und *Eczema* — durch ein äusserst heftiges Jucken ausgezeichnet, welches sich besonders unter dem Einfluss der Wärme (Nachts im Bette) geltend macht. Die einzige Ursache der oft überraschend zahlreich vorhandenen Bläschen, Knötchen oder Pusteln, die (wenn die Affection verbreitet ist) meistens auch auf die ganze Genital-Gegend (Penis und Scrotum) bis zum After sich erstrecken, bildet die Präsenz von Krätzmilben (*Sarcoptes hominis*). Wo die Krätzmilbe nicht ist, dort ist auch keine Krätze; und es ereignet sich eine Ausbreitung der Krätze nur dann und in dem Maasse, als befruchtete weibliche Milben oder lebensfähige Eier vorhanden sind, resp. übertragen werden. Die Uebertragung einer männlichen Milbe oder eines reifen männlichen Eies verursacht natürlich wohl auch eine Krätze, resp. ein Jucken und Beissen, aber sie verursacht keine weitere Ausbreitung der Krätze. Von welchem Einfluss der Effect des Kratzens ist (Entzündung der Haut, striemenförmige Excoriationen, grössere Pusteln und selbst Haut-Geschwüre) sieht man bei solchen scabiösen Individuen, welche nicht kratzen können (z. B. kleine Kinder oder Gelähmte) oder welche das Jucken nicht empfinden (z. B. Geisteskranke). Hier erkennt man den Unterschied von dem, was die Milbe thut und was die scabiöse Person thut, durch das unvermeidliche Kratzen; man sieht hier den weissen,

schrägen, gewöhnlich punktirten Milben-Gang, d. h. die Aushöhlung der *Epidermis*, wo die Krätzmilbe sich eingebohrt hat und unter derselben fortkriecht, dann ebenso deutlich die durch den Haut-Reiz entstandenen kleinen Bläschen oder Knötchen.

7. **Pediculi pubis.** Eine noch hervorragendere Rolle spielt an den äusseren Genitalien die Filz-Laus (*Pediculus pubis* oder *Morpio*), eine kleine, rundliche, weiss-gelbliche Laus, welche sich mit dem Kopf in den Ausführungsgang eines Haarbalges einbohrt und hierdurch (besonders in der Bett-Wärme) unangenehmes Jucken verursacht. Mit der Loupe, ja selbst mit freien Augen, kann man diese Laus unter den langen Genital-Haaren herumkriechen sehen. Sie findet sich übrigens auch an anderen behaarten Körpertheilen, mit Ausnahme der Kopfhaare. Das gebräuchlichste Mittel zu ihrer Beseitigung bildet das *Unguentum Hydrargyri cinereum*, die graue Quecksilber-Salbe. Eine ein- oder zweimalige energische Einreibung auf den haarigen Theil der Genitalien sowie deren ganze Umgebung — mithin nicht bloss an der Wurzel des Gliedes, an den grossen Labien und insbesondere am *Mons Veneris*, sondern auch am *Perinaeum* bis einschliesslich zum Umkreis des Afters — ist hinreichend zur Entfernung dieses Parasiten.

---

§. 20. Prostatorrhoe. Spermatorrhoe.

Prostatorrhoe. Wie die *Parotis* durch einen entsprechenden Reiz der Geruchs- und Geschmacks-Nerven zu secretorischer Thätigkeit angeregt wird, so geschieht Gleiches unter dem Einflusse einer sexuellen Erregung auch an der Prostata des Mannes und an der Bartholin'schen Drüse des Weibes. Durch diesen *Stimulus* kommt — besonders bei jugendlichen Individuen und solchen, welche übermässig enthaltsam leben — momentan aus der Harnröhre eine viscide, helle, farb- und geruchlose, eiweiss- oder speichelähnliche Flüssigkeit zum Vorschein, welche im Hemd kaum sichtliche, weisslich-graue Flecken macht. Sie besteht vornehmlich aus dem Secrete der Prostata (zum Theil auch aus jenem der kleinen Cowper'schen Drüsen sowie aus urethralem Drüsen-Schleim) und wird mithin am geeignetsten als *Prostatorrhoe* bezeichnet. Auf diese Absonderung, welche bei sehr vielen Männern immer dann statthat, wenn sie einer mächtigen geschlechtlichen Erregung sich unterworfen fühlen und im Begriffe sind, den Coitus zu vollziehen, wird indess die Aufmerksamkeit der betreffenden Individuen in der Regel erst dann gelenkt, wenn dieselbe auch ausser einem solchen Erregungs-Stadium sich öfter einzustellen pflegt. Dies ist gewöhnlich bei der Defäcation der Fall, doch durchaus nicht regelmässig, sondern bald mehrere Tage nach einander, bald wieder erst nach einer längeren Zwischenzeit von zwei oder drei Wochen. Für ängstliche Gemüther wird diese Wahrnehmung zu einer Quelle besonderer Beunruhigung, zumal wenn sie kurz vorher mit Tripper behaftet waren oder wenn sie der Onanie ergeben sind. Sie glauben dann an Samenfluss zu leiden und bringen mit dieser geringfügigen Sache zufällige anderweitige perverse Empfindungen in unmittelbaren Zusammenhang. Es handelt sich aber in der That weder um einen Samenfluss oder eine Affection der Samenbläschen, noch auch allein um eine Absonderung seitens der Cowper'schen Drüschen, sondern um eine Hypersecretion der Prostata, wobei keine subjectiven Symptome vorhanden sind. Denn es ist die Ausscheidung des klaren, durchscheinenden, glasigen, klebrigen, fadenziehenden, völlig farb- und geruchlosen, eiweissartigen, gummösen Fluidums (das sich auch bei mikroskopischer Untersuchung wesentlich verschieden zeigt von der Qualität der Samenflüssigkeit und überhaupt keinem anderen Secrete gleichgestellt werden kann) mit keinerlei Empfindung oder sonstigen Krankheits-Erscheinung verbunden. Sie trifft sich meistens bei gut genährten Individuen, an welchen der Arzt nichts Anderes constatiren kann als Trägheit der Darmfunction, Hämorrhoidal-Zustand, Inclination zur Hypochondrie und Vergrösserung der Prostata. Die Untersuchung *per anum* beweist, dass die Vorsteher-Drüse — ebenso wie die Cowper'schen Drüsen — auch ohne entzündlichen Vorgang und ohne ihrem Träger diesbezügliche Beschwerden zu verursachen, in chronische Hypertrophie versetzt sein kann. Diese indolente Volums-Zunahme darf übrigens nicht allgemein als Ursache der Prostatorrhoe bezeichnet werden, weil sie durchaus keine constante Erscheinung bildet. Dass die Prostatorrhoe sich während der Defäcation bemerklich macht, wird mit dem Druck zusammenhängen, der bei diesem Act immer seitens der Muskelschichte des Mastdarmes, dann der beiden Spincteren und zumal des *Musculus transversus perinaei* mehr- oder mindergradig auf die Prostata ausgeübt wird. Was die *Glandulae Cowperi* betrifft, so liefern sie ein helles, eigenthümlich zähes, mehr schleimiges Secret, welches bei der Kleinheit dieser Drüsen wohl nur dann von bemerklicher Quantität wäre, wenn dieselben sich in einem der Palpation zugänglichen Vergrösserungs-Zustand befinden würden.

Spermatorrhoe. Im Gegensatz zur Prostatorrhoe findet sich bei der Spermatorrhoe gewöhnlich der Ausdruck eines allgemeinen Ergriffenseins des Organismus so entschieden ausgeprägt, dass hier die Diagnose sozusagen in's Gesicht geschrieben ist. Unwillkürliche Samen-Verluste und desfallsige Schwäche-Zustände sind immer die Resultate von beträchtlichen, lange vollzogenen sexuellen Excessen, von hochgradig und lange geübter Onanie. Unter der Einwirkung eines krankhaften Geschlechtsreizes, resp. einer in Bezug auf geschlechtliche Erregung krankhaft-empfindlichen Phantasie, erfolgen dann unwillkürliche Tages-Pollutionen, wobei sich das Glied in einem unvollkommenen, halben Erections-Zustand befindet; endlich kommt es dann auch zu unwillkürlichem Abgang von Samen bei Gelegenheit der Defäcation und zwar ohne alle Erection sowie ohne die sonst mit der Samen-Ausscheidung verbundene eigenthümliche Empfindung. Das Secret der Samen-Drüsen unterscheidet sich von dem aller anderen Drüsen durch sein milchiges Aussehen, durch seinen specifischen Geruch, durch die in der Wäsche zurückbleibenden steifen, dunkelgrauen oder grau-gelblichen Flecken und durch den mikroskopischen Nachweis der Samen-Körperchen (sogen. Spermatozoïden). Ist es auch nicht zu bezweifeln, dass die Samenbläschen nicht blosse Behälter, nicht stricte Reservoirs des Samens bilden, sondern ebenfalls zu den drüsigen Organen zu rechnen seien und ein eigenartiges Secret liefern, so kann doch dieses nicht spontan und separat, sondern nur gleichzeitig mit einer Samen-Entleerung excernirt werden.

Behandlung. Die Behandlung der Prostatorrhoe hat zunächst die individuelle Gesammt-Zuständlichkeit zu berücksichtigen: Bekämpfung obwaltender Hartleibigkeit oder Hämorrhoidal-Beschwerden; maassvolle Befriedigung des Geschlechtstriebes, resp. Warnung vor zu grosser Restriction in dieser Hinsicht oder gar unmotivirbarer Enthaltsamkeit; Unterlassung der Masturbation (Onanie) oder anderer schädlicher Einflüsse; ferner tägliche kalte Waschungen der Genitalien und ihrer Umgebung, kalte Sitz-Bäder, kalte Fluss- oder Seebäder, kalte Douchen auf's *Perinaeum*, kalte Mastdarm-Klystiere, Heil-Gymnastik, angemessene tägliche Bewegung im Freien etc. Vorhandene Hypertrophie der Prostata erfordert den Gebrauch von jodhaltigem Mineral-Wasser, Einreibungen am Damme mit einer Jodkalium- oder Jodoform-Salbe, Einführung von Suppositorien aus Jodkalium oder Jodoform (0,2—0,4) in den Mastdarm etc. Ist keine Volumsvergrösserung nachweisbar, so könnte auf einen vorhandenen Laxitäts-Zustand einestheils durch öftere Einlegung einer Bougie in die *Pars prostatica* der Harnröhre, anderntheils durch Anwendung des constanten electrischen Stromes eingewirkt werden.

Betreffs der Spermatorrhoe ist zuerst ein reizminderndes (Bromkalium), dann ein reborirendes Verfahren einzuschlagen. Wohlgewählte diätetische Maassregeln und äussere Einflüsse sind hier von entschiedener Bedeutung, weil auch die krankhafte Zuständlichkeit des Nervensystems und sozusagen die kranke Phantasie behandelt werden müssen. Am besten ist es, wenn man den Patienten auf längere Zeit seinen bisherigen Lebensverhältnissen und Lebensgewohnheiten gänzlich entziehen, resp. an einen anderen Aufenthaltsort sowie in eine ganz andere Umgebung verbringen kann. Für hochgradige, protrahirte Fälle empfiehlt sich eine sogen. Regenerations-Kur in einer wohlgeleiteten Wasser-Heil-Anstalt, nebst Anwendung der Electricität.

---

§. 21. Bemerkungen über die anatomischen Verhältnisse der Harn- und Genital-Organe.

I. Männliche Harn- und Genital-Organe.

1. **Harnblase.** Die Harnblase *(Vesica urinaria)* befindet sich beim Manne zwischen der Symphyse und dem Mastdarm. Indem dieselbe an ihrer Uebergangsstelle in die Harnröhre vorn und unten im kleinen Becken fest angeheftet ist, während ihr übriger Theil (sogen. Fundus und Scheitel) nur lose durch Bindegewebe sich mit seiner Umgebung vereinigt zeigt: ist sie (ähnlich wie der Magen) bei ihrer Anfüllung und Entleerung nicht bloss einer Erweiterung und Verengerung, sondern auch einer Hebung und Senkung fähig. Nach vollständiger Entleerung sinkt sie so zusammen, dass sich die Form einer kugeligen Geschwulst ergibt und die Falten ihrer Schleimhaut sich allseitig berühren; umgekehrt dehnt sie sich in dem Maasse aus, als Harn aus den Uretheren zufliesst, und erhebt sich hinter der Symphyse, ja bis über dieselbe hinaus. Männlicherseits ist die Harnblase *caeteris paribus* immer grösser als wie weiblicherseits. Sie

besitzt eine sehr ungleiche Dicke; die hintere Wand ist entschieden dicker als die vordere. Der dickwandige rückwärtige Theil der Blase, sogen. *Fundus vesicae*, liegt an der vorderen Wand des Mastdarmes auf, während seitwärts die beiden Samenbläschen nebst dem zugehörigen *Vas deferens* angrenzen. Der *Fundus vesicae* liegt nicht in gleicher Linie, sondern höher als wie die Harnröhren-Mündung der Blase *(Orificium urethrae internum* oder *Ostium urethrale vesicae)*, welche von der Mittellinie des Darmes 4 bis 6 Cm. entfernt ist. Die innere Auskleidung besteht aus einer blassen, ziemlich dicken und faltenreichen Schleimhaut, in welche im *Fundus vesicae* die beiden Harnleiter einmünden.

2. **Harnröhre.** Die Harnröhre *(Urethra)* stellt beim Manne einen langgestreckten, von der *Vesica urinaria* bis zur Spitze der Eichel laufenden engen Kanal dar, welcher auch zur Excretion des Samens dient, einen ungeraden Verlauf mit zweimaliger Krümmung (*Curvatura subpubica* sowie *C. postpubica*) besitzt und in drei Abschnitte getheilt wird: nämlich *Pars prostatica*, d. h. der die Vorsteher-Drüse (*Prostata*) durchbohrende Theil, dann *Pars membranacea*, d. h. der häutige Theil und drittens *Pars cavernosa*, d. h. der vom Schwellkörper umgebene Theil der Harnröhre.

Ihre oberste Parthie wird als *Pars prostatica urethrae* bezeichnet, weil sie in einer Länge von circa 3 Cm. durch die Prostata gebildet wird. Ihrer Form nach mit einer Kastanie vergleichbar (mit hinterer, oberer Basis und vorderer, unterer Spitze) besteht die Prostata, welche beim weiblichen Körper gänzlich fehlt, aus einem kleineren vorderen und aus einem grösseren hinteren Lappen, mit derbem, compactem Gewebe, vielen glatten Muskelfasern, wenigen Blutgefässen und undeutlich begrenzten Drüsen-Läppchen (*Acini*). Sie grenzt nach hinten an die Samen-Bläschen, nach vorn an das *Ligamentum arcuatum pubis* und nach unten an die vordere Mastdarm-Wand, mit welcher ihr hinterer grösserer Lappen durch loses Bindegewebe vereinigt ist, so dass dieser — im normalen und noch leichter im pathologisch-vergrösserten Zustand — durch den Mastdarm (mittels Palpation) hindurchgefühlt werden kann. Die Richtung der Harnröhre innerhalb der Vorsteher-Drüse ist anfangs eine senkrechte, dann eine allmälig sich nach vorn krümmende. Es ist nicht richtig, von einem „Blasen-Hals" zu sprechen, weil die Prostata sich so an die Harnblase anschliesst, dass zwischen beiden kein Verbindungsglied besteht, vielmehr letztere unmittelbar ohne besonderen Zwischentheil in die Urethra übergeht.

An der oberen und hinteren Seite der Vorsteher-Drüse zwischen Harnblase und Mastdarm befinden sich die Samen-Bläschen, *Vesiculae seminales*. Sie stellen einen weiten, vielfach ausgebuchteten und gekrümmten Kanal vor, welcher von einer faltenreichen Schleimhaut ausgekleidet ist. Indem sie sich mit ihrem unteren Ende in die Prostata einsenken, vereinigen sie sich mit dem beiderseitigen *Vas deferens* dort zur Bildung der *Ductus ejaculatorii*, welche den hinteren Lappen der Prostata convergirend durchziehen und in die sogen. *Vesicula prostatica* einmünden.

Der auf die *Pars prostatica urethrae* folgende, kaum 2 Cm. lange Theil wird *Pars membranacea* oder *Isthmus urethrae* (d. h. Harnröhren-Enge) genannt, indem er (aus Schleimhaut, Kreis-Muskel-Fasern und Bindegewebe bestehend) am engsten ist und theils desshalb, theils in Folge der comprimirenden Wirkung eines transversalen Muskel-Stratums mehr als eine andere Parthie der Harnröhre die Einführung von Instrumenten zu erschweren vermag. Unterhalb des Endes der *P. membr.* münden die äusserst feinen, ziemlich langen Ausführungsgänge der zwischen der *P. membr.* und dem Anfangstheil des Schwellkörpers der Harnröhre gelegenen beiden COWPER'schen Drüsen. Sie sind sehr klein, so dass ihr Durchmesser zwischen 3 und 10 Mm. schwankt und dass sie nur dann durch die Muskelschichte am *Perinaeum* durchgefühlt werden können, wenn sie im Zustande der Entzündung oder der chronischen Hypertrophie sich befinden.

Pars cavernosa heisst der ganze übrige, an die *P. membr.* sich anschliessende, beiläufig fünfmal so lange Theil der Harnröhre, weil er vom Schwellkörper derselben *(Corpus cavernosum sive spongiosum)* umgeben ist. Insofern letzterer (im *Perinaeum* längs der Ausführungsgänge der *Glandulae Cowperi*) mit einer zwiebelartigen Anschwellung (sogen. *Bulbus urethrae*) beginnt, belegt man in ziemlich überflüssiger Weise den Anfangstheil der *P. cavernosa* mit dem Namen *Pars bulbosa*. Ausserdem spricht man noch von einer *Pars pendula urethrae*, nämlich in Bezug auf jenen Theil derselben, welcher mit der Länge des Penis (vom *Ligamentum suspensorium penis* bis zur Eichel-Spitze) congruirt.

Die Länge der männlichen Urethra beträgt meistens 18—20 Cm. und schwankt zwischen 16—26 Cm., indem eben die Länge des Penis eine sehr variable ist.

Desgleichen ist auch ihre Weite eine individuell sehr verschiedene und sie besitzt überdies nicht in ihrem ganzen Verlaufe den gleichen Dürchmesser, aber sie ist (zufolge ihres Reichthums an Schleimhaut-Falten und Muskel-Fasern) überall einer ziemlichen Ausdehnung durch mechanische Einwirkung fähig. Der vor dem *Orificium urethrae externum* gelegene, als schiffförmige Ausbuchtung *(Fossa navicularis)* bezeichnete, mit der Länge der Eichel congruirende Endtheil der Harnröhre, sowie der auf die *P. membranacea* folgende Anfangstheil der *P. cavernosa* (sogen. *P. bulbosa*) ist weiter, hingegen die *P. membranacea* enger als wie der übrige, gleichmässig weite Tract. Durch die normale Hervorragung der Lippen der Harnröhren-Mündung ist diese in der Regel enger als das Volumen der Harnröhre selbst. Der Durchmesser beziffert sich am *Orificium urethr. ext.* und in der *P. membran.* durchschnittlich auf 7, in der *P. prostatica* auf 10 und in der *P. bulbosa* auf 12 Mm.

Abgesehen von der stellenweisen Verminderung des Durchmessers, welche in Folge von Stricturen an jedem Theil, ja an jedem Punct der Urethra vorkommen kann, ereignet sich eine pathologische Verengerung oder Erweiterung häufig im prostatischen Theil, insofern die Vorsteher-Drüse, ebensowohl der Hypertrophie wie der Atrophie und Verhärtung unterliegt. Eine krankhafte Capacitäts-Zunahme trifft sich immer dann, wenn die Längs-Muskel-Streifen der Harnblase *(Detrusor urinae)* sich in einem Zustande der Erschlaffung oder Parese befinden und hierdurch eine stetige Stauung und ungenügende Entleerung des Urins bedingt wird.

Die Urethra ist mit einer 3 Mm. dicken Schleimhaut-Schichte versehen; letztere zeigt sich stark gefaltet und besitzt unzählige, kleine, traubige, acinöse Drüsen (Littré'sche Drüsen, *Glandulae Littrianae*), deren Secret ebenso alkalisch reagirt, wie jenes der Prostata und der Cowper'schen Drüsen. Sie ist mit einem Cylinder-Epithel ausgestattet, welches an der *Fossa navicularis* (in einer Länge von 3 Cm.) in ein Platten-Epithel mit darunter befindlichen Papillen übergeht. Selbstverständlich berühren sich allseits die Falten der Urethral-Schleimhaut vollständig, so dass sie nur bei der Entleerung von Excreten oder bei der Einführung von Instrumenten momentan auseinander gedrängt werden; eine Harnröhre besteht stricte eigentlich bloss während der Ausscheidung des Urines; nach derselben legt sich wieder die eine Wand so innig an die andere an, dass kein Klaffen, kein Kanal, keine Röhre, keine Rinne, kurz kein Zwischenraum vorhanden ist.

3. **Penis.** Der Penis besteht aus einem zweifachen Schwellkörper *(Corpus cavernosum penis)*, aus der Urethra, Blut- und

Lymphgefässen, Nerven und häutigen Theilen. Die beiden Schwellkörper, welche die Hauptmasse des Gliedes ausmachen, beginnen am *Arcus descendens ossis pubis,* sind von individuell verschiedener Länge und Breite, constituiren sich aus einem breitmaschigen, spongiösen, von einem umfangreichen Venen-Netz durchzogenen Bindegewebs-Gerüste, sind nur durch eine schmale Scheidewand (*Tunica albuginea*) von einander getrennt und lassen eine obere und untere Furche zwischen sich, wovon die erstere mit Nerven, Blut- und Lymphgefässen, die letztere aber durch die Harnröhre und deren Schwellkörper ausgefüllt wird. An ihrem Ende werden sie kappenartig von der Eichel (*Glans*) bedeckt, welche als eine eigenthümlich verbreiterte Fortsetzung des Harnröhren-Schwellkörpers aufzufassen wäre. Die äussere Haut des Penis ist haarlos, fettlos, sehr dünn, sowie ausdehnungsfähig und geht mit ziemlich verschiedenen Dimensionsverhältnissen in die sogen. Vorhaut (*Praeputium*) über, welche durch eine longitudinale Falte, das sogen. Bändchen oder *Frenulum penis*, sich mitten an der unteren Fläche der Eichel anheftet. Je länger die Vorhaut ist und je knapper sie an der Eichel anliegt, um so mehr zeigt sich sowohl ihre Innenfläche als auch die Eichel selbst immer feucht und geröthet. Am inneren Blatte der Vorhaut und zumal in der Eichel-Grube (*Sulcus retroglandularis, Sulcus coronalis glandis*) sind massenhafte, acinöse Talg-Drüsen (*Glandulae Tysonianae*, TYSON'sche Drüsen genannt) eingelagert, welche eine weisse, schmierige, zu gelb-schmutzigen Krusten vertrocknende Absonderung liefern (sogen. *Smegma praeputii*). Dieses Talgdrüsen-Secret, welches mitunter förmliche Concremente (sogen. Präputial-Steine) bilden kann, gibt, wenn es bei reichlicher Ansammlung und mangelnder Reinlichkeitspflege der Zersetzung anheimfällt, Anlass zur Entstehung jener örtlichen Reizung, resp. Entzündung, welche als *Balano-Posthitis* oder sogen. Eichel-Tripper bezeichnet wird (cf. pag. 152). Die bei den Israeliten von Alters her übliche Beschneidung (Circumcision) ist somit durchaus keine blosse rituelle Absonderlichkeit. Die Eichel, sowie die Vorhaut besitzen ein geschichtetes Platten-Epithel und sind mit zahlreichen Papillen versehen.

Am Rücken des Gliedes verläuft ausser den Nerven und Lymphgefässen die *Arteria dorsalis penis* (während die *A. profunda penis* an der Wurzel des Gliedes in die *Corpora cavernosa* eindringt) sowie die *Vena dorsalis penis,* welche aber häufig nicht unpaarig, nicht einfach, sondern *in duplo* vorhanden ist und zahlreiche *Venae subcutaneae* abgibt. Sie münden in die *Vena saphena magna* und in das Venen-Geflecht des Samenstranges, resp. in die *V. pudendae communes.*

4. **Hode und Hodensack.** Der Hode (Samendrüse, *Testis, Testiculus, Orchis, Didymis*) tritt beim Fötus im 8. Monat in den Leisten-Kanal und im 9. Monat in den Hodensack (*Scrotum*) herunter. Geschieht dies nicht, sondern bleibt er auf einer Seite in der Bauchhöhle oder am Leistenring zurück, so wird dieser höchst seltene, uncorrigirbare Zustand als *Cryptorchismus* oder *Monorchismus* bezeichnet.

Im Hodensack, welcher durch eine Scheide-Wand (*Septum scroti*, entsprechend der äusseren *Raphe scroti*) vollständig in zwei Hälften abgetrennt ist, befinden sich die beiden Hoden meistens nicht in ganz gleicher Höhe: der eine steht sehr häufig etwas tiefer als der andere, und fast immer zeigt sich auch der eine Hode (meistentheils der linke) etwas kleiner als der andere.

Die Haut des Hodensackes ist haarig, sehr faltenreich, dehnbar und contractil. Auf die äussere Haut (und die mit ihr verschmolzene *Tunica dartos*) folgt die *Tunica vaginalis communis testis* (welche sich nach aufwärts längs des Samenstranges fortsetzt), sodann die *Tunica vaginalis propria testis* (welche dem Hoden die seröse, glatte Oberfläche verleiht) und die fibröse *Tunica albuginea*, welche zahlreiche, balkenförmige Fortsätze in das Hoden-Parenchym sendet (*Septula testis*).

Der Hode bildet eine elliptisch geformte, aus massenhaften pyramidalen Läppchen und zusammengewickelten Samen-Kanälchen (*Tubuli seminiferi*) bestehende Drüse, welche an ihrem hinteren Rande eine kuglige Hervorragung besitzt, nämlich den sogen. Nebenhoden = *Epidydimis*. Letzterer stellt den eigentlichen Ausführungsgang der Geschlechtsdrüse vor, indem er sich in den Samenleiter, *Vas deferens*, fortsetzt. Dieser constituirt im Vereine mit den zum Hoden gehenden Nerven, Blut- und Lymphgefässen den Samenstrang, *Funiculus spermaticus*, welcher als ein fester, dickwandiger Strang nach oben zum Leisten-Kanal und durch diesen in die Beckenhöhle zieht, um in das seitwärts am Fundus der Harnblase gelegene Samenbläschen (*Vesicula seminalis*) einzutreten. Aus letzterem formirt sich der *Ductus ejaculatorius*, welcher die Prostata beiderseits convergirend durchdringt und an deren hinterer Wand (an einem als Prostata-Blase, Samenhügel oder Schnepfenkopf = *Vesicula prostatica, Colliculus seminalis* etc. bezeichneten Wulste) ausmündet. Fasst man eine entsprechend grosse Haut-Falte am obersten Seitentheil des Hodensackes zwischen die Finger, so kann der Samenstrang, beziehungsweise die harte Schnur des Samenleiters (*Vas deferens*) leicht durchgefühlt werden.

Die den Hoden betreffenden Blutgefässe sind die *A.* und *V. spermatica interna.* Letztere bildet im Samenstrang ein gewundenes Geflecht (*Plexus pampiniformis*), aus welchem innerhalb der Bauchhöhle die *V. spermatica* hervorgeht und rechterseits direct in die *Vena cava inferior*, linkerseits in die *Vena renalis sinistra* einmündet. Dieser verschiedene Verlauf der beiden *V. spermaticae* pflegt als Ursache für das häufigere Vorkommen der *Varicocele* am linken Samenstrang betrachtet zu werden.

II. Weibliche Harn- und Genital-Organe.

1. **Vulva.** Die äusseren weiblichen Genitalien (*Vulva* oder *Cunnus*) werden von den grossen und kleinen Labien gebildet, sowie dem zwischen den letzteren befindlichen Raum, welcher die Mündungen der Harnröhre und der Scheide enthält und in Bezug auf diese auch als Scheiden-Vorhof, *Vestibulum vaginae*, bezeichnet wird. Er ist durch eine unebene, sammetartige, schlüpfrige Beschaffenheit, sowie durch zahlreiche Buchten und Schleimhaut-Falten ausgezeichnet.

Die grossen Lippen werden am Anfang des Perinäum durch das *Frenulum labiorum* oder die *Commissura labiorum inferior* mit einander verbunden, oberhalb welcher sich die sogen. schiffförmige Grube, *Fossa navicularis,* befindet. Parallel mit den grossen Lippen stehen die kleinen Labien und spalten sich nach oben in zwei Falten, durch deren je beiderseitige Vereinigung einestheils das (unterhalb der *Glans clitoridis* gelegene) Frenulum, anderntheils das Präputium der Clitoris formirt wird.

Die Clitoris besteht aus einer geringen Haut-Hervorragung, welche eine dichte Bindesubstanz besitzt und zwei sehr kleine (die sog. *Glans clitoridis* ausmachende) Schwellkörper einschliesst. Den vulgären Namen „Kitzler" verdient sie jedenfalls nicht, weil sie lange nicht so sensibel ist, als man gewöhnlich meint und in Büchern liest.[1]

---

[1] Man betrachtet sie als einen erectilen Körper, ja als weiblichen Penis. Uebrigens habe ich bei meinen vielen Untersuchungen nie gesehen, dass sich da etwas erigirt hätte oder dass da eine besondere Empfindlichkeit bemerklich gewesen wäre; wohl aber habe ich dies wahrgenommen, dass sie bei jungen und alten Prostituirten, denen es an Geschlechtsreiz keineswegs mangelte, oft ausserordentlich klein und schwach entwickelt war.

Die grossen Lippen = *Labia majora* erweisen sich als pralle, von oben nach unten schmäler werdende, abgerundete Haut-Duplicaturen, bestehend aus haariger, bräunlich-pigmentirter Cutis, Bindegewebe, Fett und Venen-Netzen. Nach oben gehen sie in den dichthaarigen *Mons Veneris* über und formiren zugleich die (über dem *Praeputium clitoridis* befindliche) wenig markirte *Commissura labiorum superior*. Ihre den kleinen Labien anliegende Innenfläche characterisirt sich als haarlose, schwach-roth gefärbte, feuchte Schleimhaut, mit reichlichen Talg-Drüsen und einer Platten-Epithel-Schicht.

Gleiches gilt auch bezüglich der kleinen Lippen = *Labia minora*, welche aus Bindegeweb, elastischen Fasern und Venen-Verzweigungen bestehen, kein Fett aber eine Masse von Talg-Drüsen enthalten und, wie schon bemerkt, mit nach oben auslaufenden Falten sich in das *Praeputium* und in das *Frenulum clitoridis* fortsetzen. Sie werden von den grossen Labien umgeben und im kindlichen Zustand, beziehungsweise bis zur Pubertät, so von ihnen überdeckt, dass sie nicht hervortreten, resp. ohne Auseinanderziehen der eine geringe Spalte (*Rima labiorum*) zwischen sich lassenden *Labia majora* nicht sichtbar sind.[1] Indem sie zufolge dieses Aneinander-Liegens immer bei der Harn-Excretion etwas mit Urin benässt werden, nennt man sie auch in euphemistischer Weise „*Nymphae*“. Erst nach der Pubertät und zumal durch die Einwirkung des Coitus oder massiver onanistischer Manipulationen vollzieht sich ein zunehmendes Auseinander-Weichen und allmäliges Klaffen der grossen Labien, sowie ein Wachsthum der kleinen Lippen. Letztere zeigen sich besonders an den abgenützten Genitalien der Prostituirten immer stark entwickelt und auffällig hervorragend, während die grossen Lippen sich abflachen, schlaffer werden und stetig so sehr auseinander stehen, dass keine Spur einer *Rima labiorum* mehr existirt.

2. **Harnröhre.** Zwischen den kleinen Labien, ungefähr $1^1/_2$ Cm.

---

[1] Wie weiblicherseits beim Kinde die grossen Labien eng an einander liegen, so ist männlicherseits allemal ein Zustand von transitorischer *Phimosis* vorhanden. Beim Knaben wird die Eichel immer von der Vorhaut bedeckt und erst mit der Pubertät, beziehungsweise durch die Einwirkung von Erectionen oder onanistischen Actionen, beginnt das Präputium sich mehr und mehr zurückzuziehen, wofern nicht das letztere (nebst dem *Frenulum*) von solcher Länge und Enge ist, dass die Eichel nicht aus dem Vorhaut-Sack heraustreten kann (dauernde *Phimosis congenita*).

unter der Clitoris, liegt über dem Scheiden-Eingang die gewulstete, rundliche Mündung der Harnröhre, fast verborgen inmitten einer Menge kleiner Schleimhaut-Falten und Schleimhaut-Vorsprünge, welche hinwiederum mehrfache Grübchen und Buchten (Lacunen) veranlassen. Sie ist nahezu senkrecht-stehend, dickwandig und kurz, nämlich nur circa 6 Cm. lang, aber 12 Mm. breit und sehr erweiterungsfähig. Die Lage des *Orificium urethrae internum* oder *Ostium urethrale vesicae* entspricht einer die *Symphysis ossium pubis* halbirenden Horizontal-Ebene und hat von deren hinterer Fläche einen Abstand von kaum 3 Cm., während das *Orificium urethrae externum* ungefähr 1,5 Cm. vom *Arcus pubis* entfernt ist. Ihre Schleimhaut ist mit einem geschichteten Platten-Epithel, stellenweise auch mit Cylinder-Epithel versehen.[1]

Scheiden-Eingang. Hymen. Unterhalb dem *Orificium urethrae ext.* folgt der Scheiden-Eingang, welcher durch eine kreisförmig vorspringende Schleimhaut-Falte = Hymen oder Jungfern-Häutchen genannt, derartig begrenzt wird, dass bloss eine kleine Eingangs-Oeffnung besteht. Diese Scheiden-Klappe, welche keineswegs einen vollkommenen Scheiden-Verschluss bewirkt und zum Zwecke der Entleerung des Menstrualsecretes auch nicht bewirken dürfte, ist nach geschlechtlichem Verkehr nicht mehr vollständig, beziehungsweise gar nicht mehr vorhanden, indem sie durch Zerreissung sich in ein Paar lockere Schleimhaut-Zipfel verwandelt = die sogen. *Caruncula myrtiformes.*[2]

[1] Dass beim weiblichen Geschlecht der Harnstrahl ein dickerer und das Uriniren ein relativ kürzer-währendes ist, resultirt theils aus der Kürze und Weite der weiblichen Urethra, theils aus dem kleineren Volumen der Harnblase, sowie dem geringeren Bedürfniss nach Getränk. Desgleichen ermöglicht es die gerade Richtung der Harnröhre, dass das Weib im Stehen, wenn es die Füsse ein wenig auseinander stellt und sich etwas bückt, leicht den Harn entleeren kann, ohne sich zu benässen. Andererseits bringt es die Becken-Neigung mit sich, dass dasselbe — ohne Hilfe eines Spiegels — von seinen (fast bis in die Nähe des Afters reichenden) Genitalien nur den haarigen Theil der grossen Labien sehen kann.

[2] Aeusserst selten beim ersten Coitus, der immer ziemlich schmerzhaft ist, gewöhnlich aber beim dritten oder vierten wird das Hymen (wenn nicht erhebliche Volums-Differenzen der beiderseitigen Genitalien obwalten) gänzlich eingerissen und dadurch eine geringe Blutung veranlasst. Mitunter kann dasselbe allerdings so dickwandig und resistent sein, dass seine Perforation erschwert wird; mitunter ist es auch so schlaff und nachgiebig, dass ein kleiner, resp. schmaler Penis ein Paar Cm. weit in die Scheide eindringen kann, ohne dasselbe zu zerstören. Ich habe ganz sichere Beweise dafür, dass das Hymen

Um den Scheiden-Eingang befinden sich zwei eigenthümliche Schwellkörper oder vielmehr ein ansehnliches, scharf begrenztes Venen-Netz = die sogen. *Bulbi vestibuli*, welche vom *Musculus constrictor cunni* bedeckt werden. Als zunächst liegend ist noch zu erwähnen die beiderseits unter dem grossen Labium verborgene Bartholin'sche Drüse (auch Duverney'sche, Tiedemann'sche oder Cowper'sche Drüse genannt), eine verschieden-grosse, rundliche, acinöse Drüse, welche ein schleimiges, zähes Secret liefert und mit einem weiten, kurzen Ausführungsgang beiderseits am Scheiden-Eingang, beziehungsweise seitwärts unter dem Hymen oder dessen Resten, mündet. Auf letztere folgt, wie schon gesagt, die *Fossa navicularis* und dann die untere Vereinigung der grossen Lippen, die *Commissura labiorum inferior*.

3. **Uterus.** Der Uterus oder die Gebärmutter erscheint als ein (bezüglich seiner Gestalt) mit einer umgekehrten Birne vergleichbares Organ, an welchem man einen unteren, schmalen Theil (Uterus-Hals, *Cervix uteri*), einen oberen, abgerundeten Theil (Uterus-Grund, *Fundus uteri*) und den dazwischenliegenden Theil (Uterus-Körper, *Corpus uteri*) unterscheidet. Das Ende des Uterus-Halses wird vom Anfangstheil der Scheide so umringt, dass es wie ein Zapfen frei in die letztere hineinragt und von deren Schleimhaut umlagert ist. Dieses in den obersten Raum der Scheide hineinragende und ihn abschliessende Stück des *Cervix uteri* heisst Vaginalportion, *Portio vaginalis uteri*. An ihm befindet sich eine quere Spalte, nämlich der äussere Muttermund (*Ostium uteri externum*), umgrenzt von einer vorderen, grösseren, tieferstehenden und einer hinteren, kleineren, höherstehenden Muttermunds-Lippe. Von hier aus erstreckt sich durch den *Cervix uteri* ein enger Kanal = *Canalis cervicalis uteri*, welcher zur Innenfläche des Uterus (*Cavum uteri*) führt und an der Uebergangsstelle in dieselbe, resp. in das *Corpus uteri*, den inneren Muttermund (*Ostium uteri internum*) bildet. Dieser Cervical-Kanal besitzt eine Reihe von Falten (*Plicae palmatae* oder *Arbor vitae* genannt), reichliche Drüsen (*Glandulae uterinae, Gl. mucosae cervicis uteri*)

---

trotz vollzogenem Coitus unverletzt blieb; ich habe sogar an Mädchen mit syphilitischen Genital-Affectionen ein persistirendes Hymen gesehen. Dies sind indessen immerhin Ausnahmsfälle; die Regel ist es, dass die Klappe sich nicht umschlägt, nicht nachgiebt, sondern dass sie gründlich eingerissen wird und dass sich das Häutchen dann in zwei bis vier abgerundete, längliche, schlüpfrige Wülste verwandelt, welche sich besonders bei Prostituirten häufig in einem auffällig grossen Zustand bemerklich machen.

und ein Cylinder-Epithel. Im *Fundus uteri*, welcher eine dreieckige, plattgedrückte Form hat mit nach abwärts gerichteter Dreiecks-Spitze, münden die beiden Eileiter (*Oviductus, Tuba Fallopii*). Die Schleimhaut-Flächen des *Cavum uteri* stehen natürlich (da es nirgends im Körper einen leeren Raum, resp. eine wirkliche Höhle gibt) in vollständiger gegenseitiger Berührung. Bei normalem Verhalten ist der (zwischen Blase und Mastdarm befindliche) Uterus in der Beckenhöhle etwas nach vorn geneigt und mehr der Blase, als wie dem Mastdarm anliegend. Er besitzt einen serösen Ueberzug, eine starke *Muscularis* und eine eigenartige Schleimhaut, die unter dem Einfluss von Schwangerschaft und Menstruation stetigen Veränderungen (Röthung, Verdickung, Auflockerung und vermehrte Absonderung) unterliegt.

4. **Scheide.** Die Scheide, *Vagina*, ist einem zwischen dem Mastdarm und der Harnblase nebst Harnröhre befindlichen, zusammengedrückten Kanal vergleichbar, welcher sich vom *Cervix uteri* bis zum Scheiden-Vorhof, resp. bis zum Hymen oder dessen Ueberresten (*Carunculae myrtiformes*) erstreckt und eine ungemein faltenreiche, mit Papillen versehene Schleimhaut besitzt, deren Flächen sich allseitig berühren. Ihre individuell verschiedene Länge ist durchschnittlich auf 12 Cm. zu beziffern. Die blindsack-förmige Endigung der Scheide am *Cervix uteri* oder vielmehr ihr oberer, die *Portio vaginalis* umschliessender Theil bildet das sogen. Scheiden-Gewölbe, *Fornix vaginae.* Die hintere Scheiden-Wand reicht weiter am Uterus-Hals hinauf, indem sie sich dort höher inserirt als wie die vordere, welche mithin immer etwas kürzer ist. Zufolge dieser ungleichen Insertion am *Cervix uteri* ist der Raum zwischen der hinteren Muttermundslippe und der rückwärtigen Scheidenwand (hinteres Scheiden-Gewölbe) ein viel weiterer als wie jener zwischen der vorderen Muttermundslippe und der vorderen Scheidenwand.

Die in der Mitte quer und seitlich longitudinal verlaufenden Falten der Scheide werden als *Columna rugarum anterior et posterior* bezeichnet.

Erläuterungen zu den Tafeln.

Tafel I.

Figur 1. Zwei weiche Geschwüre an der Innenfläche der zurückgezogenen Vorhaut, welche krankhaft geröthet und aufgequollen ist. In der rechtseitigen Leistengrube befindet sich eine eiförmig hervortretende, zur Abscedirung tendirende, acute Drüsengeschwulst.

Figur 2. In der Eichel-Furche sitzende spitze Condylome von verschiedenem Entwicklungsgrad.

Figur 3. Hartes Geschwür an der Innenfläche der Vorhaut; indolente, multiple Drüsenschwellung in beiden Leistengruben.

Figur 4. Syphilitischer Flecken-Ausschlag (maculöses Exanthem) am Oberarm.

Figur 5. An der Hohlhand befindliche Papeln mit centralen Schüppchen und braun-röthlichem Infiltrationssaum *(Psoriasis palmaris).*

Tafel II.

Figur 1. Aeussere weibliche Genitalien in ihrer natürlichen Lage. Die ziemlich laxen Labien sind auf der rechten Seite etwas angeschwollen.

Figur 2. Breite Condylome in der Umgebung des Afters.

Figur 3. Rechtseitige Nebenhoden-Entzündung, gezeichnet am vierten Tage nach dem Beginn der Affection.

Tafel III.

Figur 1. Der Scheiden-Eingang und dessen Nachbarschaft sind durch reichliche blennorrhoische Absonderung verunreinigt. Zu beiden Seiten desselben befindet sich an den kleinen Labien, respective zwischen diesen und den *Carunculae myrtiformes,* je ein Büschel von spitzen Condylomen. An der *Commissura labiorum inferior* erstreckt sich gegen den After hin eine Serie von kleinen, in der Entwickelung begriffenen Wärzchen. Die Aftermündung ist durch breite Condylome verdeckt; an den großen Labien sind papulöse Infiltrate ersichtlich.

Figur 2. Genitalien der nämlichen Person wie Tafel II, Figur 1. An der Innenfläche der auseinander gezogenen kleinen Labien zeigen sich drei weiche Geschwüre. Die *Fossa navicularis*, sowie der Scheiden-Eingang, an welchem die Falten der vorderen Scheidenwand sich stark hervorwölben, sind mit blennorrhoischen Secret bedeckt in Folge eines mässigen *Fluor albus.*

Figur 3. *Plaques muqueuses* und *Plaques opalines* an der gerötheten, geschwollenen Schleimhaut der Tonsillen und Gaumenbogen. Am Rande der *Uvula,* sowie an der linken Tonsille sitzen scharf begrenzte, zackige Geschwüre mit speckigem Beleg.

F.W. Müller, Vener. Krankheiten.

Fig. 1.

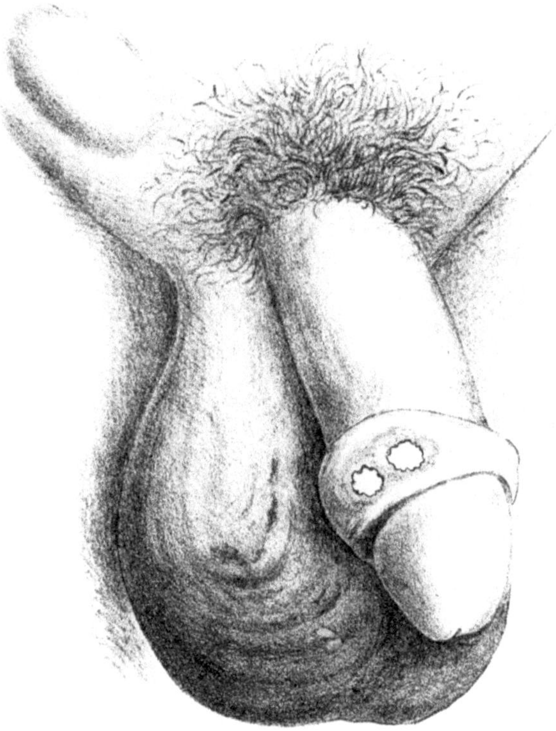

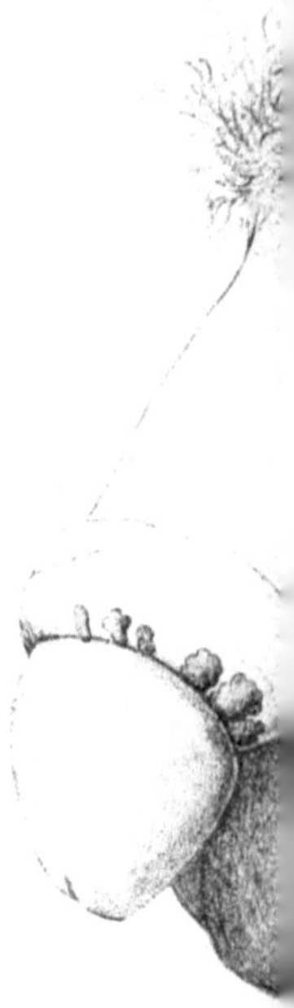

Fig. 4.

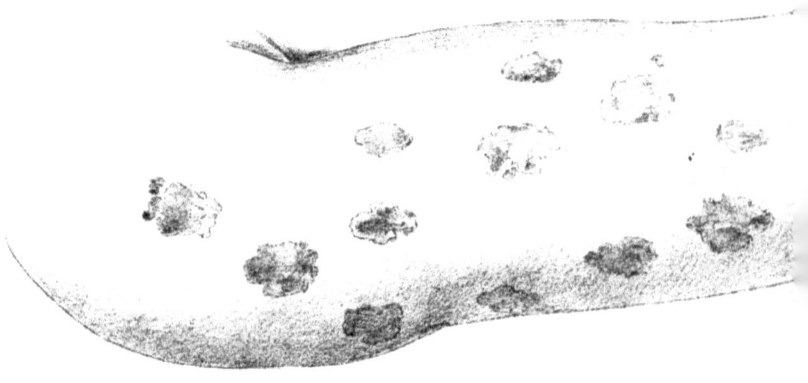

Nach der Natur gez.

Verlag von

Taf. I.

Fig. 3.

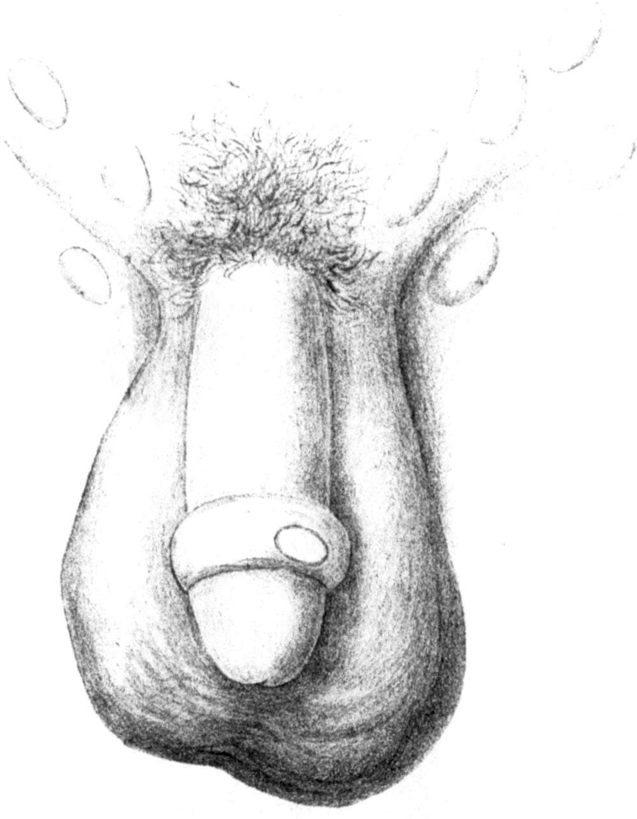

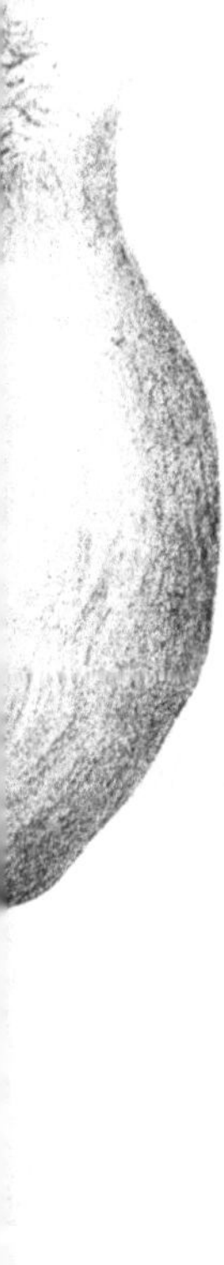

Fig. 5.

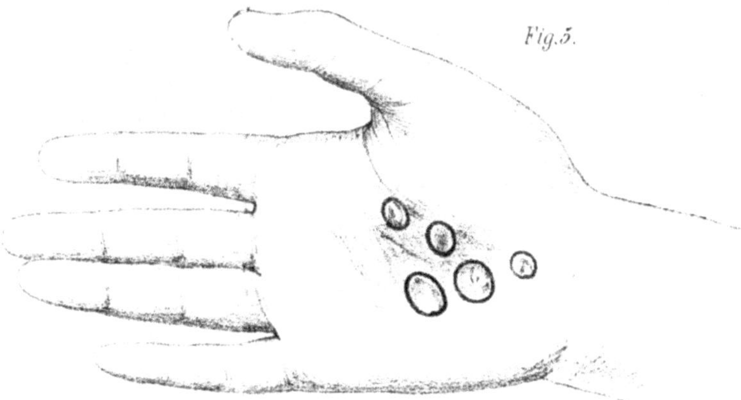

n Leipzig.

Lith. Anst. v. E. A. Funke Leipzig.

Fig. 1.

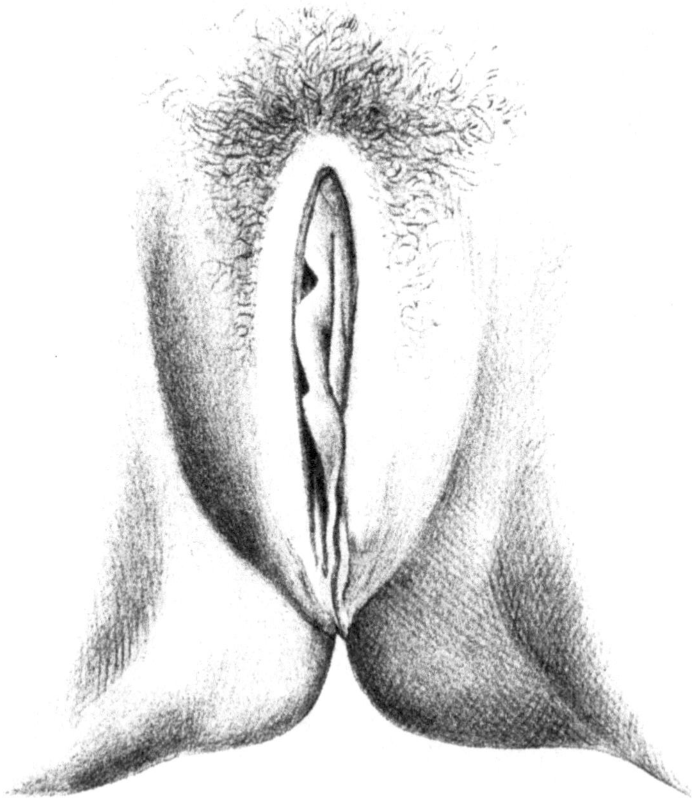

Nach der Natur gez.

Ver

Taf. II.

Fig. 2.

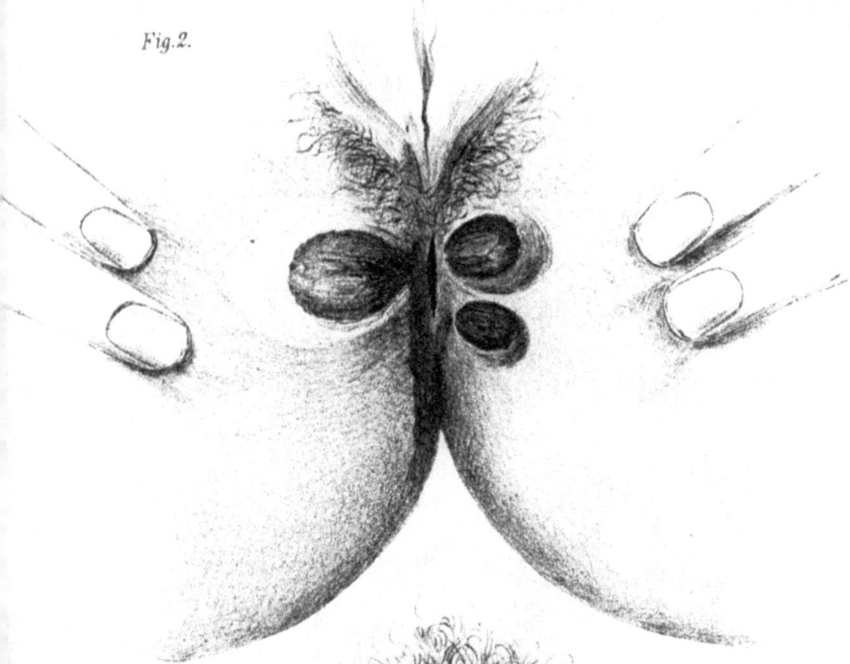

Fig. 3.

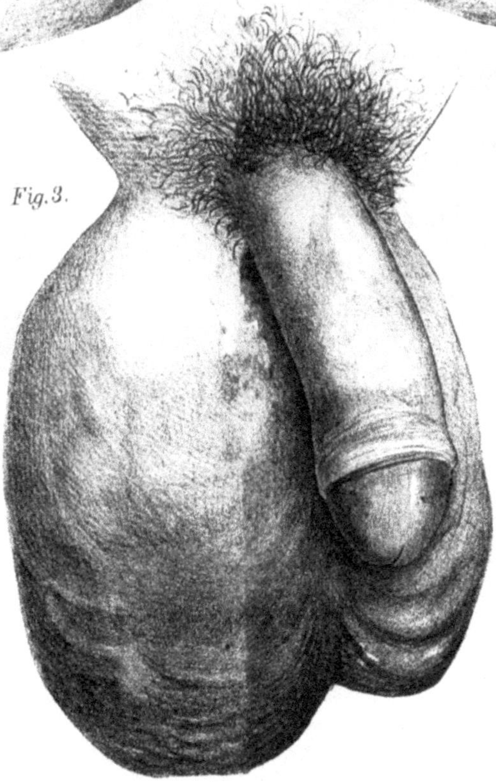

& Comp.

Lith. Anst. v. E. A. Funke, Leipzig.

Fig. 1.

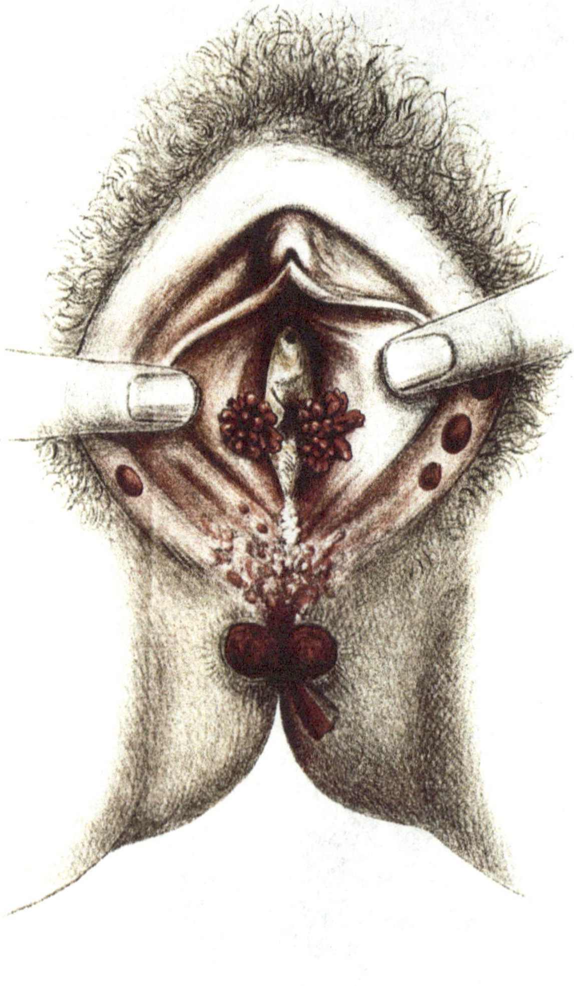

Fig. 3.

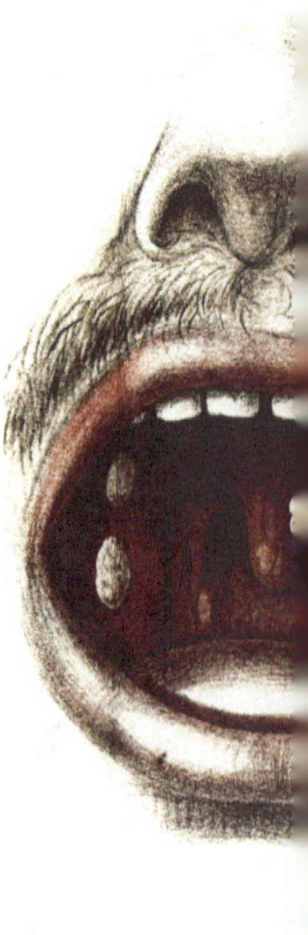

Verlag von

Taf. III.

Fig. 2.

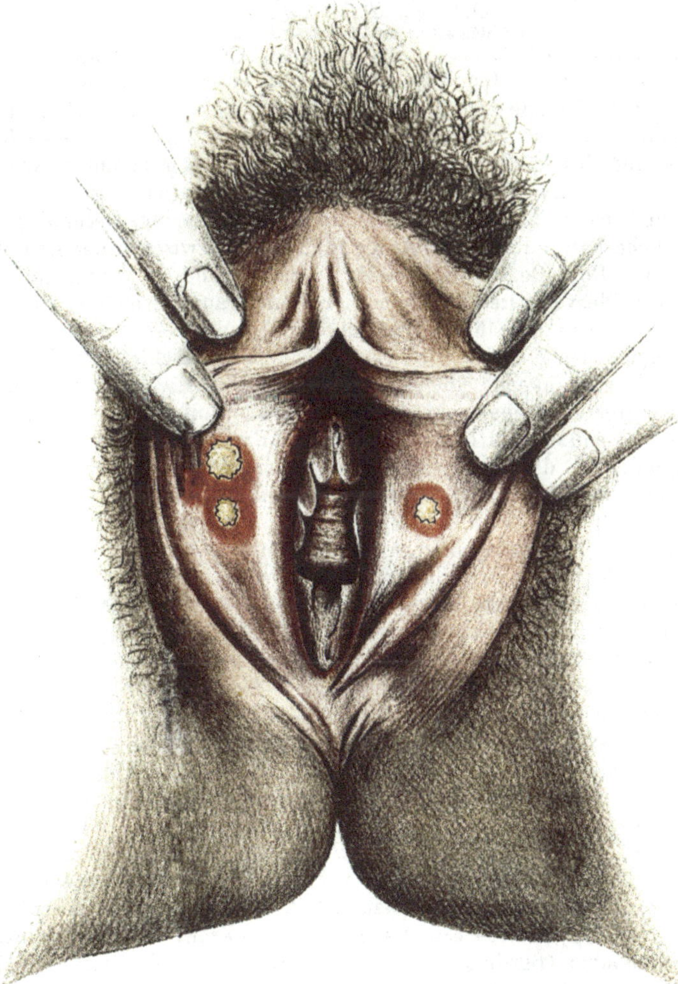

Leipzig. Lith. Anst. v. E. A. Funke, Leipzig.

Druck von Metzger & Wittig in Leipzig.

FSC
www.fsc.org
MIX
Papier | Fördert gute Waldnutzung
FSC® C083411

Zeitfracht Medien GmbH
Ferdinand-Jühlke-Straße 7
99095 Erfurt, Deutschland
produktsicherheit@kolibri360.de